# LE CŒUR QUI BAT

DU MÊME AUTEUR

*La Chirurgie des anévrismes de l'aorte*, Masson, 1970.

DANIEL GUILMET

# LE CŒUR QUI BAT

## L'extraordinaire aventure de la chirurgie cardiaque

Éditions de Fallois
PARIS

*Schémas conçus et réalisés par Christine Boulanger*


22, rue La Boétie, 75008 Paris

ISBN 2-87706-308-9

Je remercie
le docteur Jean Bachet
et
ma femme, Brigitte,
pour l'aide précieuse qu'ils m'ont apportée
dans la rédaction de cet ouvrage

# AVANT-PROPOS

La fin du XX^e siècle a été marquée par un bouleversement scientifique sans précédent. Nous en apprécions chaque jour les bénéfices, mais nous en subissons aussi les inconvénients.

L'avènement de la chirurgie cardiaque, dans la deuxième partie du XX^e siècle, a transformé le pronostic de maladies jusqu'alors incurables. Depuis 1944, en cinquante ans, ce qui était impensable est devenu une chirurgie quotidienne à faible risque.

On a pu ainsi suturer le cœur, puis le réparer en changeant ses valves ou en corrigeant des défauts anatomiques. Enfin on a osé et réussi à lui substituer le cœur d'un autre homme. Demain verra sans doute l'avènement du cœur artificiel !

Tout cela n'a été possible que grâce à l'ingéniosité et au courage d'un certain nombre de chirurgiens qui ont su trouver les techniques et les instruments nécessaires, tout en affrontant des légions de conservateurs qui se sont opposés à ces progrès.

En touchant le cœur, « siège de l'âme », on avait bousculé un tabou. Theodore Billroth, un chirurgien de renom en 1883, affirmait qu'« un chirurgien qui oserait suturer un cœur perdrait le respect de ses collègues ».

C.P. Bailey, en 1948, avait perdu ses fonctions de chirurgien de plusieurs hôpitaux pour avoir pratiqué les premières dilatations de l'orifice mitral. Personnellement, j'ai été victime de diffamations, en 1973, pour avoir relancé la transplantation cardiaque en France.

J'ai eu la chance de participer à ce grand essor de la chirurgie du cœur, d'abord en qualité d'externe chez F. de Gaudart D'Allaines, d'interne puis de chef de clinique chez Charles Dubost et enfin de chef de service à l'hôpital Foch. Je voudrais aujourd'hui témoigner d'événements et de découvertes dans ce domaine chirurgical, afin qu'ils ne s'effacent pas de notre mémoire. Leur enchaînement, par certains côtés, ressemble à une épopée.

# INTRODUCTION

Au dernier étage de l'hôpital Foch, à travers la porte-fenêtre d'une chambre d'isolement, un jeune homme et une jeune femme se sourient. Ils doivent bientôt se marier. Pourtant, dix jours plus tôt, le jeune homme « mourait » parce que son cœur épuisé n'assurait plus sa fonction.

La joie du couple était celle de tout notre service. La journée avait été aussi fatigante que les autres, mais une atmosphère d'euphorie nous dynamisait.

Après l'échec de la transplantation du premier receveur de 1973, R. C., décédé d'une aspergillose, un champignon qui avait infecté son cerveau, la bonne mine d'Alain Riffaudot avait remonté le moral de toute l'équipe.

Dix jours après l'opération, il pouvait faire des projets avec sa fiancée, même si les mesures d'aseptie imposant le port d'une blouse, d'un masque et de bottes ne leur donnaient pas toute l'intimité désirée. Les suites opératoires semblaient d'une simplicité extrême.

Un mois plus tôt, j'avais été appelé par le professeur Y. Bouvrain, chef du service de cardiologie de l'hôpital Lariboisière. Il m'avait demandé de voir un de ses patients qui souffrait d'une cardiomyopathie primitive, c'est-à-dire une déchéance totale du muscle cardiaque, et dont l'origine est encore totalement inconnue.

J'avais trouvé Alain Riffaudot dans un état de totale prostration. Le débit de son cœur était très insuffisant, et les reins, faute d'un flux sanguin satisfaisant, commençaient à ne plus fonctionner ; il n'était qu'à demi conscient. J'insistai pourtant auprès de sa fiancée pour qu'il soit informé de l'acte que j'allais réaliser.

Par chance pour lui, quelques jours plus tard, nous disposions d'un donneur. Alain fut donc transplanté *in extremis*. Il n'avait plus que quelques heures ou quelques jours à vivre.

Dix jours après l'opération il renaissait.

Nous sommes en mai 1973 et le climat médiatique n'est pas très favorable à cette chirurgie, cinq ans après la première greffe du professeur Barnard.

En le regardant échafauder des projets de mariage, je songeais à l'ambiance délétère dans laquelle s'accomplissaient ces interventions. Certains les approuvaient, tels les professeurs Y. Bouvrain et C. Cabrol, mais les plus nombreux trouvaient mille critiques pour refuser ou interdire toute transplantation cardiaque. Certains pensaient que « l'opération n'était pas au point ». Était-ce un argument quand on savait l'état moribond des candidats à la transplantation ?

« L'opération coûtait cher ! », certes, mais pas plus que certains traitements anticancéreux.

Il s'agissait avant tout de sauver une vie...

Pour toutes ces raisons, nous voulions absolument que cette transplantation réussisse...

La sonnerie du téléphone déchire la nuit. En dépit de l'habitude qu'ont tous les chirurgiens cardiaques des appels nocturnes, j'ai du mal à sortir du sommeil. Il est deux heures du matin, mais une phrase suffit à me mettre debout.

« Alain vient de faire un arrêt circulatoire. Le docteur Liebeau lui fait un massage cardiaque. »

Martine Liebeau était notre réanimatrice.

Je mis un temps record pour m'habiller et traverser à moto le bois de Boulogne, désert, pour atteindre l'hôpital.

Tout devenait catastrophique, l'état du malade, la souffrance morale de sa famille, l'avenir de la transplantation, du moins dans mon service.

Sur le pont de Suresnes, bloqué par la chape de plomb qui m'était tombée sur les épaules, je m'avouais que mon ego en prenait un sacré coup !

Je revoyais ce visage souriant à travers une vitre qui l'isolait. Le combat pour sa vie continuait.

Quand je fis irruption dans la chambre stérile, ce combat était bien mal engagé. Alain présentait le « tableau » d'un agonisant. Alors que la réanimatrice et les infirmières se relayaient depuis une demi-heure pour tenter de faire repartir ce cœur « neuf », il fallait immédiatement un diagnostic. Jamais le mot urgence n'eut autant de sens.

Rejet aigu ?

Dans ce cas, nous ne pouvions rien faire.

Hémopéricarde ?

Cet autre diagnostic nous vint à l'esprit (il s'agit d'une accumulation de sang entre le cœur et le péricarde qui l'entoure. L'épanchement ainsi constitué entrave les battements cardiaques).

En effet, depuis quelques jours on avait soupçonné un épanchement péricardique devant l'augmentation de volume du cœur à la radiographie. Mais nous ne disposions pas alors de l'échographie qui aurait rendu le diagnostic aisé.

Par ailleurs le patient était sous forte dose d'héparine, un anticoagulant qui, en luttant contre la formation de caillots, peut aussi favoriser une hémorragie. Le docteur

Raby, spécialiste de la coagulation au laboratoire Choay, nous avait convaincus de l'intérêt d'un traitement par l'héparine au moment des rejets.

Dans cette situation d'urgence nous constations, au niveau du cou, des veines jugulaires gonflées, témoin d'une compression du cœur.

Il fallait agir immédiatement.

Au mépris de toutes les règles d'asepsie en usage chez les transplantés, après avoir enfilé une paire de gants, je badigeonnai à l'alcool iodé le thorax. À l'aide d'un bistouri, je défis au lit du malade l'extrémité inférieure de la cicatrice et d'un doigt je réalisai un chenal jusqu'au péricarde. Un jet de sang s'épancha dans le lit et l'on vit instantanément le cœur repartir et assurer une pression artérielle normale.

Une joie immense, indicible, réunit alors toute l'équipe, même si nous avions une arrière-pensée inquiète quant au risque infectieux d'un tel geste effectué au lit du malade.

Le ressuscité fut descendu ensuite en salle d'opération, où la plaie opératoire fut abondamment nettoyée et drainée.

Les suites allaient alors être très simples. Alain survécut treize mois, comme Blaiberg et le Père Boulogne. Il mourut d'un rejet chronique à une époque où l'on ne disposait pas d'un traitement aussi efficace que la ciclosporine, premier médicament ayant permis de réduire considérablement les rejets.

Durant ces treize mois il mena une vie normale. Il épousa Christiane, événement dont témoigne une photographie parue dans un numéro de *Match* que je garde comme le souvenir d'une survie inespérée.

Il put durant un an avoir une vie familiale normale, entouré de sa femme et de son fils.

Celui qui avait été le moribond de Lariboisière vécut

une belle année dont lui seul goûta l'intensité. D'autres que lui allaient apprécier ce magnifique sursis. Nous n'étions plus dans une impasse, mais dans une voie d'avenir.

La transplantation cardiaque n'était pas la prouesse technique que l'on a louée, pas plus que l'intervention décriée par certains patrons ; néanmoins, elle allait passionner le public du fait de son caractère mythique.

Plusieurs éditeurs me demandèrent d'écrire un livre sur ce sujet.

J'étais bien jeune en 1973 et trop occupé. L'affaire tomba à l'eau, mais pas la vérité du sujet.

Plus tard, je songeai à réunir un certain nombre de documents et à réfléchir sur cette magnifique histoire de la chirurgie cardiaque. Comment sommes-nous passés en moins de cinquante ans de la simple chirurgie d'exérèse des viscères, celle qui coupe, qui taille, qui ôte, à un niveau de technologie chirurgicale qu'aucun Nostradamus n'avait jamais prédit ?

Dans un ou plusieurs siècles, cela pourrait devenir une épopée où le merveilleux et la légende l'emporteraient sur la vérité.

Même si les mémoires ne sont jamais qu'à demi sincères (Gide), les années s'écoulèrent, me confirmant dans ma volonté qu'il était nécessaire d'écrire les faits tels qu'ils se sont déroulés à une époque où la plupart des protagonistes sont encore bien vivants. Il s'agit, me semble-t-il, d'un fragment important de l'histoire de la chirurgie de ce siècle.

Je vais donc reprendre les faits essentiels pour montrer comment ils se sont enchaînés, selon un certain déterminisme historique.

La chirurgie du cœur a été tributaire d'inventions dont on ne pouvait certes pas prévoir toutes les applications.

Ainsi on ne pouvait opérer un cœur sans arrêter ses battements. Cela devint possible grâce à la mise au point de la circulation extracorporelle, à l'aide d'un cœur-poumon artificiel, et cet appareil ne pouvait pas fonctionner avant la découverte d'un anticoagulant fondamental : l'héparine.

Quant aux transplantations cardiaques, elles ne pouvaient pas commencer avant que la communauté médicale ait défini l'état de coma dépassé ou de mort cérébrale, permettant les prélèvements d'organes.

S'il peut y avoir des « précurseurs », il n'y a jamais de « prophètes ». En chirurgie cardiaque, plus peut-être qu'en toute autre spécialité chirurgicale, on ne doit laisser aucune place au hasard. Certains chirurgiens ont pu anticiper une réalisation de quelques mois ou de quelques années, mais notre spécialité demeure plus que jamais fonction des progrès de la technologie industrielle pour le cœur artificiel et de l'immunologie pour les greffes.

Néanmoins, tous ces hommes, qui ont osé faire de nouvelles interventions, bravant l'opprobre de leurs concitoyens et mettant parfois en jeu leur vie professionnelle, avaient du courage et la foi en leur profession. Il s'agissait bien d'une sorte de chevalerie, et la reine Élisabeth ne s'y est pas trompée en anoblissant certains d'entre eux.

## *La « vocation de chirurgien cardiaque »*

Certains pensent que l'exercice de la médecine ou de la chirurgie répond à une « vocation ». Sous ce terme, on sous-entend un désir profond, instinctif, apparu dans l'enfance.

Quelle plaisanterie ! Combien de prétendues vocations s'évanouissent au fil des années, à moins qu'en arrière-plan ne se situe le désir acharné d'un parent frustré de n'avoir pu réaliser une telle carrière.

Tous mes contemporains connaissent bien l'histoire de cet étudiant dont le père s'était juré de faire de son fils un chirurgien et un chef d'orchestre.

Le défi était difficile et pourtant il le réussit.

Une motivation plus réelle est l'exemple familial. Les générations de médecins ou de chirurgiens sont nombreuses et le pire y côtoie le meilleur. L'exemple paternel est toujours très fort et, malgré l'absence de tout prosélytisme de ma part, deux de mes six enfants, Claudine et Pierre, sont devenus médecins, sans préjuger des deux derniers qui poursuivent leurs humanités.

Ma propre carrière ne doit rien à tout cela. Je suis né à Hanoi où mon père était professeur de mathématiques. De mon enfance, qui s'est écoulée à Phnom-Penh puis à Saigon, durant la Deuxième Guerre mondiale, je retiens surtout un parfum d'aventure où se mêlent les persécutions vichystes contre mon père, l'invasion japonaise, et l'insurrection vietminh après le 9 mars 1945. Par mon éducation sous la coupe affectueuse et attentionnée de mon père, j'ai reçu une formation républicaine et surtout un esprit rationaliste.

Le premier atout pour mon métier de chirurgien, que je dois à l'auteur de mes jours, est le développement de mes dons manuels. Je ne sais si cela faisait partie de l'air du temps ou s'il s'agissait d'une vieille tradition familiale, mais je pense avoir fait manuellement tout ce qu'un garçon de dix à treize ans pouvait réaliser. Je cite pêle-mêle : la menuiserie, le travail sur métaux, la chaudronnerie et même la fabrication de fours à charbon de bois…

Quelle enfance merveilleuse, grâce à un père extraordinaire, malgré la dureté des temps, les conditions d'exil et une situation économique plus que précaire.

Revenu en France, à Paris, pour poursuivre mes études, je subis une douche froide : le lycée Condorcet et ses bancs inconfortables, ses salles sans aération, les hivers rigoureux, la pénurie de chauffage et les mauvaises notes en latin.

Heureusement, les gènes familiaux nous favorisant, mon alter ego, Jean Annequin, et moi formions un binôme matheux qui raflait tous les prix de physique et de mathématiques. J'étais donc prédestiné à une grande école et mon inscription en Math-sup était déjà faite quand nous décidâmes de nous inscrire en médecine, c'est-à-dire au PCB rue Cuvier.

Pourquoi ce revirement ?

Je pense que l'atmosphère carcérale des classes de Math-sup a, sans doute, joué un rôle de repoussoir : l'inscription en faculté représentait la liberté. Cependant le facteur déterminant a bien été d'ordre scientifique : nous avions un professeur de sciences naturelles qui avait su nous passionner pour la biologie, même sur des sujets aussi arides que l'hydrolyse de l'amidon.

À quoi tient donc une carrière ?

Nos motivations étaient un peu légères, mais les données du choix étaient alors inexistantes.

Je crois que l'orientation est encore actuellement insuffisante et je pense qu'un programme comportant une analyse psychotechnique poussée, des conférences, par des personnalités compétentes et des stages sur les lieux de travail amélioreraient la décision des étudiants.

Il est assez regrettable de voir tant de jeunes fourvoyés dans une profession qui ne leur convient pas ou titulaires d'un diplôme sans aucun débouché.

Quant à l'opinion parentale, elle est soit absente, soit incompétente, soit partiale : elle ne suffit pas.

Mon choix était pourtant le bon. Depuis ma première année de médecine jusqu'à ce jour, je n'ai à aucun moment ressenti de lassitude. L'accès à la connaissance d'un certain nombre de mystères de la biologie présente un intérêt puissant qui nous stimule pour franchir de nombreux barrages.

La haie la plus haute, qu'il faut absolument sauter, est l'internat. Ce concours se prépare de façon intense à l'intérieur d'une « sous-colle » qui regroupe quelques étudiants ayant une estime réciproque et qui décident de travailler ensemble au moins trois soirées par semaine.

De la qualité de cette sous-colle dépend notre réussite. Ici encore, j'ai su faire un bon choix puisque la grande majorité de mes amis d'études ont réussi à passer l'agrégation. Ils s'appellent : Jacques Chavinié, Gérard Téboul, Jean Annequin, Marie-Louise Vernadet-Efthymiou, Henri Bismuth, Denise Jouin, Marcel Hayat, Jean-Yves Neveux, Jacques Witvoet et Jacques Testard.

À côté de cet intérêt dit « scientifique », passion de la connaissance et de la découverte, il y a un facteur plus difficile à cerner et à définir, mais qui est fondamental pour un médecin : celui de nos rapports avec les êtres humains, c'est-à-dire nos malades.

Ce terme possessif ne désigne rien d'autre dans mon esprit que les malades dont je me suis occupé. J'en conserve, je l'accorde, une certaine fierté, mais je renie toute propriété, quel que soit le service rendu. Certes, la tentation est grande, mais la formule « mon malade à moi », que l'on attribue à Gosset et qui signifiait que personne d'autre n'avait le droit de s'en occuper, était tout à fait ridicule. Tout patient a le droit de consulter ou de se faire soigner par un autre praticien. Tout médecin confiant dans ses propres qualités ne doit en concevoir aucune honte.

La qualité des rapports que nous avons avec les hommes et les femmes que nous soignons est un des moteurs fondamentaux de notre profession. Nous y puisons notre énergie et notre raison d'être.

La reconnaissance d'un malade ou d'une famille est notre principale gratification. Récemment, une vieille dame de soixante-dix-sept ans, Mireille J., dont j'avais changé la valvule aortique, m'écrivait : « Je ne suis qu'une vieille dame, mais vous m'avez permis de continuer à m'occuper de mes petits-enfants : vous m'avez fait " retraverser le miroir ". » Quelle autre profession aurait pu m'apporter une telle satisfaction ?

Effectivement nous avons un pouvoir qui, mieux que celui de la politique, résiste au temps, car il ne dépend pas d'élections, il n'implique aucune concession et ne dépend pas d'un marché.

Mais revenons à notre point de départ.

# 1

# LES VISIONNAIRES IRRÉALISTES DU XIXe SIÈCLE

Il plaît toujours à tous les publics, le pionnier au courage ardent, le Jules Verne qui pense un siècle avant les autres à une aventure qui pourrait se réaliser.

Mais l'imagination de Jules Verne n'a tué personne. Il n'en est pas de même en chirurgie où beaucoup de ces tentatives héroïques se sont soldées par des échecs mortels, prévisibles *a posteriori*, compte tenu des connaissances et des techniques médicales et chirurgicales du moment. Fautes peut-être pardonnables s'il s'agissait d'un patient destiné à mourir à très brève échéance, mais condamnables dans le cas contraire.

De cette époque initiale n'émerge qu'un seul nom : celui de Ludwig Rehn, chirurgien allemand de Francfort, qui opéra avec succès la première plaie du cœur le 8 septembre 1896.

Deux illustres échecs avaient précédé le geste de Ludwig Rehn : la tentative en 1810 de Larrey, chirurgien de la Grande Armée, qui avait opéré l'aide de camp d'Augereau, et celle de Dupuytren en 1820 sur le duc de Berry que venait de poignarder Louvel.

La tentative de Dupuytren était justifiée puisque l'héritier du trône allait mourir. Elle était courageuse, car quelques années auparavant Sir James Paget écrivait : « Le cœur représente probablement la limite que la nature a tracée à la chirurgie. Aucune nouvelle technique ne pourra surmonter les obstacles naturels entourant une plaie au cœur. »

En 1902, Théodore Tuffier, professeur de chirurgie à Paris, eut le projet téméraire de traiter un anévrisme de l'aorte thoracique. Cette dilatation d'un segment de la paroi artérielle était si importante qu'elle s'extériorisait à travers le sternum, comme un ballon comprimé entre deux doigts, menaçant de se rompre à tout instant.

Il réussit à passer un gros fil autour de la base de cet anévrisme et à exclure la poche par une simple ligature.

On applaudit cette prouesse lors d'une présentation à l'Académie de chirurgie, bien que le patient soit mort d'infection et d'hémorragie quelques jours après l'intervention.

Compte tenu d'une asepsie insuffisante, de l'absence d'anesthésie avec contrôle de la respiration et de la médiocrité du matériel chirurgical, cette opération n'avait aucune chance de réussir.

Tuffier, encore, prétendra, quelques années plus tard, avoir dilaté un rétrécissement de la valvule aortique en enfonçant le doigt dans la paroi aortique. Le malade survécut à cette ouverture du thorax, ce qui, à l'époque, constituait un succès, et son état se trouva amélioré ! Mais tout chirurgien cardiaque sait bien que la manœuvre décrite par Tuffier est impossible : comment enfoncer la paroi d'une aorte aussi dure qu'un pneu gonflé ?

On a le choix entre deux hypothèses pour répondre à cette question : ou bien Tuffier était un imposteur, ou bien il était un illuminé de la chirurgie.

À sa décharge, on peut dire que cette période, le début de notre siècle, a été à l'origine d'un véritable bouleversement des méthodes et des résultats chirurgicaux. Tout paraissait permis, même l'affabulation.

La première des conditions, nécessaire mais non suffisante, pour effectuer une intervention sans risque infectieux majeur a été la mise en application pratique de l'antisepsie par Joseph Lister, grâce à l'utilisation de l'acide phénique. L'austère et brillant quaker de Glasgow améliora considérablement les résultats de toute la chirurgie. Après bien des batailles, sa méthode se généralisa dès 1870.

Jusqu'alors, quelle que soit la virtuosité du chirurgien, la mortalité secondaire à la survenue d'une infection post-opératoire oscillait entre 40 et 50 %, contre-indiquant toute chirurgie majeure, *a fortiori* thoracique.

À partir de 1886, grâce aux découvertes de Pasteur, l'asepsie est adoptée par les chirurgiens. L'asepsie, c'est la stérilisation par la chaleur de tout le matériel utilisé pour une intervention : les instruments, les fils, les blouses, les gants. Elle va se substituer à l'antisepsie. Toutefois, l'alcool iodé, antiseptique puissant, est conservé pour désinfecter la peau du patient dans le champ opératoire.

La stérilisation des instruments à l'autoclave, mise au point par Louis-Félix Terrier dès 1890, permet à toutes ces découvertes d'entrer dans la pratique hospitalière quotidienne.

L'anesthésie a débuté en 1846 à Boston où Morton fait endormir pour la première fois un opéré à l'éther. Si la méthode se généralisa rapidement, elle ne permit pas pour autant d'ouvrir la cage thoracique. En effet, si l'on ouvre le thorax d'un côté, le poumon correspondant ne peut plus assurer sa fonction puisque ce sont les mouvements de la cage thoracique qui conditionnent l'aspiration et l'expiration de l'air. Le patient est donc privé d'oxygène, c'est l'anoxie et il meurt en moins d'une demi-heure. Le baron Larrey connaissait bien ce mécanisme puisqu'il conseillait de refermer, sur le champ de bataille, le plus rapidement et le plus hermétiquement possible toute blessure pénétrante ouverte du thorax.

C'est ainsi que, jusqu'en 1930, une intervention thoracique devait durer moins d'une heure Les seules opérations pulmonaires alors tentées furent des ablations d'un poumon (pneumonectomie) ou d'un lobe pulmonaire (lobectomie) par la technique du « tourniquet », qui consistait à passer un fil étrangleur pour lier en masse la bronche, l'artère, et les veines pulmonaires ainsi qu'une partie du poumon.

Ces tentatives désespérées faisaient courir un risque disproportionné, comparé à celui de l'évolution spontanée des lésions ; elles étaient peut-être condamnables.

L'intubation trachéale, c'est-à-dire la mise en place d'un tube dans la trachée, permet l'introduction d'oxygène sous pression dans les poumons et pallie les inconvénients précités de l'ouverture du thorax : le patient peut, alors, supporter plusieurs heures une thoracotomie.

Vésale avait déjà introduit dans la trachée d'un animal une branche de roseau creux, mais la première communication concernant le contrôle de la respiration par intubation trachéale est effectuée par S.J. Meltzer et J. Aver en 1909.

Il faut cependant rapporter que Théodore Tuffier (encore lui), en 1896, avait présenté une publication à la Société de biologie sur la « régulation de la pression intrabronchique et de la narcose ».

Malgré ces tentatives précoces, on attendra 1931 pour que l'intubation trachéale et le contrôle de la respiration par respirateurs se transforment en routine outre-Atlantique.

C'est ainsi que les chirurgiens pulmonaires William Rienhoff, du John's Hopkins Hospital, et Richard Overholt de Boston réalisèrent les premières pneumonectomies (ablations d'un poumon) réglées.

W. Rienhoff, E. Archibald et R. Overholt devinrent, entre 1931 et 1933, les pères de la pneumonectomie et de la lobectomie moderne, consistant en une dissection et une suture séparées de la bronche, de l'artère et des veines pulmonaires.

En France, ce n'est qu'après la guerre 1939-1945 que l'anesthésie avec intubation se popularisa. Nous devons cet apport à des médecins anesthésistes français ayant travaillé dans les armées anglo-saxonnes, et en particulier à l'équipe du professeur Guy Vourc'h, débarqué en juin 1944 à Ouistreham, qui prit quelques années plus tard la direction du département d'anesthésiologie de l'hôpital Foch.

Dès lors, la porte était ouverte à la chirurgie cardiaque puisque l'on pouvait ouvrir le thorax sans que le patient meure par manque d'oxygène. Peu de chirurgiens s'y précipitèrent. Le cœur faisait encore très peur.

Il faudra attendre 1938 pour que Robert Gross, chirurgien pulmonaire, tente et réussisse la première intervention extracardiaque en ligaturant un canal artériel, et 1944 pour que Blalock réalise son intervention sur un enfant bleu — question de génération sans doute puisque Gross et Blalock étaient des chirurgiens encore jeunes.

Il faut donc admirer trois patrons français, François de Gaudart D'Allaines, Robert de Vernejoul et Pierre Santy. Bien qu'ayant largement dépassé la cinquantaine et pouvant se contenter de gérer leur acquis, ils eurent le courage de redevenir des étudiants, en 1945, et de transformer de fond en comble l'organisation et les buts de leur service.

Malheureusement, cette liberté n'a plus cours aujourd'hui, puisqu'il faut désormais une autorisation administrative pour changer la destinée de son service et, en particulier, pour faire des opérations à cœur ouvert.

Pour conclure, la chirurgie cardiaque n'est pas née d'éclairs de génies ou d'un buisson ardent, pas plus que du courage et de la dextérité de chirurgiens hors du commun. Elle n'est apparue et ne s'est développée que lorsque toutes les conditions requises pour son développement ont pu être réunies. Ceci n'enlève rien à notre mérite, car, à défaut de génie, il nous a fallu beaucoup de travail, d'obstination, d'imagination, de pragmatisme et d'adresse pour mener à bien cette entreprise qui fait que la chirurgie cardiaque est aujourd'hui une chirurgie réglée, chirurgie dont les résultats permettent de sauver, de guérir ou d'améliorer chaque année l'état de santé de plus de 600 000 patients dans le monde.

Dans l'histoire de la chirurgie cardiaque, trois périodes se sont succédé.

1. *La chirurgie extracardiaque* où l'on effectue des gestes chirurgicaux autour du cœur, sans oser toucher à l'organe lui-même, qui bouge sans cesse, symbole de la vie. Tout geste à ce niveau semble périlleux, voire extravagant (1920-1948).

2. *La chirurgie intracardiaque à l'aveugle* : c'est la chirurgie à cœur fermé pendant la période 1948-1956. Elle est limitée dans ses objectifs, car on ne dispose pas encore du cœur-poumon artificiel.

3. *La chirurgie à cœur ouvert depuis 1956* : l'ère de la circulation extracorporelle qui permet toute la chirurgie cardiaque que l'on pratique de nos jours.

# 2

# L'ENFANT BLEU REVIT OU LA CHIRURGIE EXTRACARDIAQUE

## *La péricardite*

Elle est connue depuis Galien. Le cœur est contenu dans une sorte de sac : le péricarde.

Entre le cœur et son sac il existe un peu de liquide, du sérum, pour « huiler » les mouvements du cœur sur la paroi du sac. Si, pour une raison pathologique, inflammatoire ou infectieuse, le péricarde se met à sécréter trop de liquide, un épanchement se constitue : c'est une péricardite liquidienne.

Si cet épanchement dépasse 300 à 400 millilitres, on observe un phénomène de compression. Le péricarde n'étant pas extensible, le cœur est donc gêné. Cette compression se traduit par une baisse importante du débit cardiaque, c'est la tamponnade.

Si l'épanchement se produit rapidement, la compression du cœur entraîne un état de défaillance circulatoire aiguë qui peut nécessiter un geste d'évacuation en urgence, on l'a vu avec Alain Riffaudot.

Le premier geste chirurgical sur un épanchement péricardique fut effectué par le baron Larrey, l'idole de la

Grande Armée, qui évacua un épanchement péricardique en insérant chirurgicalement un cathéter, petit tuyau fin permettant l'évacuation du liquide. Opérant vingt fois par jour, Larrey savait qu'il était plus facile et beaucoup moins dangereux d'évacuer chirurgicalement un épanchement que d'y introduire une aiguille pour le ponctionner.

Il existe une autre affection chronique au niveau du péricarde, souvent consécutive à une atteinte tuberculeuse. Le péricarde ne sécrète plus de liquide mais se rétracte et se charge de calcaire, devenant un blindage qui enserre le cœur comme dans un étau. Les troubles apparaissent de façon insidieuse, sous forme d'un œdème qui atteint les membres inférieurs, et diffuse à l'abdomen responsable d'un épanchement liquidien à ce niveau, l'ascite.

Une seule solution : la chirurgie, qui va permettre d'enlever cette gangue constrictive.

Il faudra attendre les années 1920 pour que Schmidden et Rehn osent tenter l'ablation du péricarde ou péricardectomie, chez un malade souffrant d'une péricardite constrictive chronique, et la veille de la Seconde Guerre mondiale en France pour que cette intervention soit réalisée à Lyon par Pierre Santy. L'opération resta périlleuse, puisqu'en 1956 Pierre Soulié et Jean Acar signalaient encore une mortalité de 10 %.

L'intervention est difficile parce que le péricarde, transformé en une gangue fibro-calcaire parfois très épaisse, adhère intimement au cœur et donc aux vaisseaux qui l'irriguent : les artères et les veines coronaires. Il faut par conséquent beaucoup de patience et d'habitude pour réaliser une péricardectomie subtotale, qui s'étend latéralement jusqu'aux deux nerfs phréniques, nerfs moteurs principaux de la respiration.

L'apparition des antibiotiques antituberculeux et la

généralisation de la prophylaxie par la vaccination, le BCG, ont rendu cette affection beaucoup plus rare.

Les cas actuellement observés en France ne relèvent plus que rarement de la tuberculose, il s'agit essentiellement de séquelles de péricardites d'origine virale.

## *Début de la chirurgie des malformations congénitales : 1938-1944*

Après ces premiers succès, deux nouvelles interventions vont être mises au point : la fermeture du canal artériel et la cure d'une coarctation.

Auparavant, il me paraît nécessaire de rappeler le schéma de la circulation sanguine (voir *fig. 2*, p. 33).

En 1628, Harvey révolutionna la médecine en publiant ses découvertes sur la circulation du sang après des années d'études et d'expérimentations.

Trois cent cinquante ans plus tard, rares sont ceux qui, dans le grand public, pourraient expliquer clairement les principes de cette circulation. Il nous faut donc reprendre une analyse simple afin de mieux comprendre les malformations cardiaques congénitales et leur traitement.

Nous avons deux cœurs, le gauche et le droit, même s'ils sont réunis en un seul organe. Entre ce cœur droit et ce cœur gauche, pour que la « cohabitation » soit harmonieuse, il ne doit y avoir aucune communication.

Une cloison infranchissable, le *septum*, sépare les deux oreillettes et les deux ventricules.

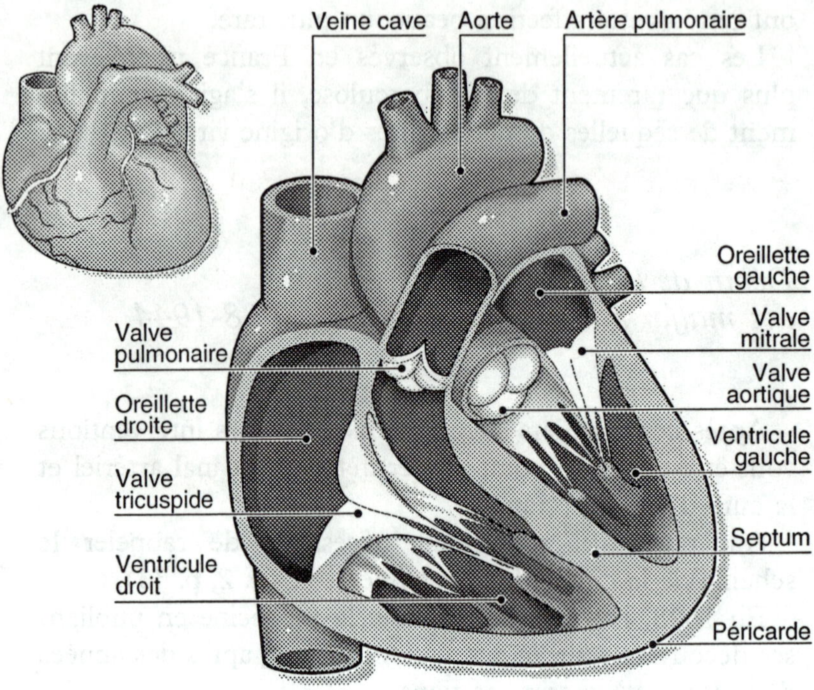


*FIG. 1.* COUPE FRONTALE DU CŒUR

Le cœur droit reçoit, dans son oreillette, les globules rouges qui, après leur cheminement dans notre corps, arrivent privés d'oxygène et chargés par le gaz carbonique. Ils ont transporté l'oxygène aux cellules qui à leur tour les ont chargés de déchets. Ils passent dans le ventricule droit dont la contraction les éjecte dans l'artère pulmonaire, vers le poumon.

Dans le poumon, ils vont pouvoir relarguer le gaz carbonique et récupérer l'oxygène.

À la sortie du poumon, le sang est devenu rutilant puisque 98 % à 100 % des globules rouges sont saturés

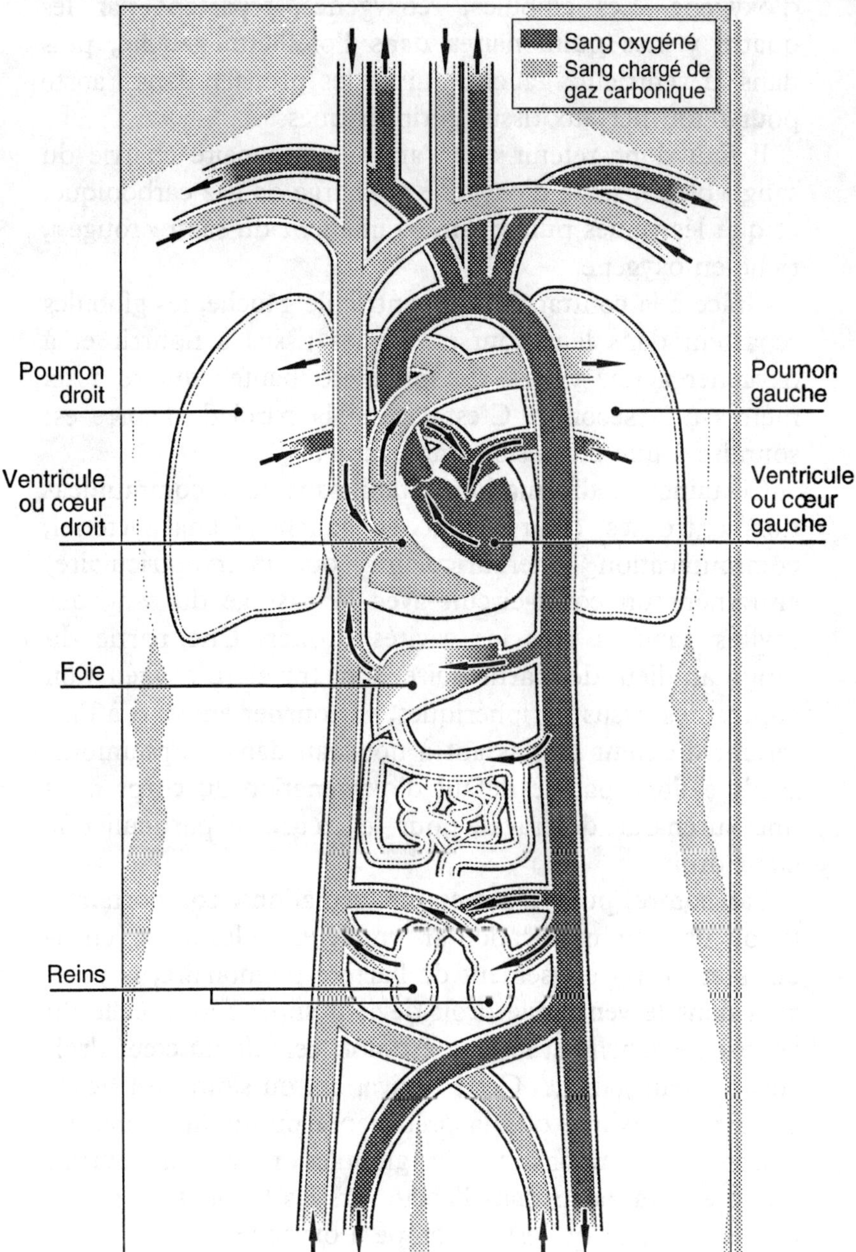


*FIG. 2.* LA CIRCULATION SANGUINE

d'oxygène. Les globules, réoxygénés, repartent par les quatre veines pulmonaires dans l'oreillette gauche, puis dans le ventricule gauche qui va les projeter dans l'aorte pour retourner aux tissus périphériques.

Il faut donc retenir que l'artère pulmonaire charrie du sang « bleu », sevré d'oxygène et chargé de gaz carbonique, et que les veines pulmonaires ramènent du sang « rouge », riche en oxygène.

Grâce à la contraction du ventricule gauche, les globules repartent dans leur course vers les tissus à nourrir et à oxygéner à une vitesse de sortie étonnante : quatre à six mètres à la seconde. C'est dire si la paroi de l'aorte est soumise à une distension importante.

Certaines malformations établissant une communication entre les cœurs droit et gauche (canal artériel, communication interauriculaire ou interventriculaire) entraînent un court-circuit avec le passage du sang des cavités gauches vers les cavités droites. Une partie du sang, au lieu de partir faire son travail d'oxygénation auprès des tissus périphériques, va tourner en rond à l'intérieur du cœur en passant à nouveau dans les poumons. Il n'y a donc pas de défaut d'oxygénation du corps mais une surcharge de travail pour le cœur, en particulier le cœur droit.

Par contre, pour d'autres malformations, comportant à la fois une communication anormale entre les deux ventricules et un rétrécissement de l'artère pulmonaire, la pression dans le ventricule droit devient supérieure à celle du ventricule gauche et le sang est alors refoulé du cœur droit vers le cœur gauche. Cette dérivation, ou shunt, est beaucoup plus toxique que la précédente puisqu'une quantité parfois très importante de globules rouges dépourvus d'oxygène va partir dans l'aorte vers les tissus, sans passer par le poumon, qui est la pompe à oxygène.

L'asphyxie chron[…]
c'est ce qui définit […]
ment dit une maladie […]

## *La fermeture du canal a*[…]

Le canal artériel est une comm[…] l'aorte et l'artère pulmonaire.

Au cours de la maturation de l'[…]n retrouve toutes les étapes de l'évolut[…]s. En termes plus savants, on dit que l'onto[…]ait défiler tous les stades de la phylogenèse : quelques mois de gestation résument l'histoire de l'évolution des espèces.

Ainsi l'embryon humain, comme le poisson, porte six arcs branchiaux. Certains vont disparaître complètement mais d'autres vont persister.

Le canal artériel qui relie l'artère pulmonaire à l'aorte thoracique est un reliquat de structures embryonnaires. Le sixième arc dont il provient persiste le plus longtemps chez le fœtus car il est indispensable à l'oxygénation du futur bébé tant que son poumon n'est pas en état de fonctionner.

À la naissance, c'est le grand choc : la première respiration, le premier cri. Ce canal devenu inutile, voire nuisible, s'oblitère rapidement sous l'influence de substances naturellement produites par notre organisme, les prostaglandines.

Mais il peut y avoir des ratés, et alors cette communication persiste, plus ou moins large, donc plus ou moins gênante.

Quand la communication est large, le sang contenu dans l'aorte, où règne une pression élevée, passe par le canal [illegible] et inonde les poumons : il faut [illegible] très jeunes pour éviter que ne se [illegible] hypertension irréversible dans l'artère [illegible]re.

[illegible] le « passage » est peu important, l'enfant tolère relativement bien son canal artériel, mais en sachant toutefois que cette communication anormale peut favoriser une septicémie (maladie d'Osler) et être alors responsable de dégâts importants de la paroi aortique.

La première intervention date de 1938 à Boston. L'idée était dans l'air du temps comme cela se produit souvent. Néanmoins il fallait pour la réaliser un chirurgien brillant et méthodique : ce fut Robert Gross, jeune chef de clinique au Boston Children's Hospital.

L'idée de fermer un canal artériel lui a sans doute été donnée par John Monro, chirurgien de Boston qui avait décrit cette intervention sur un cadavre dès 1907, mais ne l'avait pas appliquée car aucun médecin n'avait osé lui confier un patient.

Après avoir répété tous les gestes soigneusement sur des chiens puis des cadavres, Gross réalisa le 26 août 1938 la première ligature réglée du canal artériel, ou canal de Botal, chez une petite fille de sept ans.

Pour cela il utilisa du gros fil de soie afin d'éviter de couper le canal dont le diamètre était comparable à celui d'un crayon. Effectivement, un fil trop fin pouvait couper les tissus.

Les premiers succès eurent un grand retentissement et se multiplièrent.

Malheureusement, les nœuds se défont plus facilement sur les grosses ficelles, et chez certains patients les nœuds se dénouèrent sous l'influence des pulsations de l'aorte aboutissant à la réouverture du canal.

D'autres chirurgiens moins adroits continuèrent d'appliquer cette technique en multipliant les ligatures mais avec toujours un taux de réouverture d'environ 5 à 10 %.

Gross, qui était sûrement un perfectionniste, estima que ces résultats n'étaient pas satisfaisants et il mit donc au point la « section suture » du canal. L'intervention était plus complexe car il fallait libérer entièrement le canal de ses adhérences pour pouvoir mettre deux clamps (pinces), puis sectionner le canal et enfin suturer les deux extrémités à l'aide d'un fil fin en faisant ce que les couturières appellent un *surjet.*

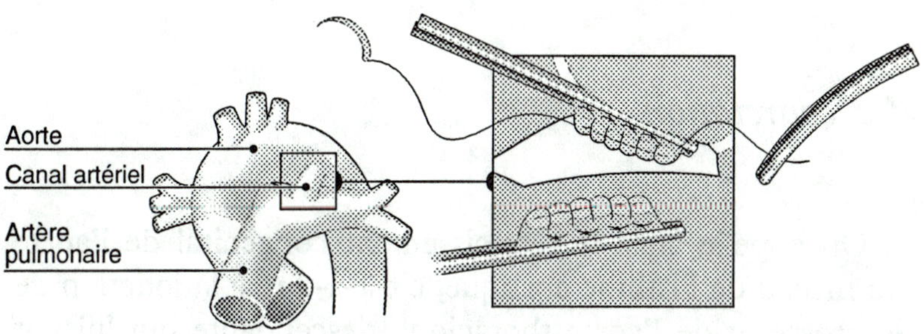


*FIG. 3.* TRAITEMENT CHIRURGICAL DU CANAL ARTÉRIEL

Quand je fus amené en 1960 dans le service du professeur Dubost à opérer des *canaux artériels*, j'estimai, d'emblée, que cette méthode de la section-suture était la meilleure, alors que de nombreux chirurgiens pratiquaient encore la simple ligature. Je m'appliquai donc à refaire ce que sans doute Gross avait fait vingt ans plus tôt, c'est-à-dire à étudier chaque geste avec suffisamment de précision pour que la perfection de la technique garantisse cent pour cent de succès.

En effet, le canal artériel est une affection qui ne menace pas la vie de l'enfant à court terme. L'enfant peut vivre avec sa malformation. Un petit canal n'expose qu'au risque infectieux.

Seul, un gros canal peut entraîner un retentissement sur la fonction cardiaque, puis une hypertension pulmonaire après plusieurs années.

On ne peut donc imaginer de tenter une telle intervention que si l'on est certain de l'absence d'échec technique. Elle n'est pas une « petite intervention à la portée d'un débutant » comme on l'a affirmé parfois légèrement.

## *La coarctation*

On appelle ainsi le rétrécissement congénital de l'aorte au niveau de l'isthme aortique, c'est-à-dire à la jonction de la crosse et de l'aorte thoracique descendante qui lui fait suite. Il s'agit encore d'un défaut de formation de l'embryon.

Ce rétrécissement entraîne une hypertension artérielle en amont qui, par son retentissement sur les artères qui irriguent le cerveau, est la source de complications cérébrales ou de la survenue d'une fissuration aortique.

Cette malformation, comme le canal artériel, ne met pas en péril à court terme la vie de l'enfant. La plupart des complications n'apparaissent qu'à l'adolescence ou à l'âge adulte, mais il est préférable d'effectuer le traitement chirurgical avant l'adolescence de façon à obtenir le meilleur résultat sur le plan tensionnel et à éviter le développement de lésions artérielles consécutives à l'hypertension.

Ici encore, le résultat doit être parfait et les risques opératoires nuls. Ce n'est donc pas une « petite chirurgie » et les problèmes éthiques qu'ont eu à se poser Clarence Crafoord et Robert Gross, les deux précurseurs, ont dû être très difficiles à résoudre. Ceci explique sans doute la longue expérimentation sur des animaux que Robert Gross et Charles Hufnagel entreprirent dans les laboratoires de la Harvard Medical School. Ils attendirent juillet 1945 pour opérer leur première coarctation sur l'homme.

Parallèlement, à Stockholm, Clarence Crafoord réalisait avant Gross la résection anastomose aortique de deux coarctations, en octobre 1944. Résection anastomose signifie simplement que l'on enlève le segment rétréci et que l'on suture bout à bout les deux extrémités de l'aorte. Parfois, il est nécessaire de remplacer le segment manquant par un tube en dacron (*fig. 4*, page suivante).

En pleine guerre, les communications entre les États-Unis et la Suède étaient inexistantes. Crafoord ignorait ce que faisait Gross et réciproquement. Si on estime aujourd'hui que Crafoord, Gross et Hufnagel ont été les trois promoteurs de cette intervention, la discussion resta vive pendant très longtemps.

En effet, la publication que Crafoord avait adressée en Amérique à l'incontournable *Journal of Thoracic and Cardiovascular Surgery* avait été retardée de quelques mois, suffisamment pour permettre aux deux Américains de publier leur propre cas les « premiers » !

Les Américains ne sont pas toujours beaux joueurs. On l'a vu plus récemment à propos de la controverse entre Luc Montagnier et Robert Gallo sur la paternité de la découverte du VIH, le virus du sida.

Le traitement chirurgical d'une coarctation est une belle opération. Cela peut paraître curieux de qualifier une opération de « belle » ou « laide » mais personnellement je considère que la chirurgie qui enlève un organe est laide, quelle qu'en soit la nécessité. Comment ne pas frémir quand on enlève le sein d'une femme, symbole de sa féminité ?

À l'inverse, la chirurgie plastique est belle par définition quand on arrive à remodeler à la façon d'un sculpteur une forme anatomique. Or la cure d'une coarctation est une intervention plastique.

Il s'agit d'une chirurgie difficile, surtout chez l'adulte car il existe toujours une importante circulation de dérivation dite collatérale qui sert à maintenir la circulation sanguine de la moitié inférieure du corps.

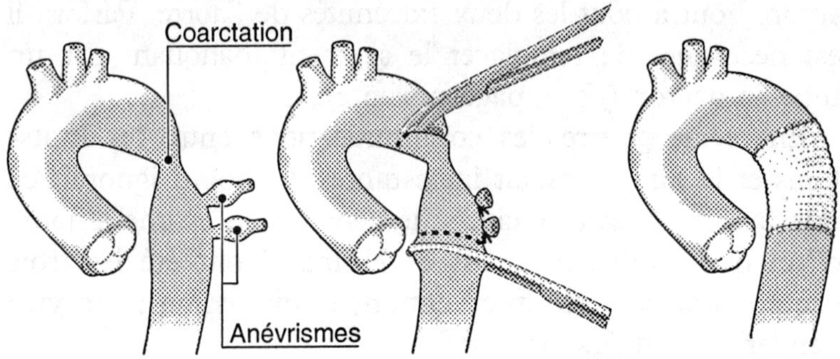


*FIG. 4.* TRAITEMENT CHIRURGICAL DE LA COARCTATION

Toutes les artères intercostales, branches de l'aorte thoracique, sont ici monstrueusement dilatées, si bien que toute blessure de l'une d'entre elles, au cours de l'isolement de l'aorte, peut se traduire par une hémorragie cataclysmique. C'est dire si l'habileté et la douceur des gestes s'imposent.

Il n'y a aucune place ici pour les « opérateurs » brutaux qui veulent aller trop vite.

Au début, les fils utilisés étaient assez grossiers et les

déchirures fréquentes. À partir de 1960, j'ai été un des premiers à utiliser des fils monobrins de nylon qui glissaient parfaitement : la perfection des sutures y gagna énormément. Depuis, d'autres matériaux sont apparus, en particulier le polypropylène, encore plus résistants. C'est ainsi que par quelques astuces techniques j'avais été consacré chez Charles Dubost « spécialiste de la coarctation de l'homme de plus de 40 ans ».

## *L'opération de Blalock-Taussig*

L'apparition de l'opération de Blalock va marquer en 1944 un tournant dans le développement de la chirurgie cardiaque. En effet, pour la première fois, on va traiter une malformation complexe rapidement mortelle : la tétralogie de Fallot, ou maladie bleue.

Certes, on a déjà opéré des malformations simples, le canal artériel et la coarctation. Mais, grâce au « Blalock », cardiologues et chirurgiens envisagent la possibilité de traiter toutes les malformations cardiaques congénitales des enfants « bleus ». Or, le Blalock n'est qu'une opération partielle, plus exactement une intervention palliative, mais le résultat est déjà spectaculaire.

Tant que l'on réalise des interventions d'exérèse, en particulier des cancers, ou des corrections de malformation anatomique comme la fermeture d'un canal artériel, on raisonne de façon relativement simple. Pour d'autres interventions, il faut élaborer une stratégie, définir une tactique, puis étudier les moindres détails afin d'assurer à la technique une sécurité absolue. Ces remarques valent tout particulièrement pour la chirurgie cardiaque.

L'opération de Blalock-Taussig est une idée géniale née de la collaboration d'une femme, admirable et dévouée médecin cardiologue, spécialisée dans les cardiopathies congénitales, Hélène Taussig, et d'Alfred Blalock, professeur de chirurgie au John's Hopkins Hospital de Baltimore. On peut discuter à l'infini sur les mérites respectifs du médecin et du chirurgien dans la genèse de cette idée qui va changer la face de la chirurgie des malformations cardiaques cyanogènes. Bien que chirurgien, je pense que le mérite fut partagé et que cette collaboration exceptionnelle reste riche d'enseignement pour les cardiologues et les chirurgiens que nous sommes.

Il est vrai que, trop longtemps, les chirurgiens ont méconnu la physiologie.

En fait, c'est à partir du développement de la chirurgie cardiaque que ceux qui ont souhaité faire cette spécialité ont dû acquérir de sérieuses notions de physiologie.

Ainsi, les cardiologues « détiennent » les malades, les chirurgiens possèdent l'enthousiasme et les deux se partagent la connaissance.

Je pense que la création est le plus souvent le fruit d'une discussion et il est profitable que ce dialogue soit médico-chirurgical. C'est dire l'intérêt du regroupement des deux disciplines en unités médico-chirurgicales.

La tétralogie de Fallot est une malformation cardiaque congénitale complexe très fréquente. Elle porte le nom de celui qui l'a décrite le premier, en 1888, le cardiologue marseillais François-Antoine Fallot.

Il s'agit d'une quadruple malformation. Les deux principales anomalies sont un rétrécissement de l'artère pulmonaire et une communication entre les deux ventricules. Le sang veineux arrive au cœur droit mais il ne peut sortir dans l'artère pulmonaire rétrécie ; il passe donc directe-

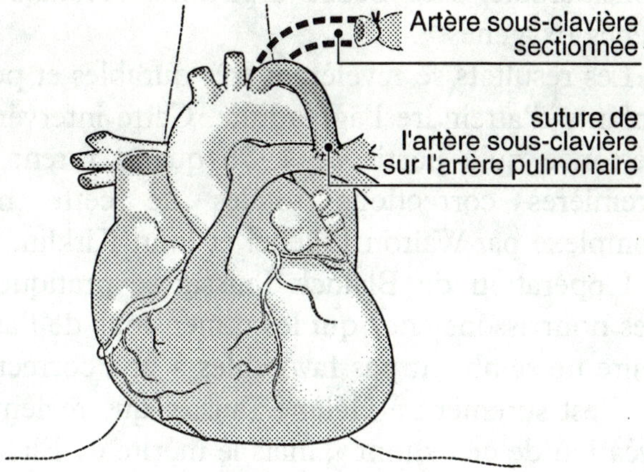


*FIG. 5.* OPÉRATION DE BLALOCK

ment dans la grande circulation par la communication interventriculaire, réalisant un court-circuit droit-gauche. Le mélange de ce sang veineux et de ce sang artériel donne aux enfants atteints de cette malformation un aspect bleuté très évocateur d'un tel diagnostic.

L'idée géniale de Taussig et Blalock fut de rajouter une cinquième malformation à cette quadruple lésion. Ils proposèrent de sectionner l'artère sous-clavière gauche, l'une des branches de l'aorte, sans aucune conséquence chez l'enfant, et d'aboucher cette artère sur l'artère pulmonaire gauche.

Ainsi on peut ramener au poumon une partie du sang artériel privé d'oxygène et améliorer considérablement l'oxygénation globale du sang. On crée en somme un canal artériel. L'intervention, pourtant simplement palliative, transforma l'aspect de ces « enfants bleus » en enfants roses. La formule allait connaître un succès médiatique considérable. Les bébés asphyxiés devenaient de beaux bébés oxygénés.

Les résultats se révélèrent très durables et permirent aux enfants d'atteindre l'âge adulte. Cette intervention n'a été détrônée qu'à partir de 1956 quand furent réalisées les premières corrections totales de cette malformation complexe par Walton Lillehei et John Kirklin.

L'opération de Blalock-Taussig se pratique encore sur des nourrissons chez qui les dimensions de l'artère pulmonaire ne semblent pas favorables à une correction totale.

C'est sûrement à Hélène Taussig que revient l'idée de la création de ce « shunt », mais le mérite de Blalock n'est pas moins grand d'avoir compris immédiatement l'intérêt d'une telle proposition et d'avoir eu le courage d'affronter l'opinion négative de ses pairs, en tentant cette intervention en novembre 1944.

D'autres chirurgiens refusèrent en effet cette idée, notamment Gross qui était devenu *le* chirurgien du canal artériel (ou canal de Botal). D'après l'historien Marc Kavitch, il aurait répondu : « J'ai assez de mal à faire la cure chirurgicale du Botal [canal artériel] pour ne pas chercher à créer une malformation identique ! »

Et pourtant le Blalock-Taussig eut un retentissement mondial et fut, beaucoup plus que la cure du canal artériel ou de la coarctation, à l'origine du grand essor de la chirurgie cardiaque.

Pour la première fois on sauvait des enfants cardiaques très invalidés et menacés d'une mort prochaine, ce qui n'était pas le cas pour les précédentes malformations.

De plus, la transformation de l'état du malade était évidente dès la fin de l'opération. C'était à chaque fois une réussite miraculeuse et, de surcroît, sur des enfants.

Sous l'influence de Blalock qui s'en fit le propagandiste,

l'intervention s'introduisit rapidement en Europe à Londres, à Paris, à Lyon, à Marseille et à Turin.

Le professeur Dubost écrivait à un confrère suisse, Paul Naef : « Blalock m'avait tant impressionné en 1947 que j'avais décidé d'abandonner estomacs et rectums pour me consacrer entièrement à ce qui allait devenir une nouvelle branche de la chirurgie. »

C'est ainsi que Dubost, appuyé par son patron le professeur D'Allaines, devint l'élément fort du premier centre de chirurgie cardiaque de France.

# 3

# LA CHIRURGIE À CŒUR FERMÉ OU LA CHIRURGIE CARDIAQUE À L'AVEUGLE : 1947-1954

## *La commissurotomie mitrale*

Fet-Nat est une jeune et jolie Antillaise. Curieux prénom, me direz-vous ? Mais, aux Antilles, la tradition voulait que le prénom choisi dans le calendrier soit celui du saint du jour de la naissance. Or Fet-Nat était née un 14 juillet, et le calendrier républicain, ce jour-là, n'indique pas le nom d'un saint, mais le remplace par la mention de notre fête nationale, en abrégé Fet-Nat. Sa peau brune masquait la coloration bleutée des pommettes qui altère souvent le visage des jeunes femmes porteuses d'un rétrécissement de la valvule mitrale. (Voir *fig. 1*, p. 32, et *fig. 7*, p. 52.) Le rétrécissement mitral, quand il est important, entraîne rapidement un essoufflement pour des efforts de plus en plus minimes. Fet-Nat en souffrait beaucoup. Ce rétrécissement mitral était dû à un rhumatisme articulaire aigu qu'elle avait eu dans sa première enfance. En effet, cette maladie est la conséquence d'une angine. La bactérie responsable de cette infection, un streptocoque hémolytique de type A, envoie des substances toxiques qui lèsent les cartilages des articulations, mais aussi les valvules cardiaques et, principalement, la valvule mitrale située entre l'oreillette et le ventricule gauche. Celle-ci se rétracte progressivement et ainsi se constitue un rétrécissement.

Dans le cas de Fet-Nat, le rétrécissement ne s'accompagnait d'aucune autre lésion cardiaque et il fut donc possible de procéder à une simple commissurotomie, c'est-à-dire à l'ouverture du rétrécissement par un instrument appelé dilatateur, qui permit de redonner à cette jeune personne toute sa joie de vivre.

À cette époque, en 1970, mon service faisait régulièrement des séries opératoires de chirurgie cardiaque au sanatorium du Carbet à la Martinique

Il y a plus de vingt ans, on ne traitait pas toutes les angines par antibiotiques et cette atteinte rhumatismale était encore très fréquente. Touchant avec prédilection les milieux pauvres, le nombre des « Fet-Nat » était considérable.

On comprend que le problème de la cure chirurgicale de cette lésion ait touché très tôt l'esprit des chirurgiens cardiaques.

L'idée de dilater ce rétrécissement n'est pas nouvelle puisque, dès le début du XX^e^ siècle, deux visionnaires, Tuffier et Carrel, étudiaient la possibilité d'une telle intervention.

En réalité, le vrai précurseur fut Sir Henry Souttar qui réussit, en 1925, au prix d'une intervention acrobatique, une dilatation d'un rétrécissement mitral en introduisant l'index à l'intérieur du cœur au niveau de l'oreillette gauche, s'y enfonçant comme dans un ballon et se servant de son doigt comme dilatateur.

Malheureusement pour les malades, le médecin cardiologue le plus réputé à l'époque était un certain Mackenzie. Il influença défavorablement l'opinion des cardiologues anglais et cette prouesse chirurgicale resta sans lendemain.

Souttar, à qui l'on demandait : « Pourquoi n'avez-vous

pas opéré d'autres patients ? », répondit : « Parce que aucun cardiologue n'a désiré m'en adresser » (propos rapporté par P. Naef).

La cardiologie a souvent retardé la chirurgie cardiaque. Les médecins comme Hélène Taussig sont exceptionnels dans l'histoire des progrès de cette chirurgie. J.-P. Escande écrit d'ailleurs : « Il faut bien se rendre compte que, théoriquement, tout désormais, absolument tout, est opérable, greffable et coupable à merci... à condition que le médecin donne le feu vert. »

Comme nous le verrons au cours des différentes étapes de cette histoire, les médecins cardiologues ont parfois ralenti mais n'ont pu arrêter le développement des remplacements valvulaires, des transplantations et des pontages coronaires.

Un autre reproche que je ferais à certains cardiologues est de nous envoyer des patients après les avoir maintenus sous traitement médical pendant de nombreuses années, laissant au muscle cardiaque le temps de se détériorer et rendant ainsi le risque opératoire majeur. Ce retard est à l'origine d'un aphorisme chirurgical trop souvent répété : *« Ce n'est pas parce qu'un patient n'est plus médical qu'il devient pour autant chirurgical. »*

Cette attitude temporisatrice est moins d'actualité du fait des progrès de l'échographie qui permet de suivre avec précision l'altération de la valvule et la dégradation du muscle cardiaque.

Entre 1923 et 1928, Elliot Cuttler va tenter de fendre un rétrécissement mitral à l'aide d'une sorte de bistouri nommé ténotome introduit à travers la paroi du ventricule gauche. Cette technique qui entraînait de graves insuffisances mitrales par section de la valvule, la rendant inefficace, fut abandonnée.

Il fallut attendre vingt ans pour que C.P. Bailey, le 10 juin 1948, réussisse les premières commissurotomies digitales et donne le départ de la chirurgie des lésions valvulaires acquises dont le champ était immense, à une époque où le rhumatisme articulaire aigu était loin d'être jugulé. Puis Harken, Russel Brock vont réussir à leur tour...

Parmi ces trois hommes, c'est le nom de Bailey qui doit être retenu car il apporta un concept nouveau. Alors que Harken continuait d'utiliser les instruments coupants et dangereux de Cuttler, Bailey se contenta d'introduire l'index en force à travers l'orifice rétréci. Ce geste simple et puissant était suffisant pour apporter une amélioration considérable, et abaisser de façon notable le risque opératoire.

Persuadé du bien-fondé de son intervention sur le rétrécissement mitral, il programma deux commissurotomies le même jour dans deux hôpitaux différents, afin que la nouvelle d'un éventuel échec de la première intervention ne puisse y parvenir et bloquer cette deuxième intervention.

Effectivement, la première fut un échec et la seconde un succès. La malade fut même présentée par Bailey au Congrès du Collège américain des chirurgiens thoraciques, en juin 1948. Elle fut considérée comme une grande réussite.

Bailey eut le mérite de mener ce combat seul contre tous : les milieux médicaux de Philadelphie se liguèrent contre lui. À la suite de plusieurs décès, il perdit son poste de chirurgien.

Par ailleurs, un certain nombre de rétrécissements ne cédaient pas au passage du doigt. Bailey pensa alors utiliser plusieurs doigtiers métalliques dont l'un en forme de guillotine. Les résultats demeurèrent très peu satisfaisants. La méthode n'était pas sans risque et pourtant, d'autres chirurgiens inventèrent des instruments similaires.

J'ai le souvenir d'un malade qui avait été opéré dans les années cinquante d'une commissurotomie mitrale à l'aide d'un onglet, dit de Dogliotti.

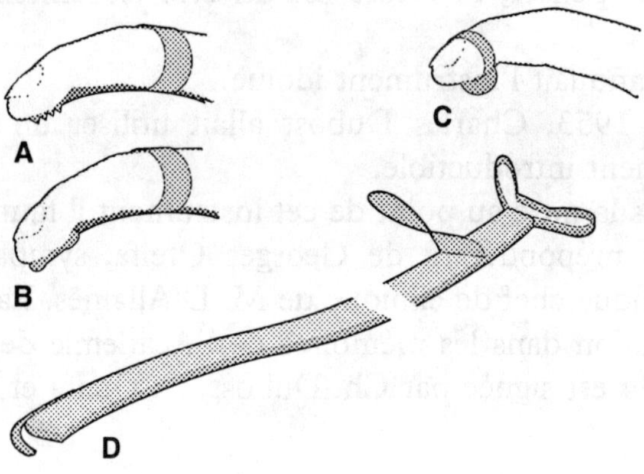


*FIG. 6.* PREMIERS INSTRUMENTS DE COMMISSUROTOMIE
**A.** Scie de Harken. **B.** Couteau de Bailey.
**C.** Onglet de Dogliotti. **D.** Guillotine de Bailey

Il présentait des douleurs abdominales et avait été hospitalisé, en 1970, à la clinique de Champigny où exerçait mon ami Jean-Louis Chevrier, ancien assistant de D'Allaines. La radiographie permit d'identifier l'onglet qui était venu se loger à l'intérieur de l'aorte abdominale. Cet engin avait échappé au doigt d'un très célèbre chirurgien parisien lors d'une commissurotomie dont les suites, disait le malade, n'avaient pas été compliquées ! Par le plus grand des hasards, J.-L. Chevrier était, alors, l'interne qui avait aidé à cette intervention. Cet onglet avait tournoyé pendant toutes ces années dans le cœur avant de migrer dans l'aorte. À cette époque, il n'existait pas de circulation extracorporelle et aucune possibilité d'enlever ce corps étranger. Ce qui est remarquable c'est que cet ustensile coupant ait pu être toléré si longtemps sans causer aucun dommage. Contrairement à ce que certains peuvent penser, l'homme est un être extrêmement résistant.

Il manquait l'instrument idoine.

Dès 1953, Charles Dubost allait utiliser un dilatateur facilement introductible.

Dans la mise au point de cet instrument il faut souligner le rôle prépondérant de Georges Oteifa, sympathique et dynamique chef de clinique de M. D'Allaines. La première publication dans les mémoires de l'Académie de chirurgie de 1954 est signée par Ch. Dubost, G. Oteifa et Ph. Blondeau.

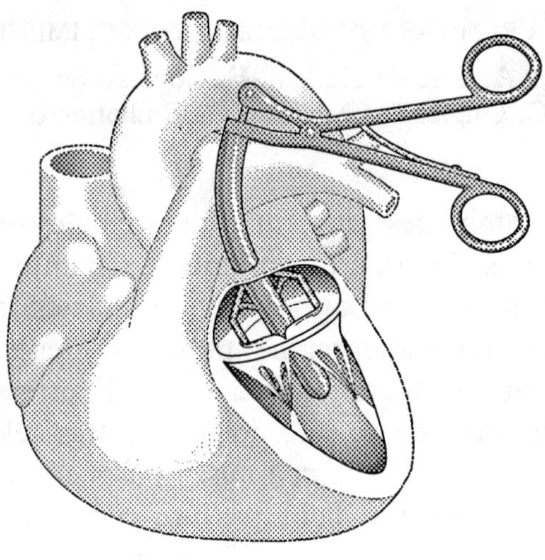

*FIG. 7.* DILATATEUR DE DUBOST

Malheureusement, les constructeurs préfèrent toujours ne mettre sur l'instrument nouveau que le nom du chef, ou du moins de celui qui leur en fera vendre le plus. Le problème de l'auteur se pose avec acuité, et celui de sa reconnaissance également. Ainsi le fameux drain de Redon est en vérité celui de Jost. Le dilatateur de Dubost est celui d'Oteifa et l'écarteur sternal de Dubost est « mon » écarteur. La plupart des chirurgiens l'appellent « écarteur de Guilmet » mais j'avoue avoir été irrité quand j'ai découvert cette substitution de nom dans le catalogue de la maison Delacroix-Chevalier.

Il est vrai que les noms des créateurs restent longtemps et souvent dans l'histoire même quand ils concernent des instruments extrêmement banals. Il en va ainsi de la valve de Leriche, de la pince de Jean-Louis Faure ou de l'écarteur de Tuffier. On a tout oublié de leurs écrits, à juste raison peut-être, mais on se sert encore de ces instruments parfois conçus par d'autres et qui sauvent leur nom de l'oubli.

## *Les premières greffes d'aorte : 1950*

L'idée de prélever un segment de vaisseau sur un autre organisme sain pour le substituer à un segment malade n'est pas nouvelle, puisque Alexis Carrel l'avait déjà envisagée en 1912. Cette expérience lui valut le prix Nobel de Médecine cette même année.

En dépit de son exil aux États-Unis, au Rockefeller Institute for Medical Research, c'est à un chirurgien français que l'on doit les premières applications humaines de ses théories.

En effet, Jean Kunlin, en 1950, réalisa le premier pontage artériel à l'aide d'une veine saphène, prélevée sur le patient au niveau de sa jambe.

Il s'agissait donc d'une autogreffe vivante. Ainsi, le sujet n'avait aucune tendance à rejeter son propre tissu et les résultats à distance furent excellents avec un pourcentage d'oblitération du greffon bien moindre qu'avec tous les substituts prothétiques.

C'est ce type d'autogreffe qui sera repris, vingt ans plus tard, pour réaliser les premiers pontages coronaires dont on connaît le succès.

J'ai eu la chance de travailler à Foch dans un service voisin de celui de Jean Kunlin. Cet homme était la discrétion et la modestie mêmes. Cette transparence médiatique explique sans doute le peu de place qu'on lui a fait si on compare sa carrière à celle de son contemporain DeBakey. Ses qualités n'ont jamais été reconnues par la Faculté. Heureusement il put bénéficier d'un département de chirurgie vasculaire, dans le service d'Olivier Jouve, grâce à la volonté d'un homme d'une grande intelligence, le directeur du centre médico-chirurgical Foch : G. Chevalier.

La deuxième intervention vasculaire, également datée de 1950, qui va marquer le développement de la chirurgie cardiaque, est le premier remplacement du carrefour aortique (bifurcation de l'aorte abdominale) par un greffon prélevé sur un cadavre humain.

L'auteur est un chirurgien dont la personnalité est très forte. C'est Jacques Oudot, bien connu des alpinistes pour avoir été le chirurgien de l'expédition Annapurna dirigée par Maurice Herzog. Son rôle a été alors déterminant pour restreindre au maximum les amputations de doigts et d'orteils de plusieurs membres de l'expédition victorieuse, meurtrie par un froid extrême.

Cette année, en 1948, il travaille avec Jean Faurel et Jean Natali, alors qu'il est assistant du professeur Mondor à La Salpêtrière. À cette époque, les prothèses en dacron n'existaient pas. Il envisage donc de remplacer sur l'animal l'aorte obstruée par une aorte prélevée sur un cadavre : c'est une homogreffe.

Après un travail expérimental de plus d'une année sur le chien, il décide, le 14 novembre 1950, de réaliser cette opération sur le premier cas humain. Le greffon est prélevé sur un cadavre frais et conservé dans une solution de formol. Il s'agit par conséquent d'une greffe morte, dont toutes les cellules ont été tuées par le liquide de conservation. Mais il reste des fibres élastiques, constituées d'élastine, une protéine relativement préservée par le fixateur.

Ultérieurement, Faurel mettra au point une conservation par le froid qui préservera mieux les structures.

Tout récemment, la mise au point d'une technique de congélation, encore plus performante, a permis de reprendre l'utilisation des homogreffes artérielles avec l'espoir de greffer des cellules vivantes qui ne seront pas rejetées par le receveur. On peut se demander si l'absence d'une irrigation sanguine spécifique de la paroi artérielle met ces cellules à l'abri de l'agression immunologique.

Au vu des premiers succès de Jacques Oudot, Charles Dubost adopte l'idée et réalise le premier remplacement de l'aorte pour un anévrisme de l'aorte abdominale. Cette atteinte de l'aorte est une dilatation de sa paroi dont la rupture peut avoir des conséquences catastrophiques. Ce premier succès est alors publié en 1951 dans le *Journal of Thoracic and Cardio Vascular Surgery* qui consacre Dubost.

Aux yeux des Américains il héritera seul d'une gloire qui aurait dû être partagée avec Oudot.

Finalement c'est De Bakey qui tirera le meilleur parti de la situation, grâce au dynamisme de l'industrie biomédicale des États-Unis. Il disposera le premier de greffes en tissu synthétique : le dacron. Ces prothèses vont très rapidement inonder le marché mondial. Ce monopole est d'autant plus irritant que nous étions en France les premiers dépositaires du brevet du tergal, synonyme de dacron.

Par quel laisser-aller sommes-nous privés de l'exploitation de nos découvertes ?

En réalité, si la voix des médecins est bien faible, nos industriels et nos dirigeants sont bien sourds !

# 4

# LA CHIRURGIE À CŒUR OUVERT

## *Les débuts : 1948-1955*

Nous avions en 1948 la possibilité d'effectuer le traitement de malformations extracardiaques simples : canal artériel, coarctation et opération de Blalock pour des maladies bleues de Fallot avec de très nombreux succès. La chirurgie de la valvule mitrale se faisait « à l'aveugle » à cœur fermé et à l'aide d'un dilatateur. On pouvait ainsi, grâce à la commissurotomie mitrale, soulager de nombreux malades atteints par le rhumatisme cardiaque.

Cet ensemble d'opérations était suffisant pour qu'un certain nombre de chirurgiens envisagent une véritable reconversion. Si nous avons déjà parlé de Dubost converti par le passage de Blalock, il faut également insister sur la mutation de son patron : F. de Gaudart D'Allaines.

Quelle belle figure de la chirurgie, quelle distinction ! Étant donné nos différences de génération, je ne peux témoigner de relations privilégiées avec ce grand patron. Je me souviens toutefois d'un homme calme, courtois, toujours très informé de la situation de ses internes. Il s'intéressait à nous, comportement assez rare, pour ne pas dire exceptionnel à l'époque.

Toutefois, quand il venait dans une salle de malades et qu'il demandait d'une voix douce : « Ça va bien chez vous ? », il fallait tout de suite comprendre qu'il s'agissait des malades et non de notre progéniture.

Il faut lui reconnaître le mérite extraordinaire d'avoir réussi, à plus de 55 ans, avec l'aide de Charles Dubost, de Jean Vaysse et de son anesthésiste Nadia du Bouchet, à transformer un des meilleurs services parisiens de clinique digestive en service d'avant-garde de la chirurgie cardiaque. Si je parle de conversion, le mot n'est pas trop fort, car ces chirurgiens devaient abandonner tout ce qu'ils avaient appris, tirer un trait sur leur expérience passée, pour se consacrer à une nouvelle spécialité qui avait ses règles et sa loi basée sur la physiologie de la circulation sanguine.

Mais F. D'Allaines ne fut pas le seul converti de cette période, il faudrait citer tellement de noms. On ne peut oublier Jean Mathey, chirurgien thoracique, Paul Santy et son assistant Pierre Marion à Lyon, Robert de Vernejoul à Marseille, qui suivirent le même chemin dans les années cinquante.

De 1947 à 1955, différents services vont se structurer et s'adapter, dans des locaux encore vétustes, à cette nouvelle discipline.

On commence à rêver à une chirurgie des malformations intracardiaques et l'on pense tout naturellement aux lésions les plus simples.

### *La fermeture des communications interauriculaires*

C'est la plus simple des malformations congénitales. Il s'agit d'un trou central au milieu de la cloison qui sépare les deux oreillettes, c'est un *ostium secundum*.

C'est une malformation bénigne qui ne met en jeu la vie du patient qu'après 40 ans. C'est la raison des problèmes éthiques de décision opératoire qu'elle pose chez l'enfant.

En 1953, Gross réussit à fermer des communications interauriculaires anatomiquement simples grâce à un entonnoir en plastique, cousu à l'oreillette droite.

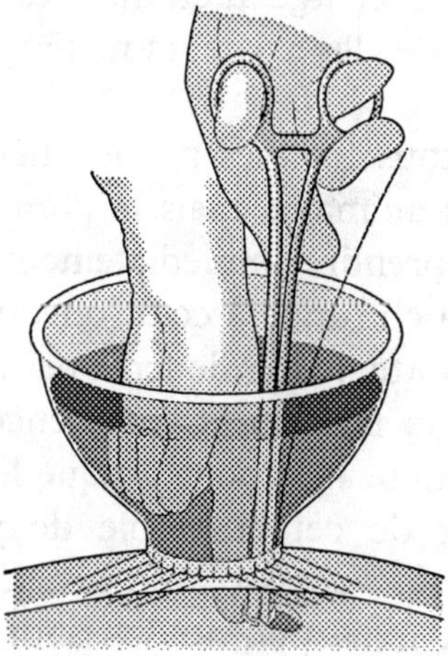

*FIG. 8.* ENTONNOIR DE GROSS

Les points sont passés à l'aide d'un porte-aiguille sous le contrôle de l'index de la main gauche. Malgré l'ingéniosité de l'artifice, on ne la pratiqua guère, car il s'agissait encore d'une chirurgie à l'aveugle.

### *Les interventions sous hypothermie modérée de surface*

John Lewis, de Minneapolis, puis Henry Swan, de Denver, ont réussi les premières fermetures de communications interauriculaires sous hypothermie de surface en appliquant les découvertes de Wilfred C. Bigelow.

Ce chirurgien canadien va en effet élaborer une technique qui permettra les premières interventions à cœur ouvert dans les années 1952-1953. Le ministère de la Guerre l'avait alors chargé d'étudier les effets du grand froid sur les marins et les aviateurs naufragés dans les mers glaciales.

Nous sommes tous fascinés par le phénomène d'hibernation de certains animaux, mais le premier, Bigelow, eut le mérite de comprendre immédiatement l'intérêt de ces recherches pour la chirurgie à cœur ouvert.

L'ours, la marmotte, le loir, le lérot peuvent à l'approche de l'hiver, quand la nourriture commence à manquer, se mettre en hibernation. Il se pourrait que le jeûne soit l'élément déclenchant de cet ensemble de phénomènes : la température centrale s'abaisse à un niveau optimal variant selon les espèces, mais pouvant atteindre 12 °C chez la marmotte. Si la température s'abaisse encore, l'animal se réveille quelques instants pour boire, puis se replonge dans le sommeil. Les esquimaux disent « dormir comme un ours en hiver ».

Toutes ces modifications des processus physiologiques font intervenir des phénomènes neurologiques et endocriniens complexes où l'hypophyse et l'hypothalamus, deux glandes cérébrales, jouent un rôle prépondérant. Le fonctionnement et la régulation de l'hibernation restent encore bien mystérieux et tous les efforts de Bigelow pour découvrir une « hormone » de l'hibernation se sont révélés vains.

L'étude de tous ces phénomènes mérite encore des travaux extrêmement poussés dont on imagine les retombées possibles :

– la conservation des organes sans limitation de temps si, grâce à l'introduction d'un « antigel » tel le sorbitol glycérol, on peut, comme chez certains insectes, descendre la température en dessous de zéro ;

– la conservation des corps entiers pour accéder dans le futur à une deuxième vie. Il s'agit d'un vieux rêve de l'humanité qui ne pouvait se concrétiser qu'aux États-Unis où des sociétés à but très lucratif proposent déjà la congélation des morts dans l'attente de temps meilleurs...

Bigelow ne rêvait pas, il travaillait sur le chien. Son étude expérimentale sur le « fidèle ami de l'homme » lui a permis de préciser les conditions techniques d'une hypothermie, c'est-à-dire d'un abaissement de la température centrale du corps, provoquée par immersion dans de l'eau glacée, et de donner ses limites.

Cette température ne doit pas descendre en dessous de 28 °C, à cause du risque d'une fibrillation ventriculaire irréversible où chaque fibre cardiaque se contracte pour son propre compte au lieu d'être synchrone aux autres. Le cœur semble être pris d'un tremblement et il n'y a plus de contraction efficace. Cet arrêt circulatoire entraîne des dégâts cérébraux irréversibles après quelques minutes.

Par contre, l'abaissement à 30 ° rend possible l'arrêt de la circulation sanguine pendant six à huit minutes sans dommage cérébral. On peut donc traiter des malformations cardiaques simples comme les communications entre les oreillettes.

La méthode de Bigelow est bientôt appliquée à l'homme avec succès et a continué d'être utilisée jusqu'en 1965, en parallèle avec la circulation extracorporelle qui, à ses débuts, n'était pas totalement anodine et posait des problèmes de logistique pas entièrement maîtrisés.

Quand je suis arrivé, à la fin de 1959, à l'hôpital Marie-Lannelongue, cette méthode était encore utilisée avec une grande sécurité. Le tableau d'une telle intervention ne manquait pas d'impressionner le néophyte que j'étais.

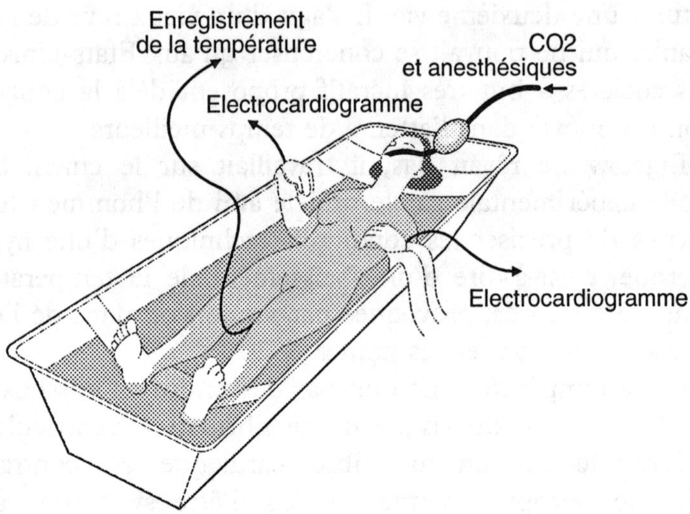


*FIG.* 9. HYPOTHERMIE MODÉRÉE
PAR IMMERSION DANS UNE BAIGNOIRE

Imaginez une jeune personne endormie avec dextérité par Mme Passelec ou Mme Blanc, nos anesthésistes, et immergée dans une baignoire d'eau froide où flottaient des glaçons. Une ou deux masseuses agenouillées frictionnaient avec énergie la peau et les muscles de la malade pour éviter les gelures et accélérer la descente thermique en évitant une contraction réactionnelle des vaisseaux sanguins.

On enregistrait en permanence l'électrocardiogramme, la pression artérielle et la température centrale prise dans l'œsophage et le rectum à l'aide d'un thermomètre électronique.

Dès que l'on avait atteint 32 °C, le grand branle-bas de combat commençait. Il fallait sortir rapidement le patient, le sécher, le talquer et l'ensemble du corps prenait une teinte rose écrevisse. La température pouvait continuer à baisser de 2 °C mais attention ! au-dessous de 30 °C nous entrions dans une zone dangereuse : le cœur pouvait fibriller et donc s'arrêter de battre.

La malade une fois installée sur la table d'opération, on ouvrait le thorax, puis le péricarde qui enveloppe le cœur, on passait un lacet autour des veines caves qui arrivent à l'oreillette droite. Tout était enfin prêt pour le geste de fermeture d'une communication interauriculaire :

– Arrêt de la circulation dans les veines caves puis dans l'aorte.

– Ouverture de l'oreillette.

Dès lors, tout allait se dérouler très vite comme une effraction. Un véritable fric-frac cardiaque sans aucun geste nuisible ou inutile.

Le diagnostic de la lésion : un trou que l'on pouvait suturer en moins de cinq minutes. Parfois, mais très rarement, on achoppait sur une erreur de diagnostic : la lésion était plus complexe. Dans ces cas nous étions obligés de refermer sans rien faire. Le patient devait alors subir une autre intervention mais sous circulation extracorporelle.

La fermeture du trou consistait en un simple surjet à gros points sans casser le fil, en le nouant, suivi de la purge des cavités. On terminait par la mise d'une pince latérale sur l'ouverture de l'oreillette après avoir libéré la circulation dans les veines caves.

Cinquième minute : l'opération devait être terminée.

Le malade allait se réchauffer doucement, grâce à un matelas chauffant. Aucun anticoagulant n'était utilisé. Il n'y avait pas de trouble hémorragique, les suites opératoires étaient remarquablement simples.

Cette méthode devait, pourtant, être progressivement abandonnée en raison des progrès de la circulation extracorporelle. Le principe de l'hypothermie doit cependant être retenu et l'avenir nous montrera peut-être que nous sommes loin d'en avoir exploité toutes les possibilités.

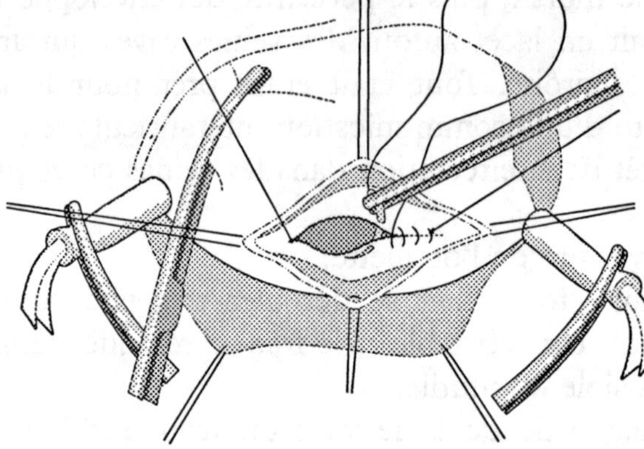

*FIG. 10.* FERMETURE D'UNE COMMUNICATION INTERAURICULAIRE

### *L'avènement de la circulation extracorporelle*

Dans la mesure où l'on ne pouvait faire descendre la température de l'organisme au-dessous de 28 °C sans prendre de risques considérables d'arrêt circulatoire par survenue d'une fibrillation, la méthode de l'hypothermie externe par immersion dans l'eau froide était forcément limitée. Les temps dont nous disposions pour intervenir sur la malformation intracardiaque étaient au maximum de six à huit minutes.

Il fallait donc absolument disposer d'un système de dérivation du sang avec oxygénation permettant de court-circuiter le cœur et la circulation pulmonaire pendant la durée du geste opératoire, pour accéder aux cavités cardiaques et procéder à des réparations complexes.

S'il est certainement possible de trouver des précurseurs de la circulation extracorporelle au XIXe siècle, la première réalisation concrète d'un appareil de ce type vient de l'association de deux partisans des « thérapies » eugéniques : Charles Lindbergh et Alexis Carrel qui firent la une du *Time* en 1935.

Le vainqueur de l'Atlantique sur monomoteur (en 1927) et le chercheur français expatrié avaient mis au point un petit appareil permettant l'oxygénation d'un liquide nutritif dépourvu de globules rouges pour assurer la survie artificielle d'un organe pendant dix-huit jours.

C'est en fait à J.H. Gibbon que l'on doit les premières études sérieuses sur le cœur-poumon artificiel. Cette recherche ne pouvait pas démarrer (et encore moins aboutir) avant la découverte d'un anticoagulant essentiel : l'héparine.

L'action de ce produit est fondamentale car le sang mis au contact des parois d'un récipient voit ses plaquettes se détruire en libérant des substances qui déclenchent tout le processus de la coagulation. On assiste ainsi à la prise en masse du sang dans le récipient.

L'héparine fut découverte dès 1916 par Mac Lean, étudiant en médecine très observateur, dans le laboratoire de Howell au John's Hopkins Hospital de Baltimore. L'action de cette extraordinaire substance anticoagulante fut observée à partir d'un extrait de foie.

L'histoire de cette découverte mérite d'être racontée.

Mac Lean était orphelin et pauvre. Il avait dû travailler dans les mines, puis dans un champ pétrolifère, pour pouvoir payer ses études de médecine.

Au cours de celles-ci, il décida de traverser les États-Unis pour faire un travail de recherche chez le déjà célèbre professeur Howell, spécialiste de la coagulation à Baltimore.

Le doyen, touché par son obstination, l'accepta pour un stage d'une année.

Il alla voir Howell et lui dit : « Je voudrais un sujet que je puisse mener à terme et publier en un an, car mes économies ne me permettent pas d'aller plus loin. »

Howell lui confia un projet peu enthousiasmant : une étude sur les céphalines, substances accélératrices de la coagulation, au niveau du cerveau.

Mac Lean proposa ensuite d'effectuer les mêmes fractionnements sur d'autres organes, en particulier le foie. C'est là qu'il fit sa découverte capitale : il y avait une autre fraction qui, au contraire, était anticoagulante. Ayant vérifié qu'il ne s'agissait ni d'une erreur, ni d'une coïncidence, il alla trouver Howell et lui dit : « J'ai découvert l'antithrombine ! » Howell, sceptique, finit pourtant par se rendre à l'évidence.

On arrivait à l'été 1916, Mac Lean avait mangé toutes ses économies, mais il avait réalisé son rêve : « Découvrir par lui-même quelque chose d'important. » Ce sera sa seule publication sur l'héparine, car sa vocation était de devenir chirurgien !

Il avait ainsi trouvé l'héparine, incidemment mais non accidentellement, ce qui confirme la pensée de Pasteur selon laquelle le hasard ne favorise que les esprits préparés.

En dépit de son exceptionnelle importance, l'utilisation thérapeutique de cette substance ne pourra pas être envisagée avant 1933, date à laquelle Charles H. Best réussit à la purifier.

Son utilisation courante ne commencera qu'en 1952 car il fallut mettre en place tout le processus de production industrielle à partir de viscères d'animaux.

Toutefois, dès 1937 Gibbon put commencer l'étude et la mise au point d'un cœur-poumon artificiel.

Gibbon était encore l'interne de E.D. Churchill mais sa carrière sera davantage celle d'un chercheur que d'un chirurgien.

Dès 1937, il réussit à faire une dérivation extracorporelle sur un chat dont la circulation, dans le tronc de l'artère pulmonaire, fut interrompue pendant vingt minutes.

Après avoir réalisé une première machine à faible débit permettant seulement d'opérer de petits animaux, il bénéficia à partir de 1946 du soutien financier du patron d'IBM, Thomas Watson.

Son appareil est basé sur le principe suivant : le sang veineux, dérivé de l'oreillette droite, ruisselle sur plusieurs grilles métalliques dans un courant d'oxygène. Le sang est repris dans la partie déclive de la machine et réinjecté à l'animal par une pompe.

Ainsi il se lancera, seul, dans des interventions à cœur ouvert sur l'homme.

Un premier échec, dû à une erreur de diagnostic, un canal artériel au lieu d'une communication interauriculaire, un demi-succès, en mai 1953, sur une communication entre les oreillettes, suivi de deux échecs, conduiront Gibbon à abandonner la chirurgie cardiaque mais il poursuivra ses recherches.

Il est engagé par la Mayo Clinic à Rochester (Minnesota) qui dispose de ses propres laboratoires. Bientôt son cœur-poumon artificiel, grâce à la cybernétique, va devenir, par sa qualité et aussi son prix, la « Roll's » des cœurs-poumons. Il permettra à un chirurgien prestigieux, John Kirklin, de faire, à partir de la fin de 1955, les premières corrections complètes à cœur ouvert des malformations cardiaques congénitales.

Parallèlement à cette entreprise, un autre chirurgien extraordinaire sera à l'origine d'un deuxième type de cœur-poumon artificiel considérablement simplifié : C. Walton Lillehei.

À Minneapolis (Minnesota), ville très proche de Rochester, Lillehei est l'assistant de Owen H. Wangensteen, en compagnie des futures gloires que seront Clarence Denis, Norman Shumway, L. Varco.

Wangensteen est un vrai patron. Non seulement il a des idées originales et novatrices mais il ne redoute pas la concurrence de ses assistants et, bien au contraire, favorise leur épanouissement et le développement de leurs idées.

Il donne l'absolue priorité à la recherche du laboratoire. Lillehei a ainsi le temps et les moyens de mettre en évidence le principe du débit sanguin dit « azygos ». En ne laissant comme retour veineux au cœur droit que le débit de la veine azygos (branche de la veine cave supérieure), soit dix pour cent du débit normal, on peut malgré une telle réduction maintenir l'animal en vie et récupérer les fonctions vitales après un arrêt circulatoire de quarante minutes dans les veines caves.

Lillehei sait qu'un tel débit peut être obtenu par une circulation croisée entre un père et son enfant. Il est donc possible de faire chez des enfants de moins de 20 kilos des opérations dites à cœur ouvert, c'est-à-dire des interventions où l'on ferme l'entrée et la sortie du cœur permettant l'assèchement et l'ouverture des cavités cardiaques pour visualiser et traiter des lésions.

C'est ainsi que le 26 mars 1954 il réussit à fermer une communication interventriculaire chez un bébé de douze mois dont le père a servi de cœur-poumon artificiel.

Il faut imaginer la complexité d'un tel système : le père et l'enfant sont disposés sur deux tables d'opération parallèles, distantes d'à peine un mètre. Un tube relie l'artère fémorale dérivée au niveau du pli de l'aine du père à celle de l'enfant. Un deuxième tube relie les deux circuits veineux. Tout le problème est de renvoyer à l'aide de deux pompes différentes exactement la même quantité de sang au niveau des deux circuits.

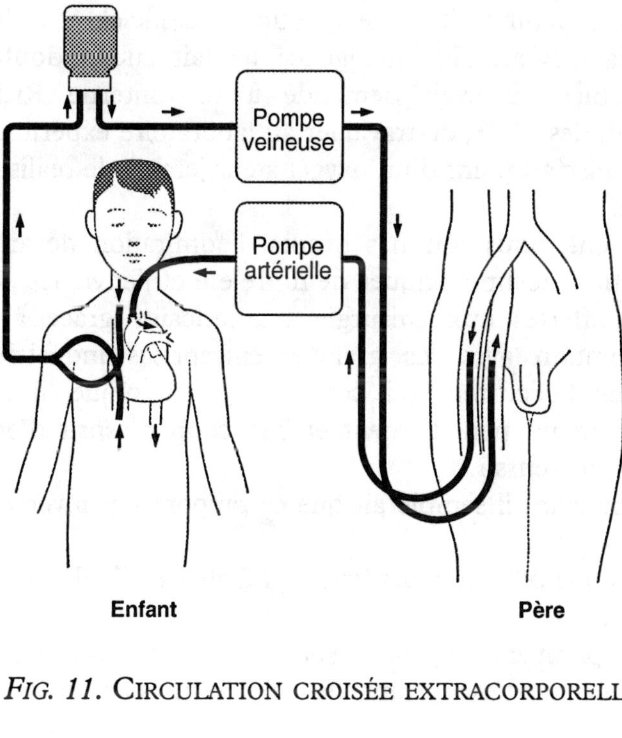


*FIG. 11.* CIRCULATION CROISÉE EXTRACORPORELLE

Quarante-cinq petits enfants sont ainsi opérés sur une période d'un peu plus d'un an et, par chance, Lillehei n'enregistre aucun décès du père oxygénateur dont on dit qu'il est le « père-placenta » (revivifiant ainsi le mythe du pélican !).

Bien entendu, il va être sévèrement critiqué dans les congrès pour cette méthode qui pourrait donner, disait un confrère, 200 % d'échecs, comme dans le cas d'un accouchement difficile.

Les enfants opérés avaient des malformations relativement complexes (tétralogie de Fallot, communication interventriculaire) avec une faible espérance de vie et le risque de ces circulations croisées n'était sans doute pas supérieur à celui de la circulation extracorporelle à son début.

Mais l'avenir était le cœur-poumon artificiel, et Lillehei, dont la très grande intelligence ne fait aucun doute, le savait bien. Il avait demandé à son interne Richard DeWall, dès 1953, de travailler au laboratoire expérimental sur la mise au point d'un oxygénateur jetable de réalisation simple.

Souvent, nous sommes béants d'admiration devant les réalisations technologiques de notre ère et j'envie les possibilités offertes aux chirurgiens américains grâce à leur collaboration avec les grandes entreprises industrielles. Mais en l'occurrence, à cette époque héroïque, il fallait seulement un peu d'argent et beaucoup d'esprit d'entreprise pour réussir.

Maintenant il semblerait que ce rapport soit inversé.

Le fameux cœur artificiel « Lillehei-DeWall » est un « meccano ».

Ces premiers appareils sont tellement rustiques que leur aspect extérieur rappelle celui d'un alambic familial clandestin, mâtiné de machine à traire (à cause de la pompe). En effet, le sang veineux de l'opéré arrive dans une colonne montante en plastique où il se mélange à l'oxygène, créant une mousse. Arrivés à l'extrémité du tube les globules rouges sont complètement oxygénés, mais le sang est rempli de bulles qu'il va falloir faire disparaître. Ce rôle est assuré par des éponges d'ivalon, imprégnées de silicone et par une longue spirale qui aboutit au réservoir artériel. Le sang est alors repris par une pompe pour être réinjecté dans une artère de l'opéré.

C'est le premier appareil simple, relativement peu onéreux, dont les éléments en contact avec le sang sont jetables.

Ce génial bricolage va être le point de départ du grand essor de la chirurgie à cœur ouvert. La somme de travaux, d'ingéniosité, de persévérance de ses auteurs méritait bien l'attribution d'un Prix Nobel ; il aurait pu être partagé entre Lillehei, DeWall, Gibbon et Kolff. Ce dernier, en effet, avait aussi conçu et développé dès 1957 un oxygénateur à membrane qui s'inspirait du « rein artificiel » dont il était le père.

En 1956, six mois après les premières circulations extracorporelles de Lillehei, Charles Dubost fait venir DeWall à l'hôpital Marie-Lannelongue et réalise les premières opérations françaises à cœur ouvert.

Marie-Lannelongue, cette raison sociale féminine, rare en France, recouvre en fait un établissement voulu par une jeune femme, fille de banquier et femme de médecin. Elle fut à l'origine de la « Ligue des enfants de France », qui créa de nombreux dispensaires, dès les années vingt, pour des enfants atteints de pathologies multiples.

Le premier centre de la rue de Tolbiac est construit en

1948 par la Sécurité sociale qui lui donne le nom de son inspiratrice.

Son but est de traiter les maladies pulmonaires qui font encore des ravages, en particulier la tuberculose.

Olivier Monod va d'abord le diriger, puis René Sauvage le rend opérationnel avec Henri Le Brigand, Max-Pierre Merlier et Claude Wapler. Il devient le principal centre de chirurgie thoracique français.

À cette époque nos hôpitaux publics sont encore vétustes et peu fonctionnels.

En 1953, devant l'émergence de cette nouvelle spécialité « thoracique » qu'est la chirurgie cardiaque, Sauvage fait appel à l'un des plus brillants chirurgiens, Charles Dubost, encore assistant de D'Allaines. Dubost y viendra avec Philippe Blondeau qui sera son assistant, puis Armand Piwnica. Je serai ensuite le quatrième de cette équipe.

Marie-Lannelongue est un tremplin extraordinaire. Avec un personnel de premier ordre et une équipe de médecins et de chirurgiens enthousiastes, Charles Dubost va pouvoir lancer la chirurgie cardiaque à cœur ouvert en France.

Marie Lannelongue en aurait été fière.

Le laboratoire expérimental, de grande qualité, est dirigé par Claude Lenfant dont il convient de souligner le rôle très important dans le démarrage et les succès de notre spécialité en France.

Il incarne le prototype du chercheur moderne : brillant élève, le cheveu impeccable en toute circonstance, le costume classique, l'esprit rationnel, peut-être trop parfois. Il mène parfaitement son laboratoire et se méfie des chirurgiens, méfiance qu'il léguera à son successeur, Michel Weiss.

Quand je suis arrivé dans son bureau, Claude Lenfant persifla : « Encore un chirurgien qui va venir fiche le bazar ! »

Il fallut toute l'insistance d'Armand Piwnica pour que je sois accepté dans ce laboratoire.

Cl. Lenfant était taillé pour de plus grandes entreprises et il est parti alors que je venais d'être nommé « chirurgien du laboratoire ».

Comme beaucoup de nos sujets d'élite, il a migré aux États-Unis où il est devenu directeur du National Health Institute. Fait troublant : son prédécesseur à Marie-Lannelongue, A.F Cournand, était lui aussi parti aux États-Unis.

## 5

## LES DEUX ANNÉES DE « PREMIÈRES » : 1957-1958

Lillehei, dopé par ses succès, va partir à la conquête de toutes les innovations. Ses interventions concernent en premier lieu les malformations congénitales dont le nombre est alors très important.

Ces « premières » vont se succéder très rapidement. Les fermetures des communications interauriculaires, quant à elles, continueront d'être réalisées sous hypothermie modérée jusqu'en 1961. On ne disposait que d'un nombre limité de circulations extracorporelles que l'on réservait aux malformations plus complexes.

À cette époque, le principal avantage de la circulation extracorporelle par rapport à l'hypothermie de surface était la possibilité de pallier une erreur de diagnostic, encore non exceptionnelle.

La correction d'une communication entre les oreillettes paraissait simple et pourtant il y eut au début des échecs techniques : déchirures des points de suture, surjet laissant persister une communication résiduelle, accidents neurologiques liés à la présence de bulles dans la circulation générale en rapport avec une purge incomplète de l'air des cavités cardiaques. Dans quelques cas, il s'agissait de la création d'une véritable malformation cardiaque : la déchirure du point inférieur de fermeture créait une sorte de gouttière, qui déversait une partie du sang veineux de la veine cave inférieure directement dans l'oreillette gauche, sans être oxygéné au niveau des poumons. On passait ainsi d'une malformation bénigne à une communication, entraînant une maladie bleue, par défaut de saturation du sang en oxygène.

Je me souviens très bien de la fillette d'un grand personnage du tourisme populaire qui, à la suite d'une intervention pour une communication interauriculaire, était devenue bleue, avec développement d'un hippocratisme digital (les ongles sont hypertrophiés, très bombés « en verre de montre »), signe d'un manque d'oxygène. Heureusement, cette enfant, réopérée par Charles Dubost que j'assistais, guérit au prix d'une deuxième intervention et put mener ensuite une vie normale.

Comme pour le canal artériel, la fermeture d'une communication interauriculaire reste une opération angoissante. L'angoisse ne naît pas de la difficulté de l'intervention, mais de l'absence de droit à l'erreur chez des enfants qui peuvent mener jusqu'à l'âge adulte une vie normale.

Un de mes pires souvenirs, dans ce domaine, concerne un jeune garçon que j'ai opéré au centre médical Foch, voici quelques années. *A priori* il n'y avait aucun élément d'inquiétude, sur le plan chirurgical, et j'avais donc été très rassurant auprès des parents. La mortalité d'une telle intervention ne devait pas dépasser celle du risque anesthésique.

L'intervention se déroula tout à fait normalement mais, dès la fin de l'intervention, nous étions très surpris de voir la température centrale monter à plus de 39 °C. On pouvait penser à une infection bactérienne ou à un réchauffement un peu trop poussé. En fait, une heure plus tard, dans un tableau catastrophique, le diagnostic d'hyperthermie maligne était porté. Cette fièvre élevée et incontrôlable lui fut fatale.

Malgré l'utilisation de glaçage et de Dantrolène (médicament utilisé pour une telle affection), cet enfant devait décéder deux heures plus tard.

L'hyperthermie maligne est une complication tout à fait exceptionnelle de l'anesthésie. C'est une destruction paroxystique des muscles striés induite par différents agents anesthésiques chez des individus porteurs d'une anomalie musculaire à caractère familial. En l'occurrence, aucun accident n'était jusqu'alors survenu parmi les membres de sa famille, l'anesthésie n'avait comporté aucun agent anesthésique « révélateur » qui aurait pu signaler le trouble dès le début de l'intervention. Comble de malchance, le début des signes avait été masqué par l'hypothermie et la circulation extracorporelle nécessaires à l'intervention.

Je ressentis alors un profond sentiment d'impuissance, bien qu'aucune faute, ou même erreur, ne puisse être retenue. Tout le service était atterré.

La seule chose qui eût pu nous éviter de l'opérer aurait été un accident anesthésique similaire dans la famille.

## *La communication interventriculaire*

Il s'agit d'un trou dans le septum interventriculaire, c'est-à-dire la paroi qui sépare les deux ventricules, droit et gauche.

Du fait des hautes pressions qui règnent dans le ventricule gauche, le sang est dérivé du cœur gauche vers le cœur droit.

Le volume de sang éjecté du ventricule droit dans

l'artère pulmonaire s'accroît et, en l'absence de rétrécissement associé de l'artère pulmonaire, on assiste au développement d'une hypertension artérielle pulmonaire dont l'importance est fonction de la taille de la communication interventriculaire et de son débit.

Cette hypertension artérielle pulmonaire peut atteindre un stade irréversible quand la pression dans l'artère pulmonaire devient égale à la pression artérielle : c'est la maladie d'Eisenmenger.

C'est donc une affection beaucoup plus redoutable que la communication interauriculaire et l'indication opératoire doit être portée précocement.

Actuellement, la plupart des communications interventriculaires de taille importante sont opérées dès la naissance.

Les premières séries de fermetures ont été rapportées par Lillehei, mais aussi Kirklin et Cooley en 1956. La première série de dix-huit circulations extracorporelles de Charles Dubost en comportait quatre. Les résultats, au début, étaient grevés d'une mortalité non négligeable à cause de deux complications : le bloc auriculo-ventriculaire et la persistance d'une communication résiduelle.

La pose de points de suture, lors de la fermeture d'une communication interventriculaire, pouvait léser le faisceau de His et entraîner un « bloc » auriculo-ventriculaire, avec un rythme cardiaque dont la fréquence pouvait être inférieure à 40 battements/minute. Ce rythme très lent était responsable d'une lourde mortalité car on ne disposait pas alors de pacemakers implantables.

Tirant la leçon d'une succession d'échecs, la communauté des chirurgiens finit par définir empiriquement les zones dangereuses. Actuellement la fermeture d'une communication interventriculaire est exceptionnellement grevée de cette complication.

La communication résiduelle était due à une déchirure des points passés dans le muscle de la cloison entre les deux ventricules. L'abandon des sutures directes remplacées par la mise en place d'une pièce de dacron ou d'un fragment de péricarde cousu avec des fils très fins, à points séparés, a permis d'obtenir une sécurité presque absolue.

## *Le bloc auriculo-ventriculaire*

Le fonctionnement du cœur repose sur un mouvement de contraction transmis de l'oreillette au ventricule.

La contraction de l'oreillette est instantanée, mais ne se propage pas directement au muscle ventriculaire, les deux masses musculaires étant séparées par le tissu fibreux des valves mitrale et tricuspide.

Cette transmission s'opère par un fil conducteur appelé le faisceau de His.

Il ne s'agit pas de cellules nerveuses mais de cellules musculaires cardiaques d'un type particulier où la propagation de l'onde contractile est très rapide, presque instantanée. Ce faisceau se divise en deux branches, droite et gauche. Toute interruption de ce faisceau, soit traumatique lors d'une intervention, soit spontanée par dégénérescence des fibres chez les personnes âgées, entraîne le blocage de la propagation de la contraction de l'oreillette au ventricule. Le rythme ventriculaire se trouve alors très ralenti et devient totalement incompatible avec une vie prolongée. Ce ralentissement justifie la mise en place d'un stimulateur électrique communément appelé « pacemaker ».

Les premiers pacemakers furent donc externes et branchés sur le cœur par l'intermédiaire de fils métalliques qui passaient à travers la peau du thorax (1960). Les câbles ne résistaient pas plus de quelques mois. Très rapidement, avec le développement des puces électroniques, plusieurs laboratoires, et en particulier Medtronic, mirent au point des pacemakers fiables, implantables à l'intérieur de l'organisme. Le volume qui était initialement celui d'un petit camembert devint celui de deux pièces de cinq francs. Les fils pour conduire l'influx électrique, initialement cousus sur le cœur, furent ensuite introduits comme un banal cathéter par voie intraveineuse. Le rythme du pacemaker (et donc du cœur), qui était initialement fixe, devint adaptable à l'effort. Enfin, la durée de la pile est passée de deux à sept ans.

Les principaux bénéficiaires de ces stimulateurs sont les personnes âgées. En France, plus de 30 000 personnes bénéficient d'une telle technique et donc d'une augmentation très importante de leur longévité.

## *La sténose pulmonaire*

Il s'agit du rétrécissement de l'origine de l'artère pulmonaire à la sortie du ventricule droit. C'est une malformation congénitale qui peut exister isolément ou être associée à un trou dans le septum séparant les deux ventricules.

Isolée, cette sténose paraissait simple à corriger.

Les premières interventions sur le rétrécissement des valves pulmonaires furent effectuées à cœur fermé avant l'apparition des circulations extracorporelles, par Russel Brock en 1948. Le valvulotome, un instrument dont la forme est très proche de celui utilisé pour les dilatations des valvules mitrales, était introduit à travers le ventricule droit et enfoncé jusqu'à la zone lésée.

Ultérieurement, ces interventions furent réalisées sous hypothermie modérée puis sous circulation extracorporelle, en ouvrant l'artère pulmonaire et en sectionnant le cône du rétrécissement valvulaire par deux ou trois incisions au bistouri.

L'apparition de la chirurgie à cœur ouvert a permis d'envisager le traitement des rétrécissements infundibulaires, c'est-à-dire situés sous les valves pulmonaires, en pratiquant une ouverture sur la voie de sortie du ventricule droit en zone musculaire.

Compte tenu de l'importance de l'hypertrophie du muscle cardiaque en dessous du rétrécissement, les suites opératoires ne sont pas toujours aussi simples qu'on pourrait le penser, d'où l'intérêt d'opérer très tôt ces enfants.

## *La tétralogie de Fallot ou « maladie bleue »*

La plus extraordinaire des interventions sur les malformations cardiaques congénitales est sans doute la correction complète de la tétralogie de Fallot.

L'apparition de l'opération de Blalock avait permis de redonner espoir à de chétifs « enfants bleus », d'un bleu violacé, presque aubergine, s'asphyxiant dès qu'ils faisaient trois pas et s'accroupissant pour reprendre leur souffle, *squatting* pour nos amis anglo-saxons : des enfants pathétiques.

Je les revois encore, accroupis à deux ou trois dans le couloir du service de F. D'Allaines où j'étais externe.

Luttant depuis la naissance pour essayer de s'oxygéner, de vivre avec un cœur qui mélangeait tout, ils faisaient vraiment peine à voir. Sans l'avoir apprise, ils savaient instinctivement que cette attitude accroupie économise au maximum la dépense énergétique, et donc la consommation d'oxygène : ils survivaient au ralenti comme on peut le faire en hibernant.

Je connais bien cette position de repos car c'est l'attitude favorite en Indochine des Vietnamiens en train d'attendre. Je l'avais apprise tout enfant quand nous vivions à Saigon et il m'arrive encore de *squatter* ainsi, quand j'attends dans le vestiaire de ma salle d'opération.

Au fil des années et de la croissance, le résultat magnifique obtenu par l'intervention de Blalock se ternissait.

L'avènement de la circulation extracorporelle allait permettre d'envisager la correction complète de cette malformation.

Le terme de tétralogie englobe essentiellement deux malformations : la communication interventriculaire et la sténose pulmonaire infundibulaire, autrement dit le rétrécissement de l'artère en dessous des valves pulmonaires.

Les deux autres éléments sont les conséquences de ces deux malformations : une position anormale de l'aorte qui est à cheval au-dessus de la communication interventriculaire et l'hypertrophie réactionnelle du ventricule droit.

Lillehei et Kirklin vont apporter dès 1957 les premiers succès de correction complète. De quoi s'agit-il ?

Il faut ouvrir le ventricule droit, enlever aux ciseaux le rétrécissement infundibulaire, et tout le muscle qui obstrue la chambre de chasse du ventricule, enfin fermer la communication interventriculaire par une pièce de dacron ou un fragment de péricarde.

Il est souvent nécessaire d'élargir la taille de l'artère pulmonaire par une pièce losangique de dacron.

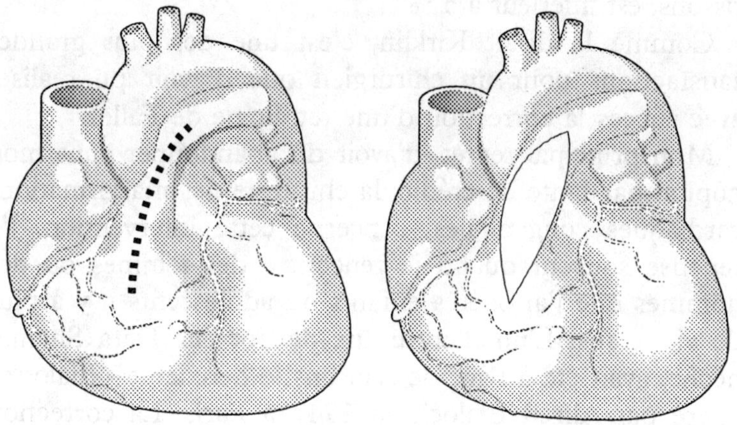

*FIG. 12.* TRAITEMENT DE LA TÉTRALOGIE DE FALLOT
Élargissement de l'artère pulmonaire par une pièce de péricarde

La mortalité au début était très lourde : près de 50 % des enfants opérés chez Lillehei mouraient. Quand je suis arrivé en chirurgie cardiaque, la mortalité de la chirurgie de la tétralogie de Fallot était encore de 30 %. On avançait d'une manière purement empirique. Comment aurait-on pu expérimenter sur des animaux qui ne présentent pas une telle malformation ?

Les résultats s'amélioreront au fil des années et les complications mortelles (bloc auriculo-ventriculaire, communication interventriculaire ou rétrécissement pulmonaire résiduel) disparaîtront, tandis que les troubles hémorragiques fréquents après ces interventions s'atténueront avec l'amélioration du matériel de circulation extracorporelle et l'utilisation de médicaments évitant les troubles de la coagulation. Actuellement le taux de mortalité de la correction complète des tétralogies de Fallot, pratiquées sur des nourrissons, est inférieur à 5 %.

Comme le disait Kirklin, c'est une des plus grandes satisfactions pour un chirurgien que d'avoir pu réaliser avec succès la correction d'une tétralogie de Fallot.

Mon principal regret, d'avoir dû abandonner dans mon hôpital par faute de crédits la chirurgie des malformations cardiaques congénitales, concerne cette intervention. J'y repense souvent quand je rencontre des femmes ou des hommes que j'ai opérés enfants ou adolescents il y a plus de vingt ans. L'un d'entre eux, le docteur Dara Shamanèche, avait été à l'âge de sept ans le deuxième « Blalock » opéré par Alfred Blalock en 1947 à Paris. La correction complète que je lui fis vingt-quatre ans plus tard lui permit de mener une existence familiale et professionnelle normale.

## *Les malformations cardiaques complexes*

Elles sont fréquentes et très diverses. Il me paraît important de distinguer celles où les lésions sont entièrement corrigeables, et qu'il faut donc opérer, de celles où aucun traitement efficace et durable ne peut être proposé.

Le diagnostic de ces anomalies cardiaques congénitales est maintenant possible pendant la grossesse grâce à l'échographie.

Si les lésions sont au-dessus des ressources chirurgicales, il est légitime d'envisager une interruption de grossesse.

*Le canal atrioventriculaire*

Il s'agit d'un ensemble malformatif intéressant à la fois les valves mitrale, tricuspide et la cloison qui sépare les deux oreillettes. (Voir *fig. 1*, p. 32.)

Dès 1960, l'équipe Dubost-Blondeau-Piwnica-Guilmet dispose d'une trentaine d'observations : c'est le record européen. Avec l'aide de Blondeau, je rédige un article sur cette expérience ; c'est ma première communication en chirurgie cardiaque. Encore jeune interne, j'en suis très fier.

Beaucoup plus tard, dans les années soixante-dix, les chirurgiens s'attaqueront aux canaux atrioventriculaires totaux où une communication interventriculaire est associée aux lésions précédemment décrites.

Cette chirurgie reste encore difficile.

*La transposition des gros vaisseaux*

Cette affection fréquente et redoutable justifie un traitement précoce. La transposition des gros vaisseaux est une anomalie congénitale où l'aorte naît à la place de l'artère pulmonaire et vice versa.

Ainsi, la petite circulation pulmonaire et la grande circulation vont tourner en circuit fermé, sans communiquer : il n'y a plus aucune possibilité d'oxygénation des tissus. Les nouveau-nés qui en sont victimes ne peuvent survivre que s'ils ont une communication entre les ventricules ou les oreillettes.

La transposition de l'aorte et de l'artère pulmonaire a longtemps été considérée comme au-dessus des ressources chirurgicales et les bébés mouraient avant la fin du premier mois.

En 1966, W.J. Rashkind a une idée géniale.

Il préconise la création d'une communication interauriculaire à l'aide d'une sonde munie d'un ballonnet gonflable. Celle-ci est introduite par la veine fémorale au niveau du pli de l'aine, puis montée dans l'oreillette droite et passée dans l'oreillette gauche à travers une petite communication entre les oreillettes, le foramen ovale, toujours perméable chez le nouveau-né. Le ballonnet étant gonflé, on tire sur le cathéter et l'on provoque la rupture du septum interauriculaire, créant une large communication.

Ainsi on a prolongé la survie de ces nouveau-nés et augmenté considérablement le nombre des candidats à la correction chirurgicale complète.

Les premières tentatives de correction complète sont réalisées par A. Senning en 1959 puis par W.T. Mustard en 1964. Mais ces techniques furent abandonnées devant l'altération des résultats à moyen terme.

Un pas de géant allait être accompli en 1975 par un chirurgien brésilien, A.D. Jatène, qui réussit les premières détranspositions, c'est-à-dire le décroisement de l'aorte et de l'artère pulmonaire.

Cette intervention est actuellement reconnue et pratiquée par tous. Elle a le mérite de rendre aux deux ventricules leur fonction première car, avec les techniques de Senning ou de Mustard, on voyait apparaître à distance des complications sous forme d'insuffisance du ventricule droit ou de la valvule tricuspide qui faisait fonction de valvule mitrale.

Enfin, Yves Lecompte, qui fut mon interne, a apporté une technique particulière de décroisement des deux gros vaisseaux. Elle évite le plus souvent l'utilisation de matériel prothétique, ce qui est souhaitable chez le nourrisson.

*Le ventricule unique*

Il s'agit d'une absence totale de cloison entre les deux ventricules. C'est une affection très grave qui est le plus souvent traitée par l'opération de Fontan-Baudet (1971).

Cette intervention consiste à réunir directement l'oreillette droite et l'artère pulmonaire. On ferme complètement l'orifice tricuspide permettant le passage direct du sang de l'oreillette droite au poumon. (Voir *fig. 1*, p. 32.)

L'oreillette ainsi isolée est transformée en un ventricule de fortune.

De 1962 à 1964, dans le laboratoire expérimental de l'hôpital Marie-Lannelongue, j'ai réalisé une trentaine d'interventions de type Fontan sur des chiens avant qu'elle ne soit décrite par son auteur, en obtenant de bonnes survies immédiates. Mais, ultérieurement, apparaissait en quelques jours un épanchement liquidien dans la cavité abdominale, appelé ascite, et le chien mourait.

J'étais déjà convaincu que ce phénomène d'ascite serait nettement plus acceptable chez l'homme dont la structure tissulaire du péritoine (qui tapisse la cavité abdominale) est fondamentalement différente. J'ai donc présenté ces premiers résultats à Dubost et Soulié, mais aucun n'a cru en l'avenir de cette technique.

En revanche, à Bordeaux, Fontan et Baudet, qui menaient des travaux similaires, purent imposer leur méthode en la réalisant, les premiers, sur l'homme. Elle est maintenant connue dans le monde entier.

Il s'agit d'une opération qui pallie complètement l'absence de cloison entre les ventricules.

Un risque demeure, celui de la survenue d'un épanchement abdominal qui reste toutefois compatible avec une certaine activité et des survies très longues, comme le montre l'histoire suivante.

F. D. était un jeune homme au teint bleuté porteur d'un ventricule unique associé à un rétrécissement pulmonaire. L'opération de Fontan, que je lui fis en 1978, fut compliquée d'un bloc auriculo-ventriculaire qui nécessita l'implantation successive de cinq pacemakers ! Il avait en outre, comme tous les « Fontan », un peu d'ascite. Je ne le revis point pendant quinze ans et j'avais peur de m'enquérir de sa santé. Très récemment, un homme de 40 ans, père de famille un peu bedonnant, vient me consulter : c'était lui ! Telles sont les joies profondes de notre métier : une survie durable avec une vie acceptable, même si un cœur réparé par cette opération ne permet pas d'espérer faire un match de football.

## 6

## 1959-1960. LE GRAND FROID PAR L'HYPOTHERMIE PROFONDE LA GUERRE CHAUDE MATHEY-DUBOST

Le général de Gaulle étant de retour, tout doit devenir grand.

Grand doit être le futur service de chirurgie cardiaque qui n'en est qu'au début de sa construction à l'hôpital Broussais.

Cette réalisation a pu être envisagée grâce à une collecte faite sur les noms de Dubost et Lenègre à l'initiative de l'enchanteur Merlin réincarné à Europe 1 : c'est l'opération caritative « enfants bleus ». Faute de moyens à l'Assistance publique, on assistait à un transfert des enfants bleus, c'est-à-dire souffrant d'une tétralogie de Fallot, vers les États-Unis.

Il n'était pas possible de progresser dans les structures du vieux service où se côtoyaient encore chirurgies digestive et cardiaque.

Il fallait à tout prix rattraper notre retard.

Malgré les sommes réunies : deux cents millions, mais il s'agissait encore d'anciens francs, celles-ci restaient modestes en regard du coût d'un tel bâtiment, équipé de façon moderne, nécessitant plusieurs milliards. Il manquait donc l'essentiel du budget mais, comme c'est l'usage, ce don spectaculaire força le tiroir-caisse de l'Assistance publique qui dut applaudir en riant jaune et finança le reste de la note.

En attendant ce palace dont la première pierre fut scellée en 1955 et qui ne sera terminé qu'en 1962, Dubost, Blondeau et Piwnica continueront à travailler au centre Marie-Lannelongue où l'on met à leur disposition tout ce qui est nécessaire.

## *Comment devenait-on chirurgien cardiaque en 1959 ?*

Les principes de base de la chirurgie m'ont été essentiellement appris par le professeur Loygues, un chirurgien digestif.

Il m'avait remarqué comme externe et je fus ensuite son interne, d'abord chez le professeur Moulonguet à l'hôpital de La Salpêtrière puis à l'hôpital Rothschild où il était devenu chef de service.

Jean Loygues était la rigueur personnifiée et il tenait sans doute lui-même cette méthode de son maître le professeur Charrier. Il opérait sans instrumentiste et avec peu d'instruments. Méticuleux, il travaillait en petit comité dans un ordre immuable. Les instruments étaient rangés au millimètre, il aurait pu les prendre en fermant les yeux.

Rares sont les patrons qui enseignent quelque chose aux débutants. Jean Loygues acceptait de m'aider, certes en me tapant sur les doigts avec les ciseaux quand un geste ne lui convenait pas, mais quelle école !

J'ai essayé de transmettre à mes élèves ce que j'avais appris (en respect du Serment d'Hippocrate) et je crois y avoir réussi. Mon élève Iradj Gandjbakhch s'est souvent amusé à me chambrer : « Tu apprendrais à opérer à un singe. »

Que faut-il en effet pour « savoir opérer » ? Peu de chose et quelques règles simples. Certes un interne sur dix, comme l'était Bertrand Goudot qui est devenu mon assistant, a le don et un système neuro-végétatif à dominance vagale, il ne tremble point, a du doigté et perçoit d'instinct la souffrance d'un tissu à la pression ou à la traction. Il ne reste plus qu'à lui apprendre la tactique, c'est-à-dire la conduite logique de l'enchaînement des gestes opératoires, le choix des moyens selon le but que l'on s'est fixé.

Il ne faut pas hésiter à modifier ce but en fonction des découvertes faites au cours de l'intervention en réévaluant de façon permanente le risque que l'on fait courir au patient.

Pour les autres, qui n'ont pas ce don, il faut un enseignement qui manque souvent dans nos services. Chaque geste doit être analysé. Ainsi, un tremblement nerveux peut être neutralisé si l'on utilise des instruments longs qui permettent de prendre appui sur le bord de l'écarteur thoracique.

Au bout du compte, neuf sur dix finissent par être de bons chirurgiens. Mais il reste le dixième, à qui il est toujours difficile de dire qu'il s'est trompé de carrière après cinq années d'internat.

Un examen technique à la fin de la première ou de la deuxième année devrait permettre de corriger ces erreurs d'orientation.

En ce qui me concerne, la chirurgie chez Jean Loygues était très routinière : vésicule, estomac, côlon. Il effectuait déjà parfaitement les exérèses digestives avec suture en un plan (technique de Jourdan). Que pouvait-on faire de mieux ? Le destin nous fait souvent des clins d'œil : si j'avais pu pressentir les transplantations de viscères abdominaux, je serais peut-être resté attaché à son service.

À cette époque, la chirurgie cardiaque ne concernait

qu'un petit nombre de chirurgiens et fort peu de patients étaient opérés. À Marie-Lannelongue on effectuait quatre circulations extracorporelles par semaine : c'était pour l'époque un rythme d'enfer.

Mon entrée dans ce cercle restreint, je la dois à deux personnes : J. Lapresle et A. Piwnica.

Le professeur Jean Lapresle, mon maître en neurologie, était l'assistant du professeur Garcin dans le service duquel je terminais mon externat quand je fus nommé à l'internat des Hôpitaux de Paris. Esprit brillant mais caustique, quand je lui exprimai mon désir de faire de la chirurgie, il me déconseilla fortement la neurochirurgie : « Les neurochirurgiens ouvrent le crâne, se contentent d'aspirer les tumeurs qui souvent récidivent. »

Je ne pouvais donc plus m'enthousiasmer sur les prouesses de Clovis Vincent, un neurologue qui s'était converti à la chirurgie en créant la neurochirurgie. Il ajouta : « Écoute, Guilmet, ce secteur de la chirurgie est totalement bouché : l'avenir, crois-moi, c'est la chirurgie cardiaque. »

Le renseignement allait se révéler précieux, mais il fallait s'introduire dans une équipe, la meilleure, celle de Charles Dubost, et apprendre le métier, les gestes, les techniques essentielles.

Malgré mes qualités d'externe dans le service de F. de Gaudart D'Allaines, cela ne suffisait pas pour aborder, jeune interne, l'inaccessible Charles Dubost.

Un profil de médaille romaine mais une élégance un peu ostentatoire, un caractère à la fois très égoïste et aussi paternaliste, une volonté de domination mais également une grande faculté d'adaptation, tel était Charles Dubost.

Son don chirurgical n'a jamais été contesté. Il avait le geste précis et ample, surtout quand des chirurgiens étrangers venaient l'admirer ; on disait que le « patron » avait mis ses « rallonges ».

Ce n'était pas un scientifique mais un chirurgien-né, adroit et rapide, autrement dit l'homme qu'il fallait pour commencer la chirurgie cardiaque en France.

Le hasard fit bien les choses car, dès la fin de mon service militaire en Algérie, au mois d'octobre 1959, je rencontrai une relation de mon beau-père, Armand Piwnica, qui était, avec Philippe Blondeau, un des deux assistants de Charles Dubost à Marie-Lannelongue. Il fut très chaleureux et me convia à venir l'aider au laboratoire de chirurgie expérimentale. C'est grâce à lui que je pus m'introduire dans la célèbre équipe et accomplir un parcours dont je ne regrette aucun des obstacles, quel qu'ait été le labeur que je dus fournir au détriment de bien des distractions.

Armand Piwnica était aussi peu chevelu que moi mais beaucoup plus insomniaque. Il lisait énormément, c'était notre référence, notre Pic de La Mirandole, notre mémoire collective, une bibliothèque ouverte jour et nuit. Il retrouvait toujours l'article que l'on cherchait, suscitait des thèmes de discussion. Très critique, souvent caustique, sa conversation ne manquait jamais d'intérêt. Érudit, il restait ouvert aux opinions des autres chirurgiens, même si sa pensée fertile éprouvait le besoin d'être excitée par une attitude paradoxale. Son agilité d'esprit était indispensable entre gens de métier : c'était le stimulant qui empêchait de s'endormir sur ses lauriers ou sur ses habitudes.

La porte du laboratoire de chirurgie expérimentale de Marie-Lannelongue était ouverte : je m'y engouffrai.

La première visite fut pour moi une illumination. Le mot n'est pas trop fort.

C'était le dernier étage du bâtiment de la rue de Tolbiac, sous une verrière. Le plafond assez bas dégageait une atmosphère de bateau de croisière bien ripoliné. Le laboratoire était équipé d'appareils de mesure disséminés partout : thermomètres électroniques, oxymètres et analyseurs divers donnant un cadre scientifique réconfortant. C'était un vrai laboratoire avec des laborantines agréables et des secrétaires affairées. L'ambiance était chaleureuse. Il y avait une réunion permanente de gens venus de tous les horizons et tous aussi enthousiastes pour les travaux en cours. Des gens comme on n'en rencontre qu'au cinéma, des caractères : Luigi Sprovieri, un Romain arrivé à l'âge de vingt-cinq ans à Paris pour apprendre la chirurgie cardiaque. Il s'occupait de la circulation extracorporelle. Intelligent, astucieux, il fut l'un des pionniers de la circulation extracorporelle en France.

Bien que comprenant toutes les nuances de notre langue, et particulièrement doué pour l'argot, il n'a jamais pu la parler correctement. Juché sur son escabeau il surveillait la mousse de sang groseille de l'oxygénateur, la bombardait de spray au silicone quand il était nécessaire, puis il redescendait de son perchoir pour surveiller le volume urinaire horaire. Il s'agit d'un des meilleurs indices d'une bonne irrigation des reins et des autres viscères. On entendait alors son accent typique et tonique : « Ça va, la pipi il est bon ! »

Depuis, il a rendu sa blouse pour prendre la galerie d'art (*Galeria Futurita*) de son père qui fut à Rome l'un des premiers Italiens à s'intéresser à l'art futuriste. Il nous manque ! Chaque année je le revois à la FIAC où il expose. C'est un homme de la Renaissance, curieux, vif, éclairé, passionné, ouvert à tout, de la circulation extracorporelle au *minimal art*.

Tout aussi passionnant, Fouillou, notre mécanicien qui pétillait d'idées ; il dépannait sans relâche et créait des choses simples mais utiles, des trucs dont on dit après qu'« il fallait y penser » comme le sont les découvertes du concours Lépine.

Saoudi, l'infirmier français d'origine algérienne, avait fait Monte-Cassino en 1943, enfonçant les défenses allemandes, sous le commandement du général Juin.

Il s'occupait des animaux. Sa compétence, hors pair, m'a permis de continuer mes travaux au laboratoire de Foch où je l'avais entraîné. Nous avons collaboré ensemble pendant un quart de siècle.

Je n'ai pas l'intention d'ouvrir ici — ni la prétention de clore — le vieux débat qui oppose partisans et adversaires de l'utilisation des animaux pour la recherche médicale et chirurgicale. À tous ceux qui voudraient l'interdire, on est bien obligé de répondre : avez-vous pensé que demain l'un de vos proches, ou vous-même, devrez peut-être la vie à des connaissances que seules ces expériences — que vous qualifiez injustement de « tortures » — ont rendues possibles ?

Car c'est bien le fond du problème. Le geste répété sur l'animal a contribué à sauver l'homme. Le laboratoire est un formidable entraînement, sans doute le meilleur, pour un chirurgien.

Il ne faut d'ailleurs pas imaginer une hécatombe de chiens. Le meilleur ami de l'homme avait un protecteur incorruptible : Michel Weiss, notre directeur. Il a toujours été fort économe de l'utilisation des chiens, dans le but de diminuer les dépenses du laboratoire. Il réclamait l'opération au plus bas prix possible. Quand j'ai dû expérimenter sur les greffes cardiaques, il m'a recommandé : « Prends un seul chien, regreffe-lui son cœur. Ça coûtera deux fois moins cher. » L'argument comptable était irréfutable et péremptoire, mais fâcheux sur le plan scientifique.

Effectivement, si on fait une autotransplantation (ou réimplantation du cœur), les sutures sont soumises à une traction importante. Or, l'aorte du chien est très fragile et les points déchiraient, d'où un saignement difficile à contrôler.

Ces hémorragies n'empêchaient pas Michel Weiss, imperturbable dans sa logique financière, de me reprocher : « L'autotransplantation n'est pas remise en cause par ces accidents. Ce sont tes sutures qui ne sont pas suffisamment bonnes ! »

C'est ainsi qu'il changea le sujet de mon travail intitulé « la greffe du cœur chez le chien » en une thèse qui n'avait aucun intérêt pour la transplantation : « La suture sous anticoagulant chez le chien. »

Cela n'a pas fait avancer la science, cela a fait rire mon ami Henri Bismuth, mais j'ai beaucoup progressé dans le domaine des sutures vasculaires. Weiss m'a donc rendu, en tant que jeune chirurgien, un grand service, même si ce n'était pas le but d'un laboratoire de recherche.

Compte tenu de cette pénurie, on ne pouvait pas espérer être les premiers à tenter des greffes cardiaques sur l'homme.

C'était le début de la technologie mécanique, électronique et biochimique dans la chirurgie. Enfin un domaine où les progrès, qui arrivaient tous les jours, me permettraient de participer à des découvertes. Au sein de cette équipe aucune constatation n'était rejetée au nom du dogme : seul le pragmatisme comptait.

Dès lors, les choses allèrent très vite, et je consacrai de plus en plus de temps à ce laboraboire.

Le matin je faisais mon métier d'interne à l'hôpital où le service travaillait à mi-temps, la loi « Robert Debré » n'avait pas encore imposé le temps plein.

L'après-midi, et jusqu'au soir, le rêve : je « plongeais » dans Marie-Lannelongue, d'abord le laboratoire mais également la salle d'opération où le nombre d'interventions ne cessait d'augmenter.

Je devins l'assistant de Philippe Blondeau, qui alliait

l'exigence morale et la connaissance, tandis que mon complice Piwnica secondait Dubost.

Ma collaboration avec Philippe Blondeau dura près de dix années, sans nuage bien que ce fût le mariage de la carpe et du lapin.

Autant Philippe était traditionaliste et rigoureux, autant j'étais dans ces vertes années un brin révolutionnaire et peut-être trop enthousiaste. Au cours de longues conversations durant les interventions, j'estimais toujours son bon sens, son équilibre, mais je cherchais toujours la faille.

Il appréciait, je crois, mon ardeur au travail et mon efficacité. J'ai retrouvé les qualités et les défauts de Blondeau chez mon ami et assistant Jean Bachet. Comme ses idées sont un peu plus à gauche que celles de Philippe Blondeau, je lui ai dit un jour : « Tu es la forme levogyre [terme utilisé pour une molécule orientée à gauche] de Blondeau. » J'espère qu'il a pris cette plaisanterie comme un compliment.

Ph. Blondeau et moi aurions pu rester définitivement ensemble s'il avait, en 1962, accepté la succession de Dubost à Marie-Lannelongue où j'avais décidé de le suivre. Avec un tel outil, nous aurions « dominé » longtemps la chirurgie cardiaque car, à cette époque, le centre, émanation d'une Sécurité sociale florissante, ne connaissait aucun problème financier.

Malheureusement pour lui et pour moi, Blondeau céda aux instances de Dubost, Soulié et Lenègre.

Lenègre lui répéta : « Vous ne pouvez pas quitter Dubost. » Dubost fut encore plus directif : « Si vous prenez Marie-Lannelongue, vous ne mettrez plus les pieds à Broussais. »

En vérité, Dubost ne voulait pas admettre le transfert de son bras droit dans un autre service en pleine expansion, très créatif. Il préféra laisser ce magnifique service à Jean-Paul Binet, dont la concurrence lui paraissait moins « dangereuse » !

D'aucuns disent aussi que la chaire de chirurgie de Dubost avait été l'objet de tractations occultes.

Bref, Philippe s'inclina et perdit, en dépit des promesses de Dubost, l'espoir d'être un jour chef de service.

Je retins la leçon. Six ans plus tard, quand j'eus l'occasion de faire créer par G. Chevalier une unité de chirurgie cardiaque à l'hôpital Foch, j'en informai simplement Ch. Dubost, me gardant bien de lui demander son avis, pas plus que celui des autres membres du triumvirat, Soulié et Lenègre.

Il est vrai que l'ombre des pavés de Mai 68 était encore dans toutes les mémoires.

Ces années de laboratoire furent les plus belles années de ma vie.

En 1958, de nombreux enfants pouvaient déjà être opérés, mais ils devaient peser moins de 40 kilos car les appareils de circulation extracorporelle dont on disposait demeuraient limités dans leurs performances.

Un autre problème concernait l'arrêt du cœur.

Après s'être extasié sur l'arrêt cardiaque par injection de citrate de potassium (Melrose, 1955) dans l'aorte, on s'aperçut, au bout de quelques années, que ce geste entraînait des altérations du muscle cardiaque.

L'idée vint donc à l'équipe de Ch. Dubost de refroidir vite et fortement le sang grâce à la circulation extracorporelle avant de le réinjecter au malade. Ils mirent au point un échangeur spécial construit par la société Usifroid permettant d'abaisser la température du corps entre 8 et 12 °C. À cette température, le débit cardiaque peut être énormément diminué et on s'aperçoit que l'on peut faire des arrêts circulatoires totaux de plus de 45 minutes sans lésion cérébrale apparente.

Chaque jour apportait un progrès nouveau.

L'hypothermie profonde en était un, qui permettait d'opérer les malformations les plus complexes sur un champ opératoire exsangue.

En un an, j'appris, avec Blondeau, à connaître toutes les malformations cardiaques congénitales au bloc opératoire tandis que M. Weiss m'enseignait au laboratoire la physiologie de la coagulation et du milieu intérieur.

L'équipe dont je faisais maintenant partie apportait une énorme expérience avec plus de deux cents interventions à cœur ouvert en hypothermie profonde. Des tests psychotechniques avaient été réalisés, avant et après l'intervention : tous les indicateurs étaient excellents. Mieux, ces tests révélaient une amélioration après l'intervention, vraisemblablement due à une meilleure oxygénation des tissus comme il est de règle après la cure d'une tétralogie de Fallot.

Grâce à l'hypothermie profonde, Ch. Dubost avait pris un ascendant fondamental sur la chirurgie cardiaque française. D'autres équipes lui disputaient cette première place, en particulier J. Mathey, chirurgien pulmonaire qui s'était converti à la chirurgie cardiaque dans les années cinquante.

La lutte peut paraître puérile avec le recul du temps, tempête dans un microcosme, mais nous la retrouverons au moment de la transplantation et du cœur artificiel. À l'époque, le conflit avait son importance car le grand service que l'on construisait pouvait être brigué par Mathey, l'aîné de quatre ans de Charles Dubost.

Le journal que l'on attendait le moins dans ce genre de conflit, *L'Auto-journal*, dirigé par J.-M. Balestre, se saisit de l'affaire en publiant un article sur une page entière. Le débat s'ouvrait sous un titre flambeur : « Charles Dubost, le chirurgien qui a tenu mille cœurs dans sa main. »

Le récit que faisait le journaliste d'une séance de la Société de chirurgie thoracique est un morceau d'anthologie. Ainsi était racontée, par le menu, toute la querelle qui s'était déroulée dans cette société savante entre Mathey et Dubost. D'après J. Mathey, toutes les innovations présentées par Dubost étaient attribuables à un chirurgien américain nommé Sealy. Comme nous le reverrons, en médecine et en chirurgie, il est souvent bien difficile d'attribuer à un seul homme le mérite d'une technique ou d'une thérapeutique. Même Einstein, à qui a été attribué toute la physique moderne, n'est peut-être pas l'auteur à lui seul de la célèbre équation : $E = MC^2$.

À l'occasion d'une autre présentation, Mathey expliqua la technique de Drew qui réalisait aussi des hypothermies profondes avec arrêt circulatoire mais en utilisant le poumon du sujet comme oxygénateur. La méthode était complexe et les résultats plus aléatoires.

La lutte se poursuivra plusieurs années mais en 1960 Dubost prendra l'avantage en organisant à Paris le premier Congrès mondial sur l'hypothermie profonde au palais de l'Unesco.

Cette réunion, qui eut le plus grand succès, signa malheureusement la fin de l'utilisation systématique de cette méthode.

En effet, après plus de deux cents interventions qui avaient été réalisées sans aucune séquelle neurologique ou psychique, on vit survenir quelques cas d'atteinte des noyaux gris centraux, structure anatomique du cerveau, chez des enfants qui avaient subi une correction à cœur ouvert de malformations simples. Il s'agissait de mouvements anormaux frappant l'ensemble du corps ou d'un hémicorps et de troubles du tonus musculaire.

Dubost, qui était un être entier, très subjectif, décida d'arrêter totalement cette méthode. Elle ne fut plus utilisée sauf pour des cas exceptionnels, où elle seule permettait d'assurer la cure des lésions.

En l'occurrence il n'avait pas tort.

Entre-temps, les appareils de circulation extracorporelle avaient beaucoup progressé. La mise au point de nouvelles pompes, telles les célèbres pompes Sprovieri, permettait d'assurer des débits physiologiques, de 5 à 6 litres/minute.

L'apparition d'un nouvel oxygénateur, le Kay-Cross, constitué de disques en acier inoxydable tournant dans une cuve remplie de sang, autorisait des interventions de longue durée.

Puis, peu de temps après, un oxygénateur jetable fabriqué en série, donc peu coûteux, fut mis sur le marché. Il avait été mis au point par un chirurgien danois : Rygg.

Ce petit pays était moins inerte que nous dans ce domaine. Le système était simple : une double poche de plastique dont les deux feuillets accolés déterminait le cheminement du sang selon le schéma de l'oxygénateur artificiel de Lillehei.

Cet oxygénateur est toujours fonctionnel et reste utilisé dans certains pays à faible budget.

Actuellement l'hypothermie profonde est abandonnée, pour les opérations sur le cœur proprement dit. On préfère utiliser des débits physiologiques à des températures qui ne descendent qu'exceptionnellement au-dessous de 25 °C. Des systèmes d'aspiration mieux adaptés permettent de récupérer le sang dans les cavités cardiaques.

Mais ce principe de l'hypothermie a sans doute été abandonné un peu vite, car la mise en hypothermie du corps et de certains organes est un champ de découverte qui n'est pas près d'être épuisé.

Certes, les expériences de Laborit, qui provoquaicnt avec le Largactyl des hypothermies proches de l'hibernation, ont été négatives dans le traitement du choc.

Certes, nos arrêts en hypothermie profonde déterminaient des lésions localisées du cerveau.

Certes, l'arrêt circulatoire prolongé avec hypothermie profonde entraînait des troubles hémorragiques secondaires à la perturbation de certains facteurs de la coagulation.

Mais les travaux expérimentaux réalisés jusqu'à présent pour pallier ces complications sont insuffisants.

Sur un plan pratique, nous avons repris à Foch l'utilisation de l'hypothermie cérébrale pour la chirurgie des anévrismes de la crosse aortique.

Même si de nombreuses recherches sont encore nécessaires pour analyser tous les effets secondaires et pouvoir progresser, l'empirisme a permis de découvrir les possibilités de l'arrêt circulatoire en hypothermie profonde. Malgré quelques échecs peu nombreux liés aux complications neurologiques, je pense que cette méthode nous a permis de progresser énormément dans la connaissance et le traitement des malformations congénitales.

## 7

## « SAINT JUDE, PRIEZ POUR NOUS... » OU LE DÉVELOPPEMENT DE LA CHIRURGIE VALVULAIRE

Dès 1961, nous avions fait le tour des malformations cardiaques congénitales à quelques exceptions près. En revanche, la chirurgie des valves cardiaques n'avait guère progressé depuis le début des années cinquante, date à laquelle avait été introduite la dilatation mitrale à cœur fermé.

Le cœur dispose de quatre valvules, deux pour chaque ventricule, droit et gauche, l'une à l'entrée et l'autre à la sortie pour assurer, comme dans une pompe, la propulsion du sang.

Les lésions valvulaires sont rarement congénitales, mais il y avait à cette époque beaucoup de séquelles cardiaques du rhumatisme articulaire aigu ou maladie de Bouillaud (voir commissurotomie mitrale, pages 47-48).

Cette maladie responsable d'un rétrécissement mitral nécessite un élargissement de l'orifice entre l'oreillette et le ventricule gauche par commissurotomie. Cette intervention s'effectuait déjà à cœur fermé grâce au dilatateur de Dubost.

Mais souvent, du fait de l'association du rétrécissement à une insuffisance (c'est-à-dire une fuite sur la valve) ou à cause du développement de calcification sur la valvule, on ne pouvait envisager une simple commissurotomie : il fallait remplacer la valvule.

Enfin, les malades opérés dix ans auparavant à cœur fermé voyaient réapparaître les signes du rétrécissement mitral ou de la maladie mitrale (rétrécissement et insuffisance).

Le rhumatisme articulaire aigu peut léser également l'origine de l'aorte et, plus rarement, l'orifice tricuspide situé entre l'oreillette et le ventricule droits.

La seule solution à tous ces dysfonctionnements était la découverte d'une valvule artificielle permettant la substitution de la valve défaillante.

À côté de ces lésions séquellaires du rhumatisme, secondaires à une angine à streptocoques, bien d'autres atteintes existaient qui, aujourd'hui, prennent une place plus importante en chirurgie cardiaque étant donné l'éradication du rhumatisme articulaire aigu par la pénicilline.

Le rétrécissement aortique calcifié est une affection cardiaque fréquente du sujet âgé. On pense que cette calcification acquise se développe sur une anomalie minime de l'orifice aortique, source de turbulences du flux sanguin : progressivement, insidieusement, le calcium se dépose sur cette valve très fine et la transforme en un bloc calcifié qui constitue un barrage insurmontable pour le ventricule gauche.

La maladie est longtemps silencieuse, et peut se révéler brutalement par une syncope mortelle.

Ce fut le cas du professeur J. Lenègre qui se savait porteur d'un rétrécissement aortique calcifié. Il pensait avoir le temps de se faire opérer mais mourut subitement un après-midi de printemps en remontant le boulevard Saint-Michel.

D'autres affections sont liées à l'altération du tissu élastique des artères comme la maladie de Marfan, source d'insuffisance aortique et d'anévrisme de l'aorte.

La maladie de Barlow, souvent à l'origine d'une insuffisance mitrale avec, ou sans, rupture des cordages qui amarrent la valve à la paroi du ventricule, est aussi une maladie dégénérative de ces tissus.

Les lésions valvulaires peuvent enfin avoir une origine infectieuse : un microbe se développe sur une valvule, y fait des trous, des déchirures et prolifère sous forme de fines excroissances : les végétations. C'est la maladie de Jaccoud-Osler décrite en 1882 et 1885 par ces deux médecins. Certes ce n'est pas une affection fréquente mais elle mérite un chapitre particulier car elle est gravissime avec près de 20 % de récidives ou d'échecs liés à une résistance aux antibiotiques. Il est justifié, par conséquent, d'en envisager la prophylaxie.

Cette infection microbienne peut se développer sur une valve saine mais, plus fréquemment, la bactérie vient se loger sur une valvule présentant déjà une altération connue ou méconnue, en tout cas le plus souvent bien tolérée. Certes toute infection urinaire, génitale, vésiculaire ou cutanée peut être la porte d'entrée du microbe mais la source la plus fréquente de ces infections est notre denture : notre bouche peut s'avérer le pire ennemi du cœur.

C'est dire l'importance de l'examen et du traitement de toutes les lésions dentaires : un impératif pour tous les cardiaques, en particulier les sujets porteurs d'une valve artificielle.

Les germes présents dans notre bouche et sur nos dents sont souvent très méchants : des streptocoques, des staphylocoques dorés et d'autres bactéries dites « gram négatif ».

Le mal peut être caché. Si certaines de ces lésions sont évidentes, tels les abcès dentaires, les dents de sagesse plus ou moins infectées et les chicots, d'autres peuvent être beaucoup plus insidieuses : il s'agit des granulomes apicaux.

Ce sont des lésions silencieuses et méconnues qui peuvent se réveiller brutalement et déchaîner un « ouragan » avec passage du microbe dans le sang et risque de lésions des valves cardiaques : c'est la maladie d'Osler.

La surprise est parfois douloureuse. Cette mutilation peut être évitée si l'on prend la précaution de faire épisodiquement une radiographie des dents litigieuses.

Ces kystes sont le plus souvent la conséquence d'une dévitalisation imparfaite de la dent.

Deux solutions se présentent. On peut soit reprendre l'obturation du canal dentaire, soit faire chirurgicalement le curetage de la racine de la dent. Ces traitements demandent plusieurs mois d'observation et l'on ne peut les envisager quand il apparaît urgent d'opérer le cœur.

J'en profite pour insister sur le dépistage et l'élimination systématique de toutes les lésions dentaires. La bonne santé de notre cœur dépend aussi de nos dents.

Ainsi, en 1961, il y avait encore beaucoup de malades présentant des atteintes valvulaires.

La découverte d'un procédé de régénération ou de substitution valvulaire s'imposait.

Charles Hufnagel tenta dès 1952 (avant l'apparition de la circulation extracorporelle) l'implantation d'une valve à bille sur l'aorte thoracique descendante d'un sujet souffrant d'une insuffisance aortique.

La correction n'était que partielle puisqu'elle se situait après la crosse aortique. Mais l'échec vint surtout du caractère extrêmement rustique de cette valvule qui formait un frein considérable à l'écoulement du sang. La formation de caillots entraînant le blocage de la bille était inéluctable.

Après la tentative sans lendemain de Harken à l'aide d'une valvule à bille sur l'orifice aortique, c'est en 1960 qu'il faut situer les premières tentatives réussies de remplacement d'une valvule par une prothèse artificielle.

Bahnson à Pittsburgh avait mis au point des valves aortiques qui permettaient de faire un remplacement partiel ou total de la valvule aortique.

Cette histoire me touche d'autant plus qu'elle a représenté pour moi mon intronisation dans le circuit fermé des novateurs.

Comme je l'ai déjà dit, j'étais le second de Philippe Blondeau à Marie-Lannelongue. De retour d'un voyage de plusieurs mois à la Mayo Clinic, Blondeau avait ramené dans ses bagages ces valvules de Bahnson avec le mode d'emploi, et un vrai savoir-faire. Nous avons été les premiers en France à réaliser des remplacements valvulaires.

Ces valves n'étaient pas très originales puisqu'elles reproduisaient grossièrement l'anatomie humaine. Elles étaient en dacron, un polyester très léger certes mais beaucoup moins souple qu'une valve humaine dont la finesse est inimitable.

La mise en place consistait en un surjet au niveau même où l'on avait enlevé la valve malade. Le temps d'implantation était assez long et nécessitait un procédé de protection du muscle cardiaque sous forme d'une perfusion coronaire continue de sang alimentée par deux pompes indépendantes. Je ne sais pour quelle raison, on avait ressorti du placard les fameuses « finger-pump » qui avaient servi aux premières circulations extracorporelles.

Je me souviens encore parfaitement de ce premier patient opéré par Philippe Blondeau : trois heures de circulation extracorporelle (c'était alors un record) et une fermeture difficile, du fait de la longueur de la circulation extracorporelle responsable de troubles hémorragiques non négligeables. En effet, malgré les progrès réalisés sur les pompes et les oxygénateurs, les plaquettes et les différents facteurs de coagulation étaient fortement diminués.

La nuit qui suivit, j'étais de garde dans le service du professeur J. Loygues à l'hôpital Rothschild. À une heure du matin le malade saignait toujours à Marie-Lannelongue : il fallait le réopérer. Je téléphonai à un de mes collègues pour qu'il vienne me remplacer. Comme on peut l'imaginer, il le fit sans enthousiasme vu l'heure tardive. En dépit de mes remerciements les plus sincères, il me considéra définitivement comme un « emmerdeur ».

L'anecdote illustre bien ce que peut être la foi pour un interne. Je ne pouvais tirer aucune gloire d'avoir été l'aide de Blondeau dans cette première mais je ne pouvais pas laisser à un autre chirurgien le soin de stopper l'hémorragie : rouvrir le sternum et coaguler pendant deux heures même les plus petits vaisseaux. Mais quelle satisfaction quand le malade guérit.

Hélas ces valvules de Banhson n'étaient pas la solution au traitement des vices valvulaires. Outre la complexité de leur mise en place, on s'aperçut rapidement qu'elles ne résistaient pas aux ouvertures et fermetures répétées, plus de cent mille battements par jour. Elles se déchirèrent ou se calcifièrent au bout de très peu d'années.

Ce patient fut réopéré quelques années plus tard par la même équipe à Broussais et bénéficia cette fois d'une valvule résistante, celle de Starr-Edwards.

La vraie solution était en effet imminente : c'est en mars 1961 qu'Albert Starr, chirurgien de Portland (Oregon), publia sa première série de douze malades souffrant de maladie mitrale ayant bénéficié d'un remplacement valvulaire par « sa » valvule. Il la devait en réalité à l'ingénieur Lowell Edwards, à qui tout le mérite de la mise au point revient certainement.

Il faut toutefois reconnaître à Starr la vertu d'avoir su

vaincre, comme nous tous, son préjugé initial contre « ce répugnant instrument intracardiaque » selon sa formule. Cette chose « répugnante » était une bille en silastène (une sorte de « caoutchouc ») mobile, dans une cage faite de trois ou quatre barreaux en alliage métallique inoxydable, le stellite. (Voir schéma en hors-texte.)

L'embase était entourée d'une couronne de tissu de dacron pour fixer les points qui allaient l'amarrer à la base de l'aorte. Cette fois, on était loin de la copie de l'anatomie humaine.

En fait, le premier modèle de Starr-Edwards, qui datait de 1960, était encore plus grossier : les barreaux de la cage étaient en plastique et mesuraient plus de cinq millimètres d'épaisseur. C'est pourtant ce premier modèle, rustique, qui donna le premier succès de longue durée, de plus de dix ans. La statistique fut même faussée puisque le porteur de cette archéovalve ne mourut pas de lointaines suites opératoires ou d'un défaut de la valvule mais d'une chute d'une échelle alors qu'il repeignait sa maison !

Cette « chose répugnante » allait se révéler fiable, facile à mettre en place et durable, grâce à l'association d'un traitement anticoagulant permanent luttant contre la formation de caillots.

Cependant, après deux années, une série d'accidents se produisit par dégénérescence de la bille. Aucune usure ne s'était pourtant manifestée sur des millions de cycles réalisés au « pulse duplicator », banc d'essai qui mimait à grande vitesse les battements du cœur. On n'avait pas prévu l'étrangeté du milieu biologique : les graisses du sang pénétraient à l'intérieur de la bille et modifiaient la structure du silastène, si bien que certaines billes gonflaient et se bloquaient alors que d'autres se durcissaient, se fragmentaient et s'échappaient de leur cage.

On envisagea aussi le rôle des ultrasons dans cette

dégradation. Curieusement, seules les billes des valvules aortiques avaient présenté cette altération.

Je me souviens avoir reçu en urgence à Broussais un jeune homme qui avait « perdu sa bille ». Il présentait un œdème du poumon secondaire à la défaillance circulatoire, mais survécut néanmoins plusieurs heures jusqu'à la réintervention.

La valvule de Starr-Edwards paraissait condamnée, sauf en Amérique où l'on trouve toujours une solution, surtout quand un tel marché est en jeu ! Une modification simple de la composition du silicone de la bille par introduction de sulfate de baryum fit disparaître complètement cet inconvénient, à tel point qu'elle apparaît, aujourd'hui encore, comme une des plus solides, en dépit de son âge.

Tout dernièrement, il m'est arrivé de réopérer des porteurs de valvules de Starr-Edwards pour mettre une deuxième valve sur un autre orifice : la bille et sa cage, plus de vingt ans après l'implantation, étaient intactes.

Le coup d'envoi était donc donné, et bien donné. Les indications de remplacement valvulaire se multiplièrent mais non sans une certaine réserve de la part des cardiologues. Ils renâclaient pour une raison essentielle : le nombre de décès postopératoires oscillait entre vingt et trente pour cent, en particulier pour les remplacements de valvule mitrale.

Quatre facteurs contribuaient à maintenir un taux de mortalité important.

– Le choix des cardiologues qui proposaient des patients au stade terminal : l'hypertension artérielle pulmonaire fréquente chez les malades mitraux avait souvent atteint un niveau irréversible.

– La qualité contractile du cœur, qui conditionne ses performances, était mal appréciée, faute d'échographie.

– Les coronaires, artères nourricières du cœur, n'étaient pas explorées à cette époque.

– L'inexpérience des chirurgiens : nous ne savions pas correctement purger l'air introduit dans les cavités cardiaques au cours des opérations à cœur ouvert.

Cet air pouvait provoquer des dégâts comparables à ceux occasionnés par un caillot sanguin. En allant dans les carotides, il entraînait des lésions cérébrales. En passant dans la coronaire droite, il créait un infarctus du myocarde.

– Par ailleurs la maîtrise inégale du traitement anticoagulant faisait osciller entre les accidents hémorragiques et les thromboses de la valve par la formation de caillots sanguins.

Les discussions entre cardiologues et chirurgiens furent donc vives au début des années soixante. Nous devions nous justifier auprès des médecins qui avaient tout lu, tout entendu et tout vu dans les congrès. Le mot « vu » est sans doute de trop car ils ne venaient guère en salle d'opération, à l'exception du professeur Soulié qui avait, comme Clovis Vincent le neurologue, une vocation inavouée de chirurgien. Ses confrères avaient malheureusement gardé une aversion pour le bloc opératoire.

Une aversion qui ressemblait à un complexe. Leur mépris pour l'art manuel, leur difficulté à se plier aux règles de l'asepsie qui leur apparaissaient comme des rites de religion un brin exhibitionniste et l'odeur fade du sang et des désinfectants les décourageaient de hanter nos salles d'opération.

Ce complexe des cardiologues fait que, même s'ils y sont entrés par hasard, ils sont toujours mal à l'aise et le plus souvent dans l'impossibilité de juger de la virtuosité d'un chirurgien ou de ses qualités techniques.

C'est ce qui faisait écrire à un éminent dermatologue, le professeur Escande : *« Tout un cérémonial un peu étrange, impressionnant, officiellement imposé par la logique et l'hygiène, mais dont le déroulement savamment orchestré concourt comme par hasard à sa plus grande gloire, entoure le chirurgien au moment où il va procéder à l'acte auguste. »*

Rappelons que si ce « cérémonial » n'existait pas, la mortalité serait considérable et que le triomphe de l'asepsie systématisée a été la première étape des grandes conquêtes de la chirurgie. Il ne s'agit pas de la « gloire » du chirurgien mais de la vie du patient.

La responsabilité chirurgicale dans l'esprit des médecins est souvent plus subjective qu'objective. Rappelons cette fausse évidence : le chirurgien est responsable de la mort, alors qu'en réanimation médicale, même si la mortalité est importante, c'est la maladie qui tue.

La mortalité en salle d'opération est d'interprétation difficile. Un tel accident, heureusement très rare, relève de causes diverses.

Certes, il peut s'agir d'une erreur de tactique et les meilleurs chirurgiens sont ceux qui savent choisir, à chaque croisement, le bon chemin. Mais il faut se garder de simplifier et de choisir une intervention incomplète dont la sanction se fera sentir en peu de temps.

Ainsi, j'ai toujours considéré, sauf cas exceptionnels, qu'une intervention qui ne permet pas d'envisager un résultat stable, pendant au moins dix ans, n'est pas une bonne intervention.

On peut également déplorer une erreur d'indication : l'altération cardiaque du patient peut-elle encore lui permettre de bénéficier d'une intervention chirurgicale ?

Les cardiologues sont souvent nos « pousse-au-crime » et il m'arrive de refuser d'opérer un malade car, s'il ne relève plus de leurs soins, il ne devient pas automatiquement un candidat à la chirurgie ! Cependant, quand l'évolution du malade est compromise à brève échéance et que ses chances

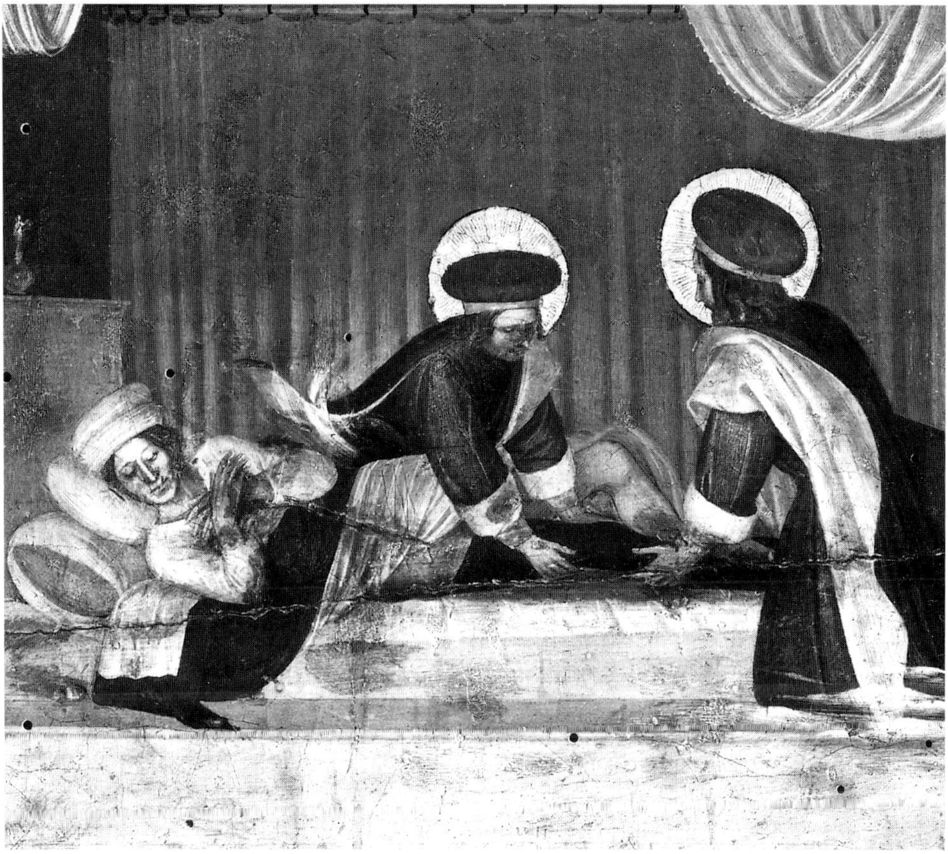

Premier miracle de la transplantation : saint Cosme et saint Damien greffant la jambe d'un Maure au diacre Justinien (vers 295). Fra Angelico, Florence, Museo di San Marco. *Ph. Alinari Andersen-Giraudon.*

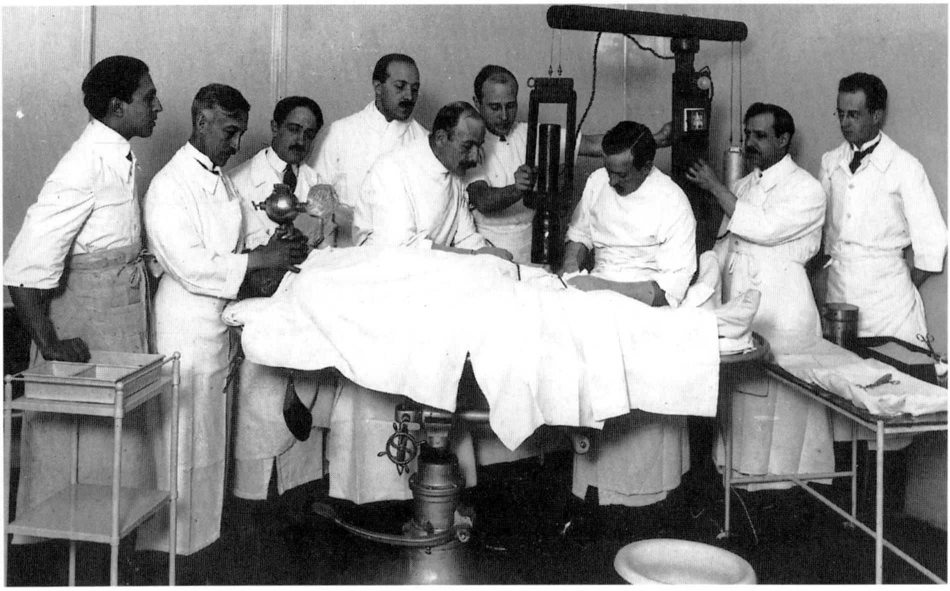

Une salle d'opération pendant la Première Guerre mondiale. Les deux chirurgiens ont des gants mais pas de masque. L'anesthésie se fait à l'éther, au masque d'Ombredanne. *Ph. Roger-Viollet.*

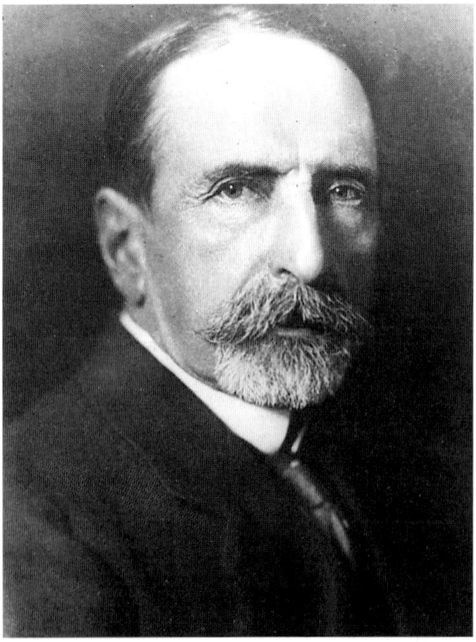

Professeur Théodore Tuffier (Paris 1857-1929) : première résection pulmonaire en 1891 ; première intervention sur un anévrisme de l'aorte ascendante en 1902. *Ph. AP-HP.*

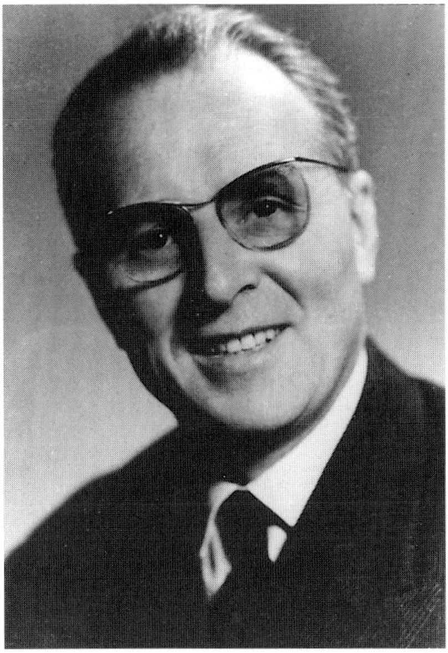

Jean Kunlin (1904-1991) : première greffe vasculaire à l'aide d'une veine saphène (1950).

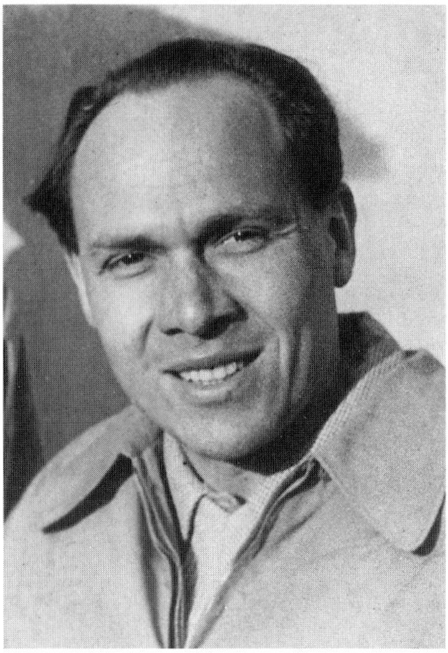

Jacques Oudot (1913-1953) : première greffe du carrefour aortique en 1950. Membre de l'expédition « Annapurna I$^{er}$ 8000 ». *Ph. AFP.*

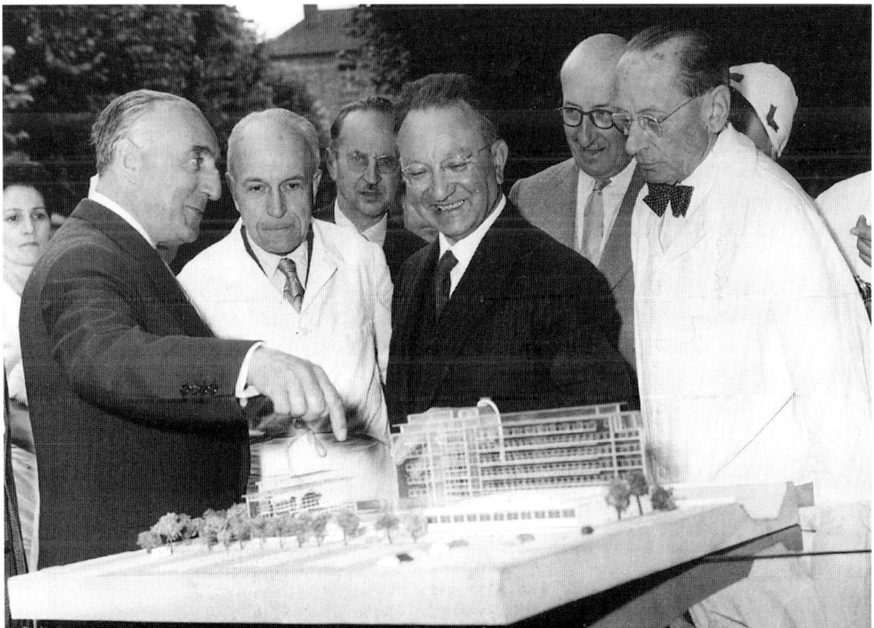

Début de la construction du futur centre de chirurgie cardiaque à l'hôpital Broussais. À droite le professeur F. de Gaudart D'Allaines et à côté de lui, au second plan, M. Merlin, instigateur de l'opération « enfants bleus ». *Ph. Keystone.*

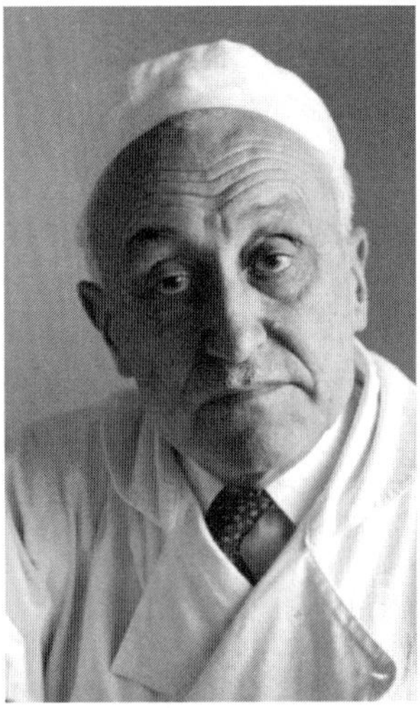

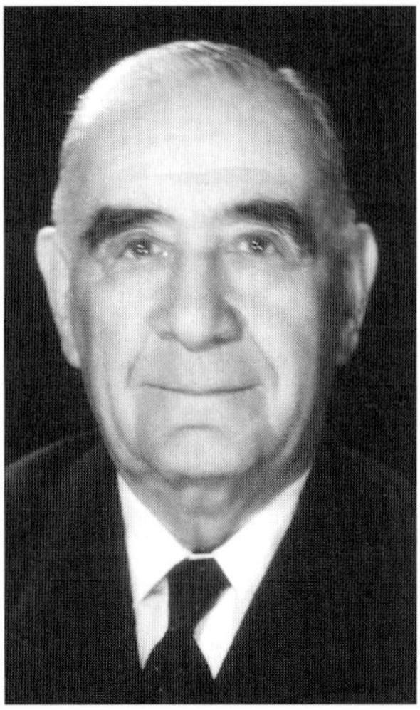

Paul Santy (1887-1970) et Robert Devernejoul (1891-1994) : les fondateurs de la chirurgie cardiaque à Lyon et à Marseille. *Ph. R.D. Studio Harcourt, Ministère de la Culture.*

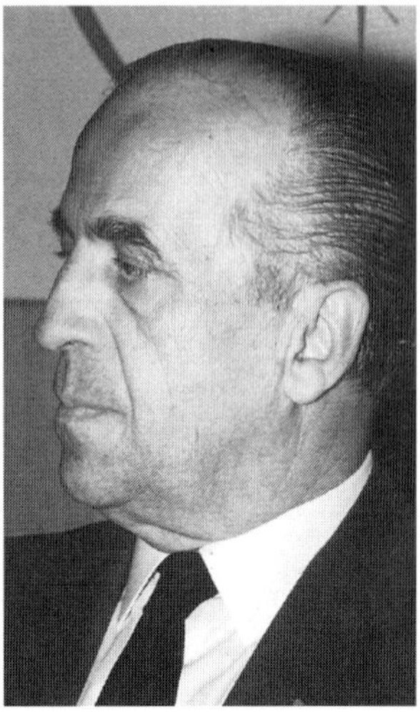

Charles Dubost (1914-1991) : le père de la chirurgie cardiaque française.

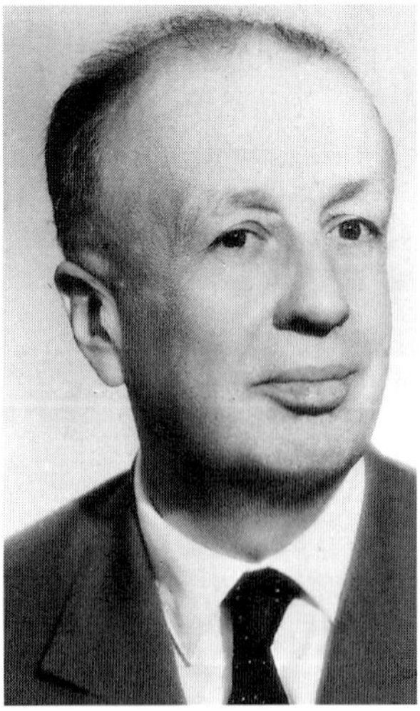

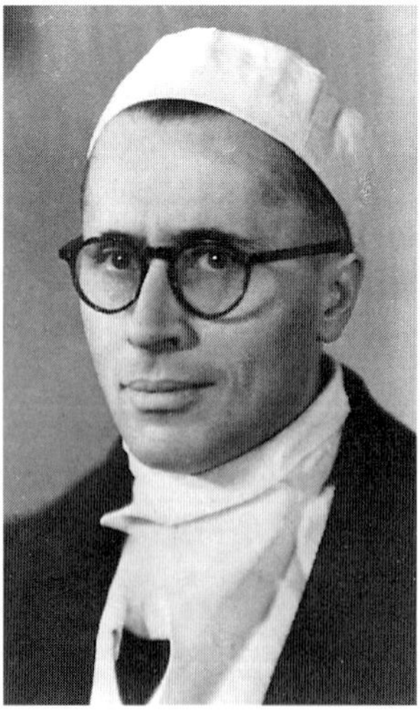

Jean Lenègre (1904-1972) et Pierre Soulié (1903-1970) : les deux fondateurs en France de la cardiologie moderne. *Ph. AP-HP.*

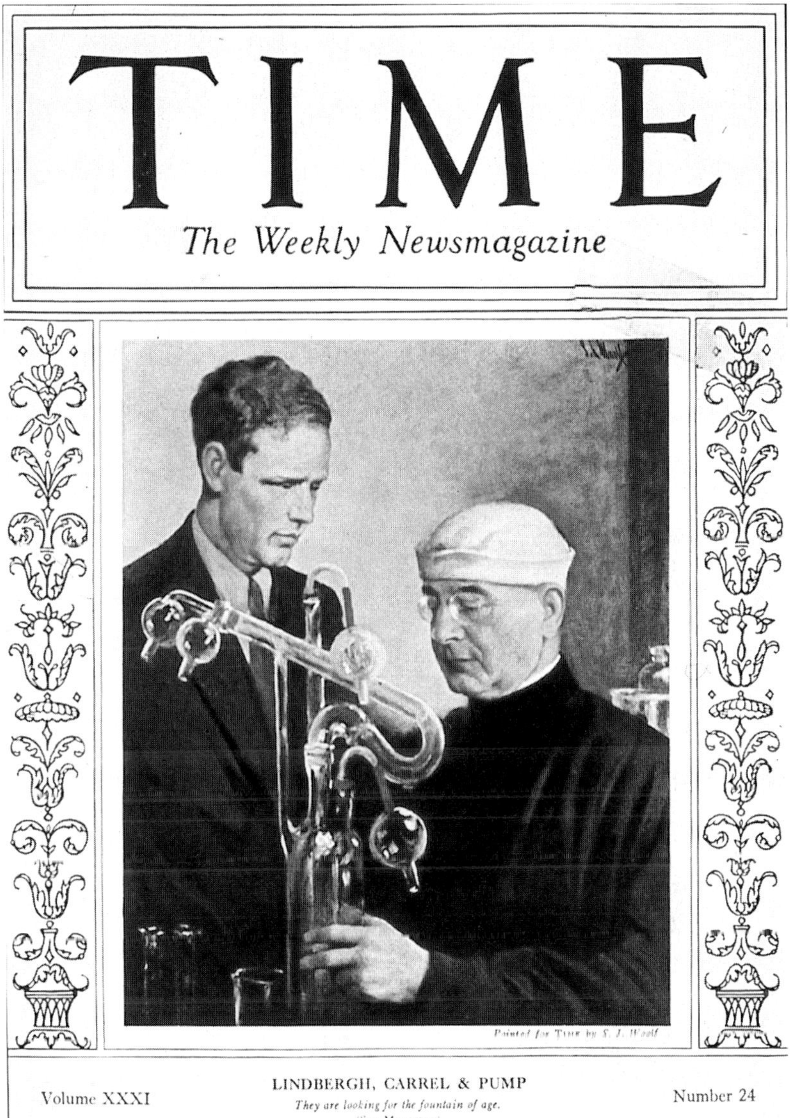


Charles Lindbergh et Alexis Carrel font la « une » du *Time Magazine* en 1938 avec un cœur-poumon artificiel pour la conservation des organes. *Photo Time Inc. / Rapho.*

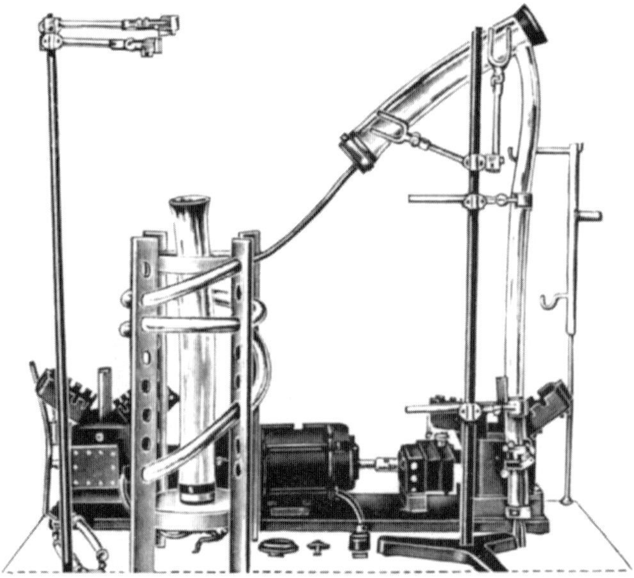

Cœur-poumon artificiel de Lillehei-Dewall (1955).

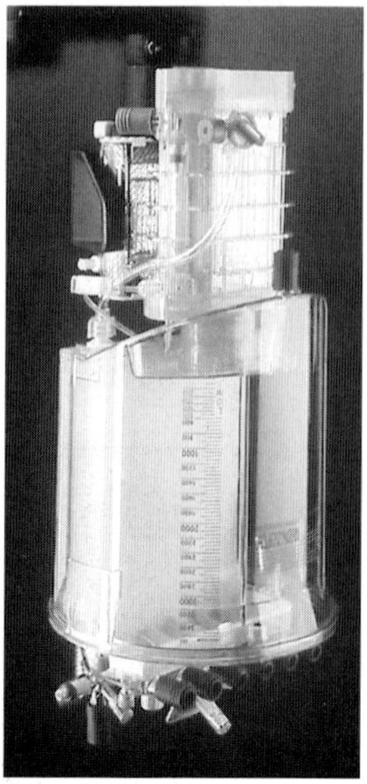

Oxygénateur à membrane entièrement jetable (1995).
*Ph. Sorin Biomedica.*

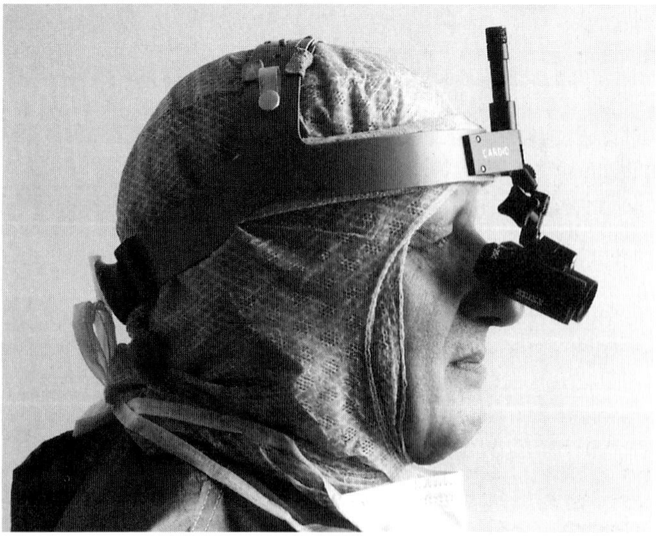

L'introduction du port d'un casque avec des lunettes grossissantes a considérablement amélioré la confection des sutures coronaires.
*Ph. John Foley.*

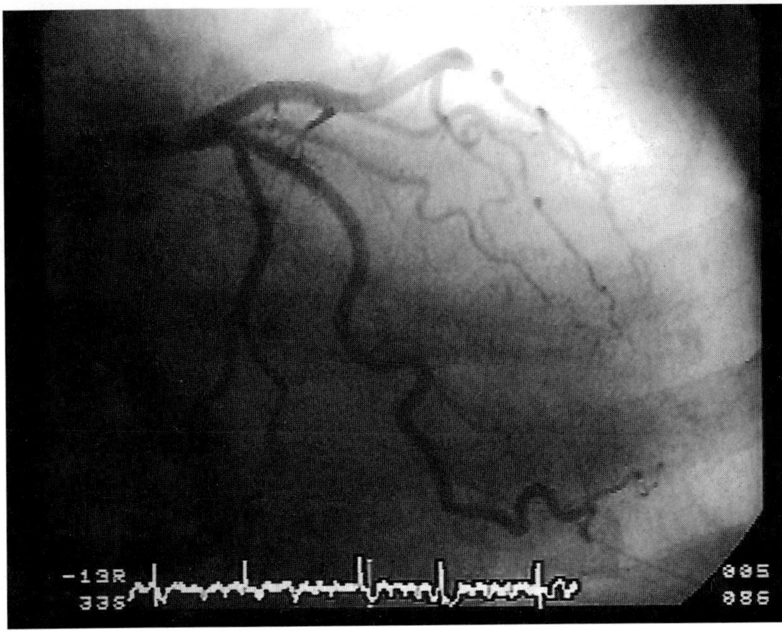

Coronarographie de l'artère coronaire gauche. Les deux plus grosses branches sont l'inter-ventriculaire antérieure et l'artère circonflexe.

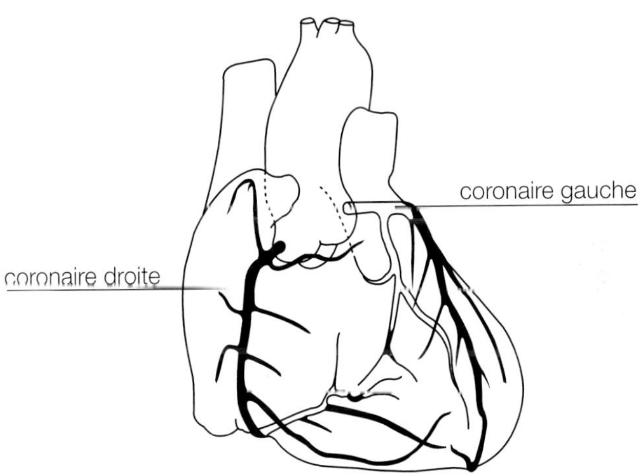


Schéma du réseau coronaire. Deux artères : la coronaire droite, qui irrigue le ventricule droit et la face postérieure du ventricule gauche, et l'artère coronaire gauche, qui alimente les faces antérieure et latérale du ventricule gauche.

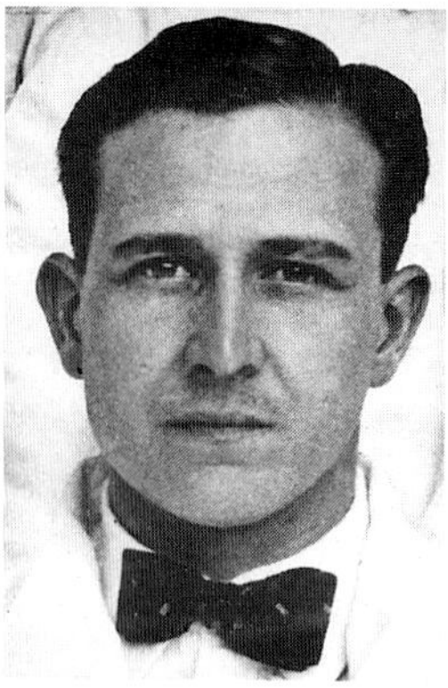

MacLean : découverte de l'héparine en 1916.

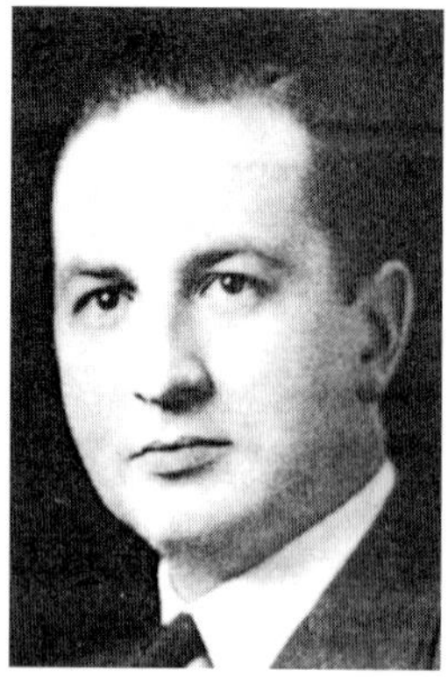

R. Gross (1905-1988) : $1^{re}$ ligature d'un canal artériel en 1938.

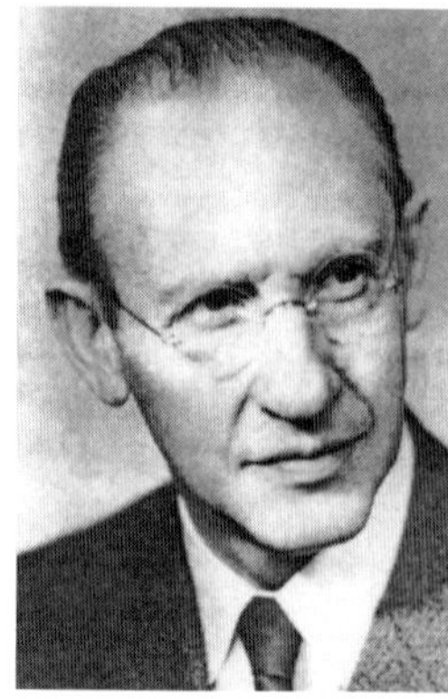

Cl. Craaford (1899-1984) : $1^{re}$ intervention sur une coarctation aortique (1944).

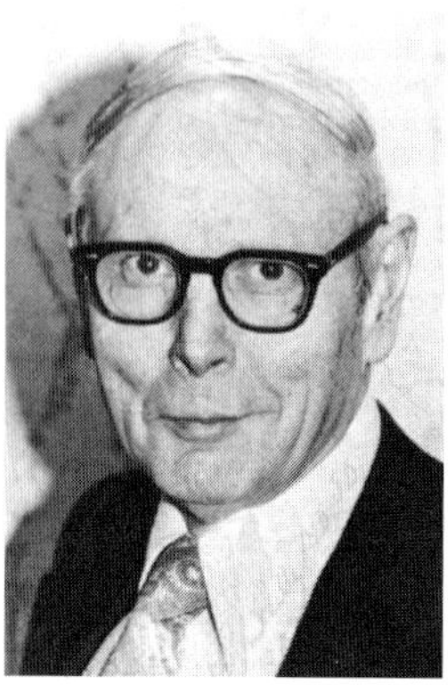

C.P. Bailey (1910-) : $1^{re}$ ouverture réussie de la valvule nitrale en 1944.

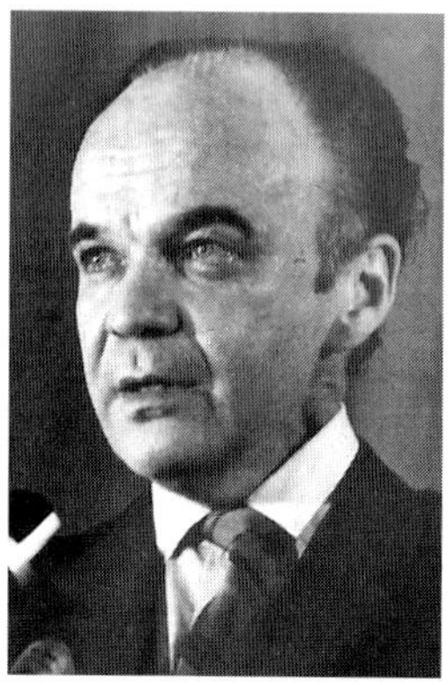

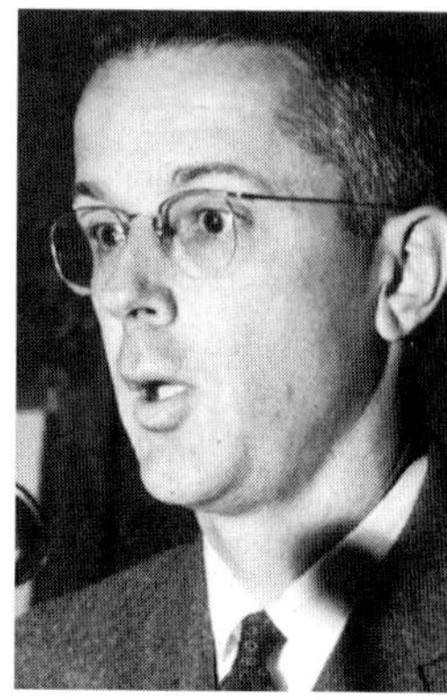

W. Lillehei et J. Kirklin : les premières interventions avec un cœur-poumon artificiel en 1955. *Ph. W.L. Associated Press.*

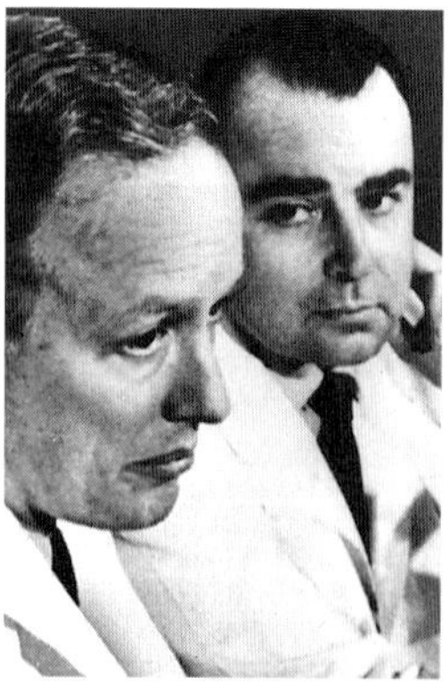

D. Cooley, et D. Liotta : $1^{re}$ implantation d'un cœur artificiel en 1960. *Ph. Associated Press.*

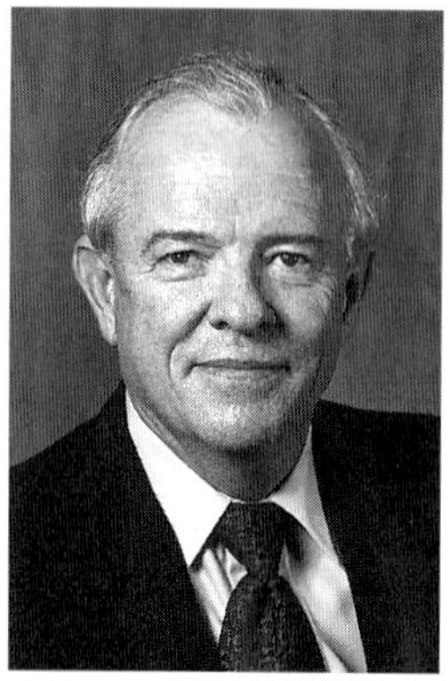

F. Mason Sones (1918-1985), fondateur de la cinécoronarographie en 1958. *Ph. Cleveland Clinic Archives.*

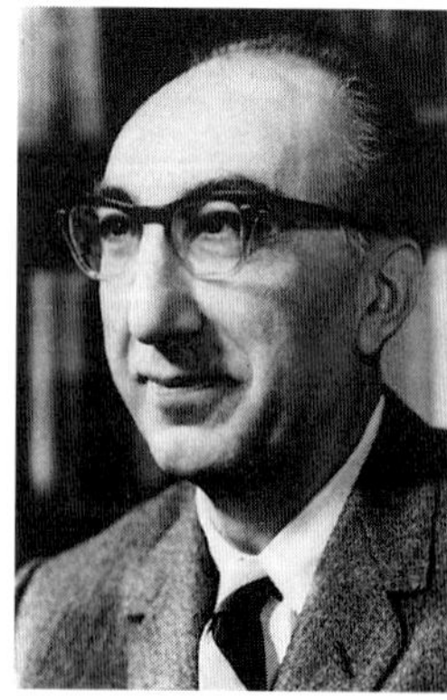

M. DeBakey : fondateur de la chirurgie vasculaire.

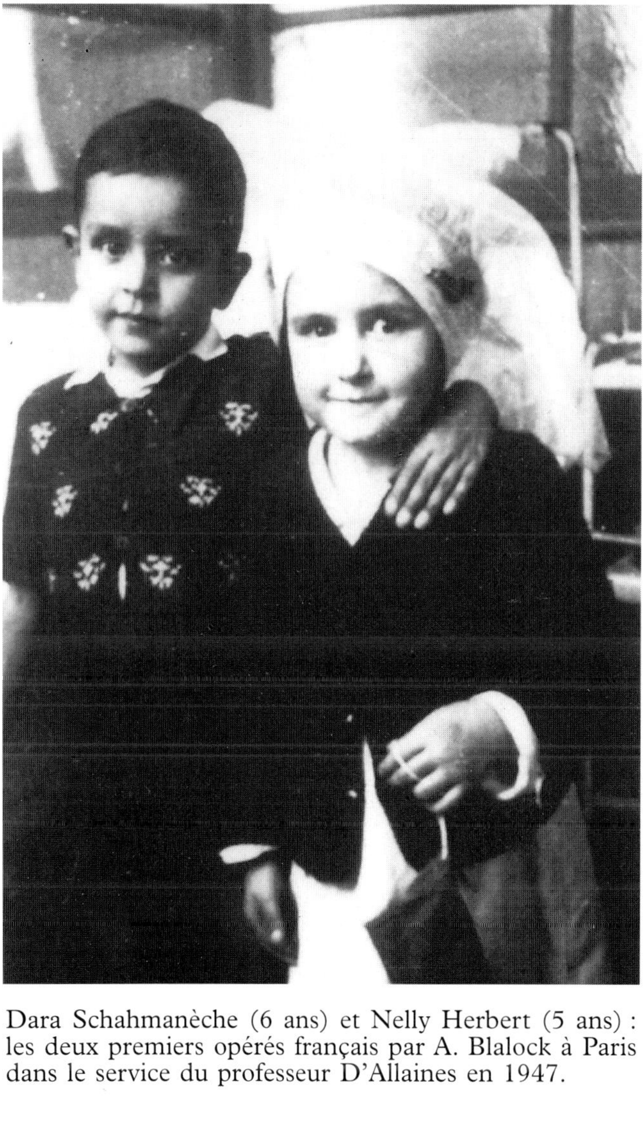

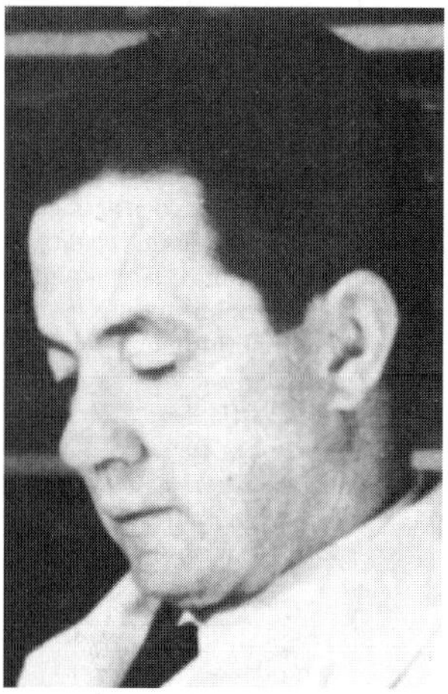

Alfred Blalock : première opération sur un « enfant bleu » (1944).

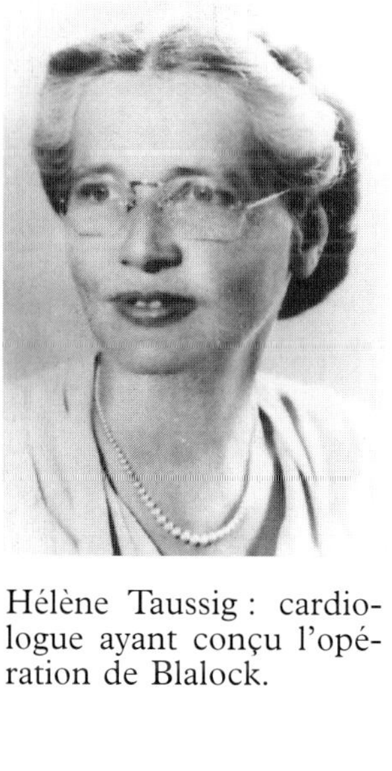

Dara Schahmanèche (6 ans) et Nelly Herbert (5 ans) : les deux premiers opérés français par A. Blalock à Paris dans le service du professeur D'Allaines en 1947.

Hélène Taussig : cardiologue ayant conçu l'opération de Blalock.

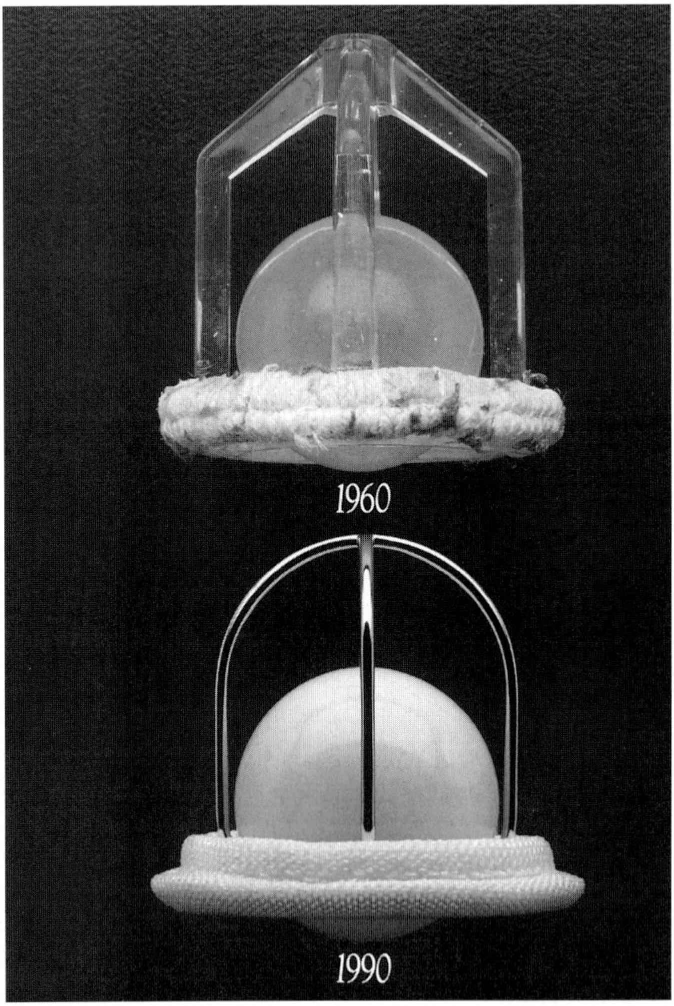


La valvule de Starr-Edwards. En haut, le premier modèle posé dès 1960. En bas, un modèle ultérieur, encore utilisé en 1990. *Ph. Baxter.*

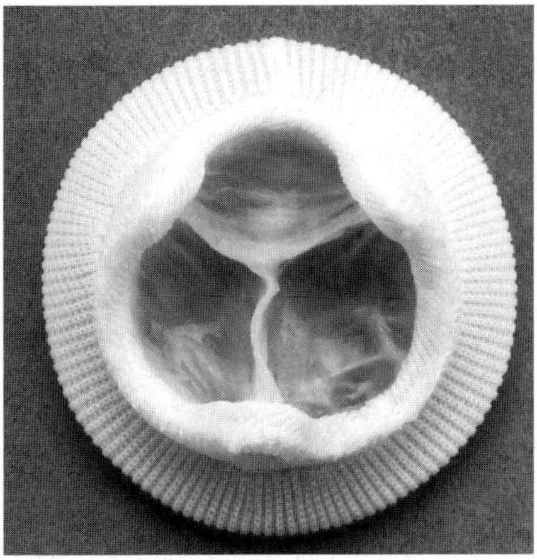

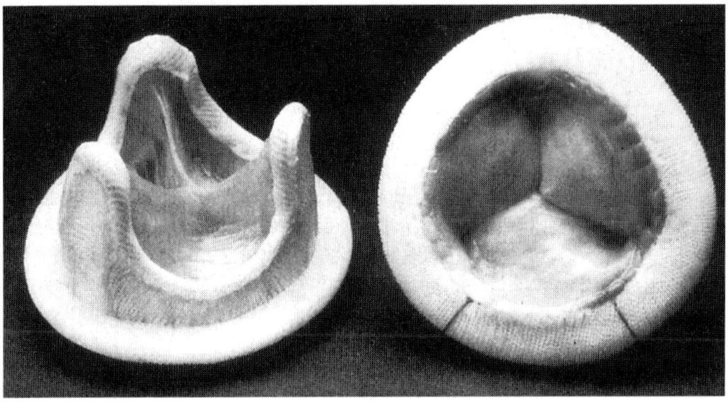

Plusieurs vues d'une hétérogreffe porcine (Hancock). L'orifice aortique prélevé sur l'animal est cousu à l'intérieur d'une cage recouverte d'un tissu de dacron. *Ph. Medtronic.*

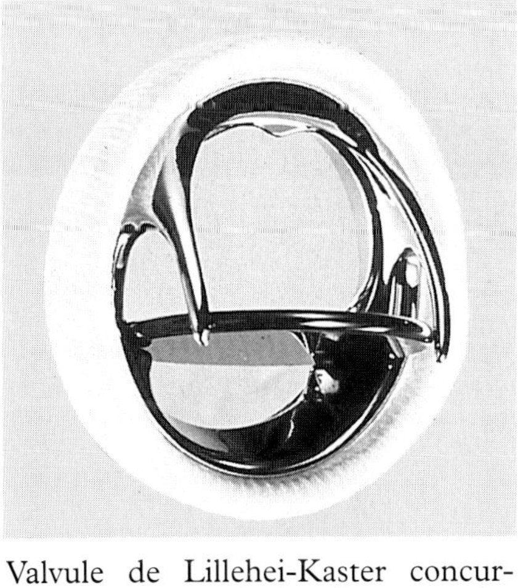

Valvule de Lillehei-Kaster concurrente de la Bjork. Ce sont les premiers modèles de valvule à disque basculant sans charnière (1972). *Ph. Medtronic.*

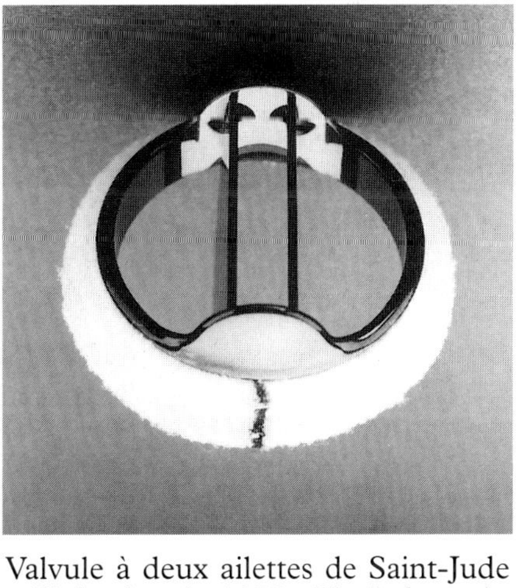

Valvule à deux ailettes de Saint-Jude utilisée depuis 1979. *Ph. Laboratoire St. Jude.*

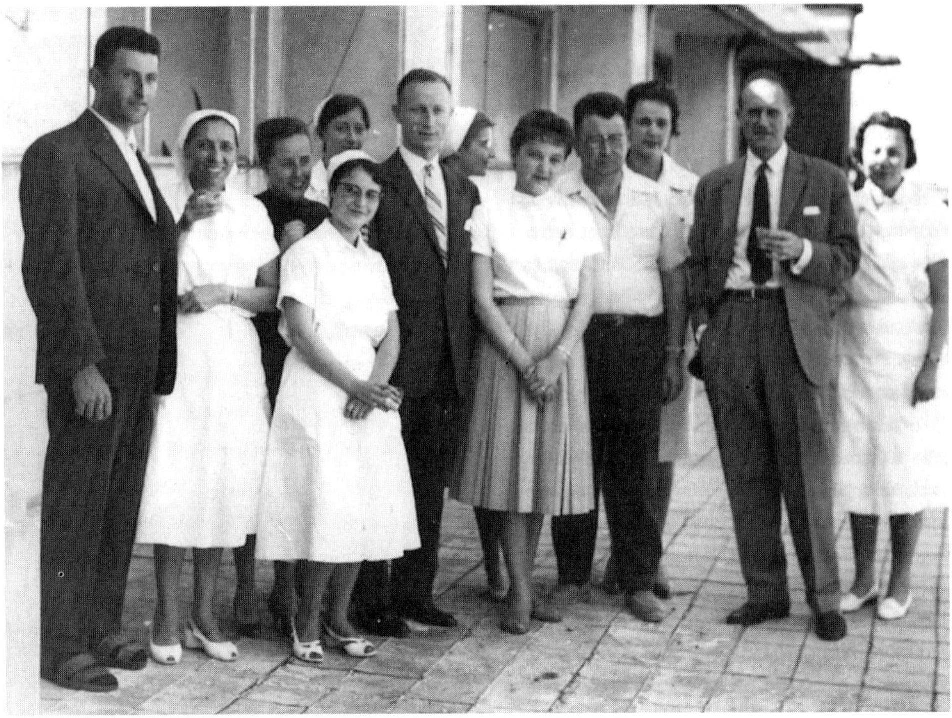

Mme Gen. au centre, en civil : première survie après greffe rénale entre donneurs non apparentés. À sa droite, le professeur Legrain ; à sa gauche, le donneur de rein, puis le professeur Küss.

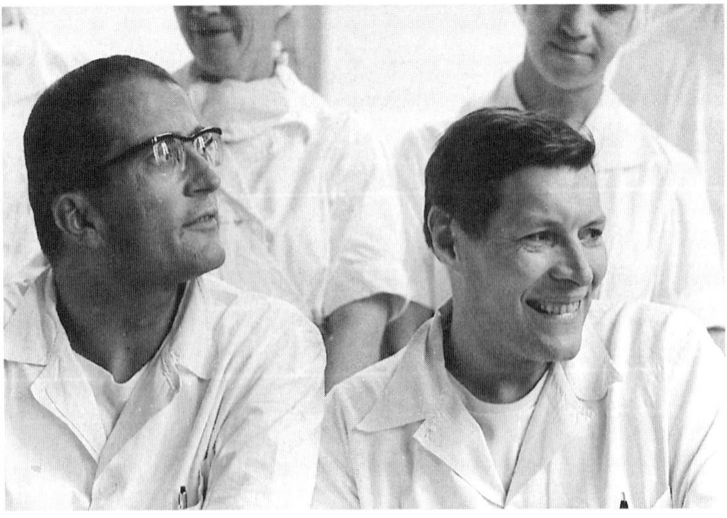

Le professeur Christian Cabrol après la première transplantation cardiaque française : à sa droite le professeur Gérard Guiraudon. *Ph. James Andanson / Sygma.*

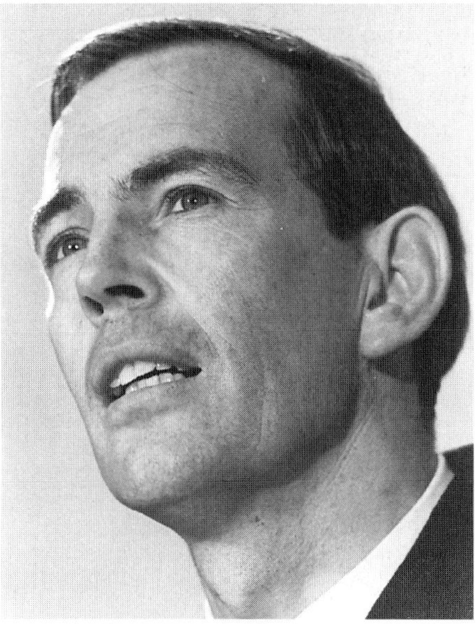

Christian Barnard : première transplantation cardiaque en décembre 1967. *Ph. United Press International.*

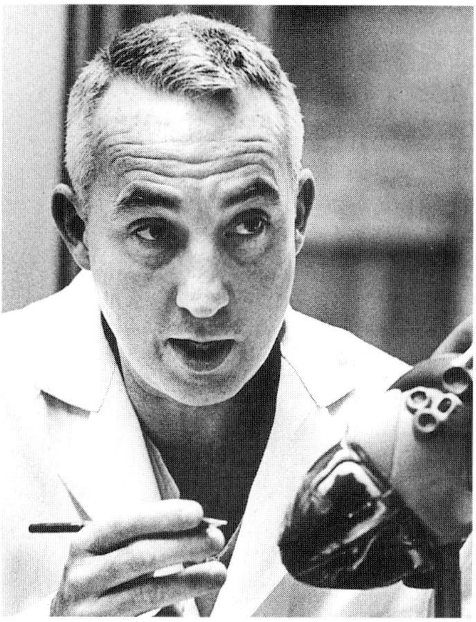

Norman Shumway : ses travaux ont été fondamentaux pour le développement de la greffe cardiaque. *Ph. Keystone.*

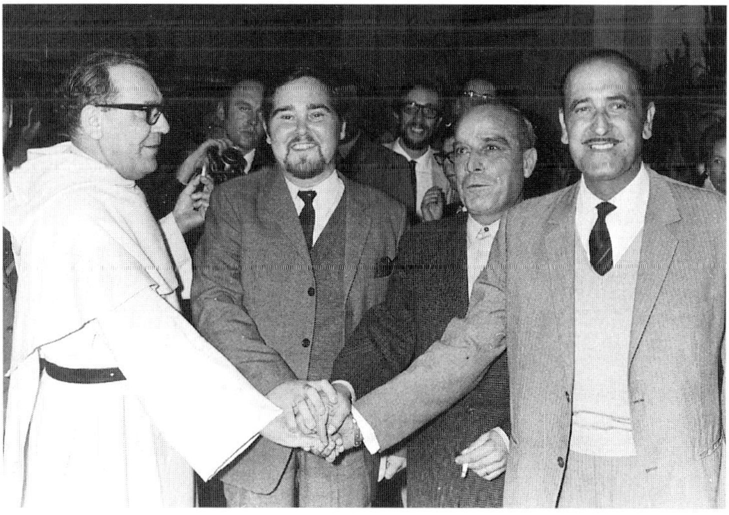

Quatre transplantés français en 1969. Les deux plus célèbres sont le père Boulogne, à gauche avec une cigarette à la main, et à droite Emmanuel Vitria qui a survécu dix-huit ans. *Ph. Keystone.*

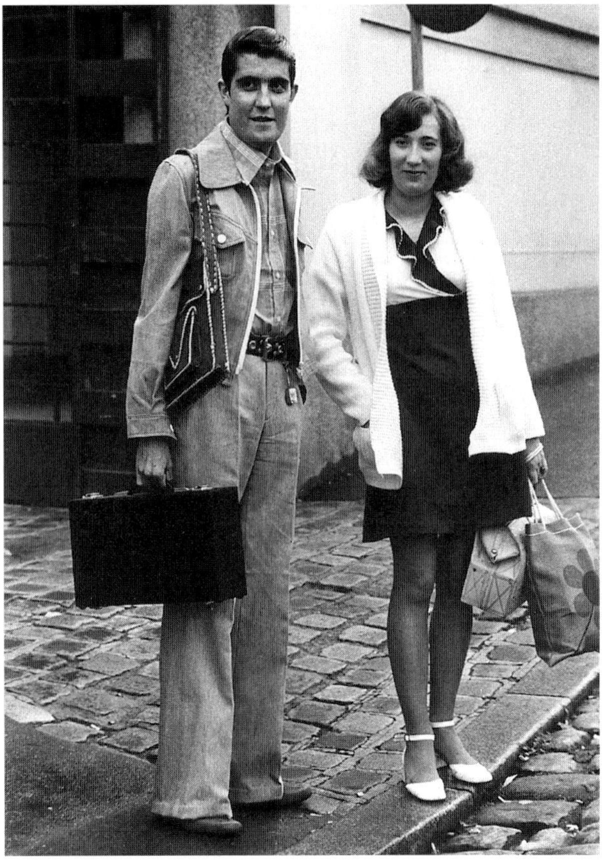

A. Riffaudot, le transplanté, et sa femme à la sortie de l'hôpital. La mallette qu'il porte contient un système de transmission téléphonique de l'électrocardiogramme. *Ph. Ch. Simonpietri / Sygma.*

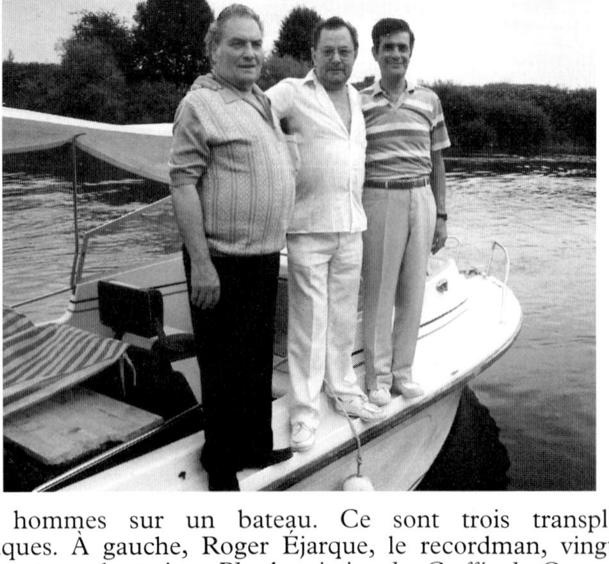

Trois hommes sur un bateau. Ce sont trois transplantés cardiaques. À gauche, Roger Éjarque, le recordman, vingt ans après sa transplantation. *Ph. Association des Greffés du Cœur.*

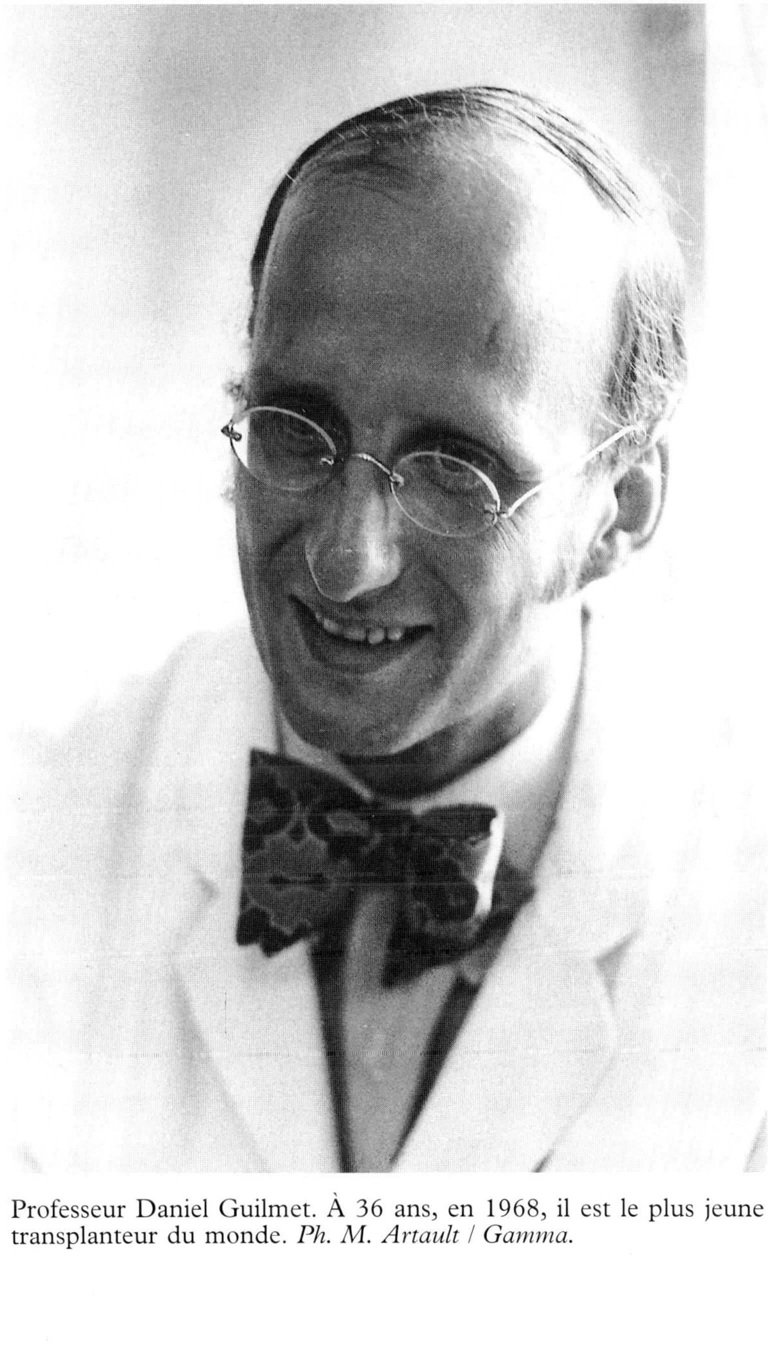

Professeur Daniel Guilmet. À 36 ans, en 1968, il est le plus jeune transplanteur du monde. *Ph. M. Artault / Gamma.*

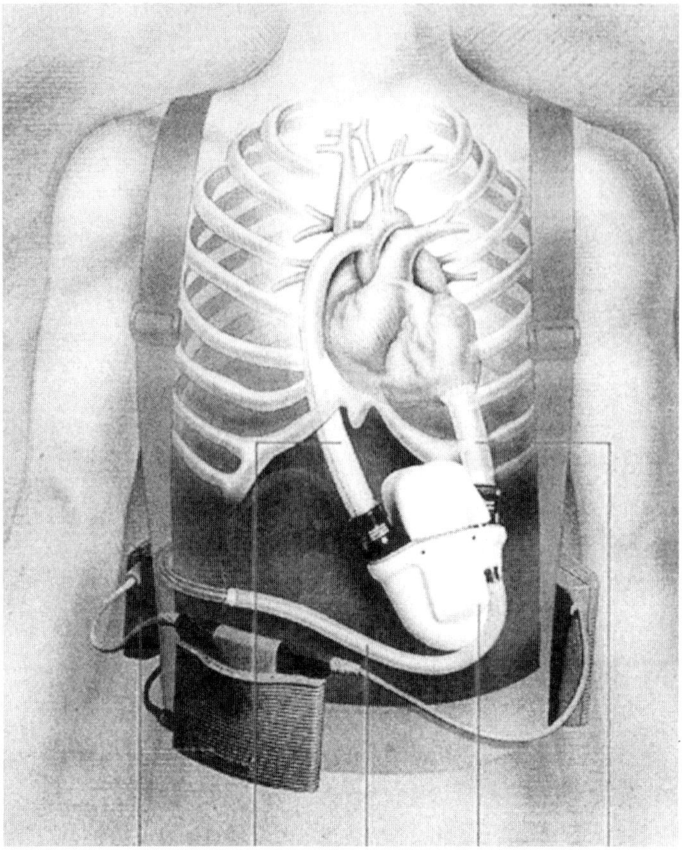

Schéma d'installation d'un Novacor, ventricule artificiel électrique. Les batteries au nombre de deux sont accrochées à la ceinture.

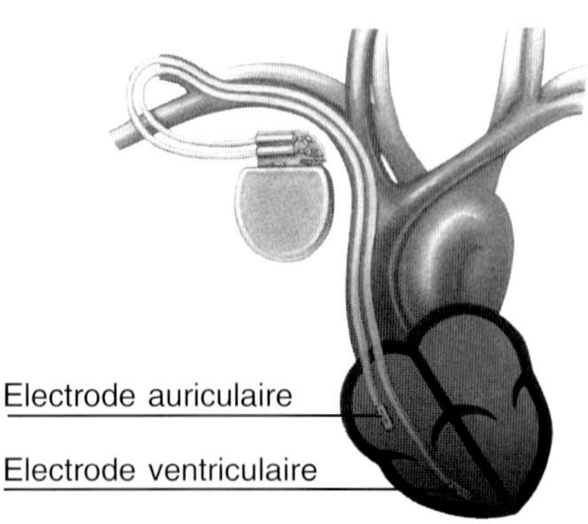


Schéma d'un pacemaker « Medtronic » double chambre.
*Ph. Medtronic*

de survie spontanée deviennent dérisoires, je me laisse entraîner par les cardiologues en faisant fi de la statistique.

Heureusement, des succès inespérés viennent effacer les cas de conscience....

Ainsi, il faudra un grand nombre d'années de combats, de progrès, pour que l'on arrive au niveau actuel.

Aujourd'hui, le risque opératoire d'un remplacement valvulaire aortique est de 1 à 3 %, celui d'un remplacement mitral de 3 à 5 %.

Ces mauvais résultats initiaux expliquent le mouvement de recul des cardiologues et la faveur dont purent jouir les promoteurs des réparations, ou plasties de la valve mitrale, aux dépens de ceux qui préconisaient son remplacement.

Wooler fut le premier artisan de la plastie mitrale.

J. Wooler était un chirurgien anglais, chef d'un service à Leeds. Le principe de son intervention était assez simple : on passait deux points en U au niveau des deux commissures à la jonction de la petite valve et de la grande valve afin de les rapprocher.

Pour les raisons préalablement exposées, la méthode se « vendit très bien » aux cardiologues, le professeur Soulié en tête.

Cabrol saisit l'occasion pour démarrer son recrutement, seul à la Pitié, face à la stature mondialement reconnue de Dubost. Le bilan fut très mitigé puisqu'il y eut d'excellents résultats mais aussi beaucoup d'échecs par récidive, liés vraisemblablement à une déchirure des deux points commissuraux sur lesquels tout l'effort portait. Soulié s'entêtait et lançait à la cantonade, à l'heure de sa célèbre réunion de service du mardi soir : « Il vaut mieux vivre avec un souffle, c'est-à-dire avec une insuffisance mitrale, que mourir avec un pilon ! »

Le « pilon » tant honni était cette valvule de Starr posée

aujourd'hui à cinq cent mille exemplaires et qui fonctionne dans certains cœurs depuis plus d'un quart de siècle.

À Broussais, nous étions partagés sur l'avenir de cette plastie qui ne paraissait pas fiable en regard de la valvule de Starr. Mais il est difficile de lutter contre les modes, surtout quand elles sont imposées par les cardiologues.

Cependant, cette opération avait ouvert un nouveau créneau dans la panoplie de la chirurgie cardiaque.

Wooler avait excité les imaginations positives et, entre 1965 et 1968, un jeune chef de clinique de Dubost, mon ami Alain Carpentier, allait reprendre la méthode et l'améliorer considérablement.

Carpentier substituait à ces deux points en U vitaux un anneau rigide entouré de tissu de dacron. McGoon, chirurgien de l'incontournable Mayo Clinic, avait déjà décrit une plicature qui consistait à plier sur elle-même une zone valvulaire altérée afin de l'effacer.

De son côté, Franck Gerbode avait substitué l'ablation de la partie malade en réservant les indications à la petite valve.

Au fil des années, Carpentier développa toute une stratégie pour le traitement des différentes insuffisances mitrales.

Tous ces travaux ont été unanimement reconnus, même s'ils ont leurs limites que beaucoup d'émules ne veulent pas toujours reconnaître, malgré l'évidence. Pour des raisons psychologiques et physiques, la plastie se pratique toujours très bien. Même parmi des chirurgiens qui devraient pourtant échapper à certains préjugés sur cette « présence encombrante », ce « pilon » dont parlait Soulié pose parfois des problèmes psychologiques.

Remplacer une valvule par une prothèse artificielle est une blessure narcissique, alors que la plastie résonne toujours comme un « face-lifting » : c'est une nouvelle jeunesse.

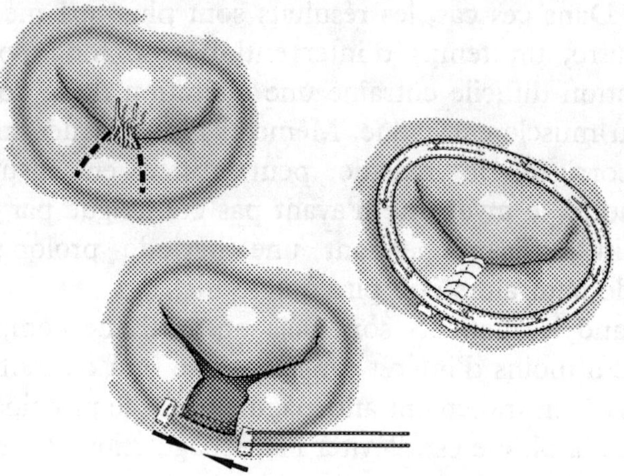

*FIG. 13.* ANNULOPLASTIE DE CARPENTIER
DANS LA MALADIE DE BARLOW

**A.** Ablation quadrangulaire du segment de la petite valve dont les cordages sont rompus. **B.** Plicature de l'anneau pour effacer la zone enlevée. **C.** Suture des deux hémivalves et pose d'un anneau pour fixer la correction.

De cette influence infiniment subjective, les gens du métier ne sont pas à l'abri, témoin ce confrère gynécologue de haute réputation.

Âgé de 65 ans et devant se faire opérer d'une insuffisance mitrale, il préféra une plastie, envisageable compte tenu de la lésion. Mais il dut être réopéré dans les trois mois qui suivirent pour une récidive de la fuite mitrale, ce qui ne l'empêcha pas de préférer à nouveau une plastie plutôt qu'une prothèse.

Certaines insuffisances mitrales ne peuvent être traitées par la plastie.

Les dégénérescences fibreuses de la maladie rhumatismale et l'existence de calcifications sont des contre-indications. Dans ces cas, les résultats sont plus que médiocres. En outre, un temps d'intervention trop long pour une réparation difficile entraîne une altération de la contractilité du muscle cardiaque. Même si l'insuffisance mitrale a été corrigée, le malade peut rester en insuffisance cardiaque, le myocarde n'ayant pas été irrigué par un flux sanguin suffisant pendant une période prolongée. Le remède peut alors être pire que le mal.

Quand les patients sont déjà en arythmie complète, la plastie a moins d'intérêt car le malade sera de toute façon soumis à un traitement anticoagulant. Or le principal avantage de la plastie est d'éviter l'anticoagulation et ses inconvénients.

D'une façon plus générale, il faut mettre en balance le caractère séduisant de la méthode et la sûreté du remplacement valvulaire par une prothèse artificielle.

Une autre limite de la plastie est l'impossibilité de réaliser cette opération au niveau de l'orifice aortique.

S'il s'agit d'une atteinte des deux valves, le bénéfice de l'association d'une plastie mitrale et d'une prothèse aortique n'est pas logique puisque de toute façon il faudra un traitement anticoagulant.

En conclusion, chez l'enfant, l'adolescent, la jeune femme désirant avoir des enfants et pour toutes les lésions dystrophiques en rythme cardiaque régulier, l'avantage de cette méthode permettant d'éviter les anticoagulants est indéniable.

## *Homogreffes et hétérogreffes valvulaires*

Parallèlement au développement des plasties, plusieurs chirurgiens vont tenter de pallier les inconvénients des prothèses artificielles métalliques, en utilisant des valves biologiques d'origine humaine (homogreffes) ou animale (hétérogreffes) qui permettent la suppression du traitement anticoagulant.

Barrat-Boyes en Nouvelle-Zélande et Donald Ross à Londres sont, sans doute, les premiers à avoir développé l'homogreffe aortique, dès 1962. Nous y reviendrons.

Devant la difficulté d'obtenir suffisamment d'homogreffes fraîches, plusieurs chirurgiens préconisèrent alors l'utilisation de valves de porc.

La mise au point demanda plusieurs années à Hancock, Murray, Binet et Carpentier qui connurent de nombreux échecs. Grâce au gluteraldéhyde qui fixait idéalement l'organe, Hancock en 1973 et Carpentier Edwards en 1975 mirent sur le marché une hétérogreffe fiable.

Leur valvule de porc était donc cousue préalablement sur une cage en dacron, facilitant son implantation en position aortique ou mitrale. La réussite de Carpentier fut concrétisée avec l'appui des laboratoires Edwards.

Privé de moyens en France, Alain Carpentier avait travaillé sans pouvoir résoudre tous les problèmes techniques. La méthode allait être abandonnée alors que son principe était judicieux.

Carpentier, comme tous les Français, conduisait ses recherches sans moyens et en famille, avec sa femme qui travaillait sur les cultures cellulaires. Aucune industrie française ne vint l'épauler. Cette nouvelle carence, après tant d'autres, montre l'incapacité chronique de nos industriels à saisir l'occasion de développer une production biomédicale pourtant hautement rentable.

Les laboratoires Edwards parvinrent à commercialiser une valve fiable grâce à leur potentiel technologique dans ce domaine.

Toutefois, l'étude à distance de ces hétérogreffes allait apporter de nombreuses désillusions :

– Chez l'enfant et l'adolescent, où l'hétérogreffe semblait le remplacement de choix, l'évolution fut catastrophique. En quelques années, les valves se calcifièrent massivement, perdant donc la souplesse indispensable, vraisemblablement à cause du métabolisme du calcium particulièrement actif chez le sujet jeune en période de croissance.

– Chez l'adulte, si les résultats furent meilleurs, l'apparition des calcifications commença au bout de cinq ans. Il fallut réopérer 50 % des porteurs d'hétérogreffes entre la septième et la douzième année. Très peu dépassèrent quinze ans de fonctionnement.

– Chez l'adulte âgé (plus de 70 ans), les calcifications furent moindres mais l'usure se manifesta à partir de la dixième année, sous forme de déchirures au niveau des plis de flexion, comme un portefeuille en cuir que l'on aurait ouvert et fermé des millions de fois.

Pour pallier ces défaillances graves, de nouveaux artifices furent utilisés. De nombreux procédés anticalcaires furent essayés. Leur efficacité n'est pas encore démontrée.

Il est évident que la nécessité d'attendre dix ans pour publier des résultats concluants limite le champ des expérimentations.

Il était patent que ces hétérogreffes, étant des tissus morts tannés par le gluteraldéhyde, ne pouvaient faire espérer plus d'efficacité que le cuir le plus résistant.

En utilisant le péricarde de veau, le Roumain Ionescu a

permis dès 1976 de soulager les angoisses d'une population religieuse qui ne pouvait enfreindre l'interdiction du porc, même sous forme de greffes.

Ionescu aurait dû travailler avec nous à Paris mais la rigueur de nos lois nous interdit de bénéficier des talents étrangers qui voudraient et pourraient s'exprimer en France. Ionescu fut accueilli à Leeds chez Wooler à qui il succéda.

Si l'introduction du péricarde de veau a calmé les angoisses métaphysiques, elle n'a guère changé les données du problème. Traité au gluteraldéhyde, ce péricarde nanti d'une armature en dacron subit un vieillissement identique en une dizaine d'années.

Le veau et le porc souffrent des mêmes faiblesses.

Qu'à cela ne tienne, répondent les fanatiques de la méthode, il suffit de réopérer et de changer la valvule. Certes, mais ils oublient de préciser qu'à la quatrième intervention le risque opératoire est supérieur à 30 %, et que, circonstance aggravante, il est cumulé à chacune des opérations. Il augmente donc de façon vertigineuse.

Un nouvel espoir apparaît : l'autogreffe.

Ce nouveau procédé consiste à faire une valvule avec le tissu qui entoure le cœur du malade, à savoir son propre péricarde. Ceci a été possible grâce aux travaux d'un laboratoire américain qui a mis au point un procédé permettant de réaliser avec une grande sécurité cette valvule en moins de vingt minutes. Étant donné l'absence de phénomène de rejet, on peut espérer une longévité plus importante. Toutefois, à moyen terme, tous les problèmes mécaniques liés à la cage de montage sont loin d'être résolus.

## *L'homogreffe aortique ou la greffe d'une valvule aortique humaine*

En 1962 à Londres, Donald Ross a transplanté des valves lyophilisées. Cette dessication tuait les cellules et les valves implantées n'avaient pas une survie supérieure à celle des hétérogreffes.

Depuis quelques années, on a développé l'utilisation des homogreffes cryo-préservées, c'est-à-dire conservées par le froid.

De quoi s'agit-il ?

Les orifices sont prélevés sur un cœur explanté, c'est-à-dire sur le cœur retiré au patient qui va bénéficier d'une transplantation cardiaque.

Mais il s'agit d'un cœur malade ? C'est vrai si on considère le muscle qui ne peut plus remplir sa fonction « musculaire » mais le plus souvent les orifices aortiques et pulmonaires sont normaux, donc utilisables.

Après avoir effectué tous les contrôles nécessaires pour éviter la transmission d'une infection bactérienne ou virale, ces cœurs sont disséqués et les valves prélevées plongées dans un liquide spécial, le DMSO (diméthyl sulfoxyde), qui pénètre les cellules. Ce produit empêchera la formation de cristaux dès que la température baissera au-dessous de zéro : congélation qui, sans cette préparation, fait éclater la membrane des cellules.

Une fois traités par le DMSO, les valves peuvent être immergées dans de l'azote liquide à - 180 °C. Cette surgélation évite la destruction des cellules et permet ainsi de garder la valve plusieurs mois, voire plusieurs années. Le protocole de décongélation est également très précis : on dispose, en une vingtaine de minutes, d'une homogreffe qui, fait remarquable, garde plus de 80 % de ses cellules vivantes.

Différentes expérimentations sur des prélèvements variés ont même démontré que ces cellules restaient vivantes et persistaient sur le receveur sans présenter aucun phénomène de rejet. La raison de cette absence de rejet pourrait s'expliquer par l'extrême minceur des valves aortiques, de l'ordre d'un dixième de millimètre d'épaisseur, et de leur absence de vascularisation propre. Leur oxygénation et leur nutrition sont tout simplement assurées par imbibition sanguine : le courant sanguin, qui les baigne en permanence, suffit à les nourrir. Il n'y a donc plus ce rejet vasculaire observé dans les transplantations d'organes : la greffe idéale.

Je connais des malades opérés voici une dizaine d'années qui ne présentent aucune altération.

Ces greffes vivantes représentent un fabuleux espoir pour tous les jeunes patients qui ont besoin d'une telle opération, notamment pour les jeunes femmes désireuses de procréer sans courir les risques d'un traitement anticoagulant durant leur grossesse.

En effet, une femme porteuse d'une valve mécanique est impérativement sous traitement anticoagulant par antivitamine K de façon permanente. Une grossesse est possible mais présente des difficultés. Au début, les fausses couches sont fréquentes. Une fois la grossesse installée, elle va se poursuivre sans problème. Mais, durant les deux derniers mois de la grossesse, il sera nécessaire de substituer à l'antivitamine K un autre traitement anticoagulant, l'héparine, de façon à éviter des hémorragies chez la mère et le fœtus au moment de l'accouchement.

Ultérieurement, la mère reprendra son traitement habituel mais ne pourra allaiter. Durant toute la période de l'accouchement, le traitement anticoagulant peut connaître des irrégularités et les risques de formation de caillots sur la valve ne sont pas exclus.

Hélas l'espoir de pouvoir bénéficier d'une homogreffe doit être limité aux jeunes car le nombre des donneurs est restreint.

## *La vie par le froid*

Dès qu'il s'avéra que l'on pouvait conserver vivant des tissus congelés, à - 180 °, dans l'azote liquide et les réimplanter sur un autre être humain, une société américaine se créa et développa sur un mode industriel une entreprise pour la conservation par le froid de tous les tissus : c'était Cryolife.

On put donc ainsi se procurer des os, des cartilages, de la peau, des veines, des artères et, enfin, des orifices valvulaires. Il y avait pourtant quelque chose de choquant dans le fait qu'une société puisse gagner de l'argent avec des éléments arrachés à des cadavres, avec ou sans consentement, avec ou sans argent. Pour calmer nos scrupules, Cryolife s'engagea à rendre au service préleveur l'élément de tissu humain prélevé : on ne payait donc que le travail de conservation. Il s'agissait, malgré tout, d'un commerce dans la mesure où souvent ce n'était pas le service préleveur qui utilisait le tissu.

La plupart des prélèvements proviennent de patients à qui on a enlevé un tissu utilisable, mais devenu inutile ou nuisible pour lui-même : c'est le cas de l'ablation d'une tête fémorale pour implantation d'une prothèse fémorale, ou de l'ablation de veines, ou de la récupération d'un placenta chez la jeune accouchée. De la même façon, comme cela a été dit précédemment, c'est, lors d'une transplantation, la réutilisation des orifices valvulaires du cœur malade qui, eux, sont le plus souvent sains.

Pour tous ces tissus prélevés sur des sujets vivants, les lois de bioéthique imposent de demander l'autorisation au patient d'utiliser ses propres tissus pour un autre malade.

Cela paraît un peu ridicule quand on sait que tous ces fragments enlevés dans un but thérapeutique sont destinés à être détruits dans un incinérateur.

Toutefois, en ce qui concerne les cœurs exploités au cours d'une transplantation et dont les valves sont réutilisées sur d'autres cardiaques, on peut se demander si ce don anonyme n'est pas un réconfort pour le transplanté qui se sent souvent débiteur à l'égard de la société.

Les tissus peuvent aussi être prélevés sur des cadavres, qu'il s'agisse d'os, de peau ou de cornées.

Ici aussi, la loi Caillavet n'étant pas suffisamment catégorique, si l'on demande l'autorisation des familles, on se heurte en matière de cornée à 80 % de refus. La télévision a beau nous montrer une jeune fille quasiment aveugle attendre sa greffe de cornée pendant des mois, voire plusieurs années, en pratique cela n'émeut grand monde. En revanche, on montre du doigt les médecins qui ont prélevé à Amiens la cornée d'un jeune homme décédé, et la *vox populi* paraît indignée.

Ne pourrait-on pas, une fois pour toutes, faire une loi de solidarité entre les individus qui couvrirait aussi les dons d'organes ?

L'affaire est encore plus grave depuis que l'on sait que de nombreux prélèvements sont effectués moyennant finances dans un certain nombre de pays d'Asie ou de l'Europe de l'Est. Ce « trafic » est bien la conséquence de notre inorganisation. De plus, un grand doute demeure sur l'absence de virus dans ces tissus exportés. En effet, malgré tous les tests actuellement pratiqués, il existe un « trou immunologique » entre la contamination et l'apparition des anticorps qui permettent de diagnostiquer la maladie par des examens de laboratoire.

Ces prélèvements et ces techniques de conservation ont un coût ; c'est pourquoi la société Cryolife disait ne pas vendre de tissus mais un travail, celui de la préparation et du stockage. Cependant, quand il s'agit d'organismes purement commerciaux, les risques de dérapage sont à craindre.

On peut donc être satisfait de la création d'un Établissement français des greffes (*Journal officiel* du 19 janvier 1994).

« Il sera chargé d'élaborer les règles qui devront s'appliquer au prélèvement, à la conservation, au transport et à la transformation des produits du corps humain. » Souhaitons seulement que les personnes compétentes, c'est-à-dire les médecins et les chirurgiens, gardent une représentation suffisante pour être entendus.

J'espère que cet organisme sera géré comme une entreprise privée, c'est-à-dire sans déficit, en tenant compte du coût de la recherche et de l'amélioration des techniques, car il faut absolument prouver que la sécurité et la qualité seront supérieures à celles des établissements commerciaux.

L'Assistance publique de Paris a mis en place à l'hôpital Saint-Louis une structure indépendante et de qualité qui nous fournit des homogreffes. Je souhaite que l'État prenne vraiment conscience de l'importance de cette entreprise et lui donne les énormes moyens qui seront nécessaires pour la développer.

## *Le grand essor des valves mécaniques (en plastique ou en métal)*

Dans le même temps que se développaient plasties et hétérogreffes, les partisans, tout aussi acharnés, des prothèses artificielles multipliaient les modèles de valves. Chaque chirurgien se devait d'avoir sa marque, entre les années 1962-1975. Plus de cent modèles étaient disponibles, et d'intérêt variable. Avoir une valve à son nom ne signifiait pas que le signataire avait passé des nuits blanches à étudier les matériaux et la dynamique des fluides. Tout au plus le chirurgien avait collaboré en donnant son avis à un ingénieur anonyme sur la facilité d'implantation et sur les résultats expérimentaux obtenus chez les animaux et chez l'homme.

De cet abus de notoriété, la valvule de Bjork est exemplaire.

Chirurgien suédois, Bjork faisait son tour des États-Unis comme naguère les peintres faisaient le voyage d'Italie. Le périple comportait une étape obligatoire chez Denton Cooley à Houston.

Ce jour-là, Cooley est en train de mettre une valvule de « Cooley ». C'est un curieux modèle à disque biconique dans une cage, somme toute assez proche de la valvule de Beall.

Tout en officiant il se tourne vers Bjork et lui dit :

— Voyez, cher confrère, à côté de vous ce jeune homme. C'est un ingénieur remarquable qui vient de créer un nouveau modèle de valvule et il cherche un chirurgien pour la poser. Je ne peux le faire puisque j'ai déjà ma propre valve. Est-ce que cela vous intéresse ?

Bjork ne réfléchit pas longtemps avant de répondre avec un laconisme tout suédois :

— Oui.

C'est ainsi qu'un chirurgien peu connu donna son nom à une valvule qu'il n'avait jamais vue. Le plus étonnant est que ce fut vraiment une « bonne affaire ». Le modèle était le premier à présenter un disque basculant, sans cage et sans charnière, entre deux tuteurs métalliques qui le maintenaient, tout en lui laissant une grande liberté.

Cette excellente valve se révéla en position aortique supérieure à la « star » des valvules, celle de Starr, et à tous les autres modèles de l'époque. Elle devint la référence en quelques années et c'est ainsi que 350 000 personnes la portent dans le monde entier. Cette invention d'un ingénieur dont on a oublié le nom rendit Bjork célèbre pour des décennies alors qu'il avait donné essentiellement son nom, par le plus grand des hasards.

Je ne suis pas sûr que Cooley ne s'en soit pas mordu les doigts.

Très proche du modèle dit de Bjork, la valvule de Lillehei sortit en même temps en 1972.

C'est également une valvule à disque basculant sans charnière et qui marqua la fin de la vie chirurgicale de Lillehei. Ce « grand homme » eut l'élégance de faire figurer le nom de l'ingénieur Kaster sur « sa » valve.

C'était l'époque où il ployait sous les ennuis avec le fisc américain, le jetant des lumières des salles d'opération et des congrès dans les ténèbres du cachot. Heureusement pour Lillehei, aux États-Unis on peut acheter des années de prison contre des années de service public. Lillehei partit comme chirurgien de base sur un navire-hôpital qui faisait du cabotage sanitaire sur les côtes de l'Amérique du Sud. Le Crésus de la chirurgie opéra des indigents, accomplissant de bonnes actions comme Mère Teresa !

Lillehei se fit ensuite le commis voyageur de sa valve. Au cours d'une de ses tournées de prospection, j'ai eu la chance de le rencontrer à Paris. C'est une personnalité impossible à oublier et qui s'emploie, à l'américaine, à devenir inoubliable. Ses yeux fascinants témoignaient de la mobilité de son esprit ; leur couleur bleu pétrole, totalement artificielle, était due à des lentilles colorées dont la mode venait juste de commencer. Son cou portait les stigmates, involontaires, de son métier.

Quelle prodigieuse vitalité ! Il nous a exténués dans le *« gay Paris »* et seule Martine Liebeau, notre réanimatrice d'alors, a trouvé l'énergie et la courtoisie de l'accompagner dans une virée nocturne digne de l'époque de Kessel et des princes de la nuit.

La saga de la valvule n'est pas close. C'est un étonnant feuilleton dont les héros sont aussi imprévisibles que Saint-Jude est méconnu.

Le dernier modèle original de valvule, qui va se révéler un modèle universel jusqu'à aujourd'hui, porte le nom mystérieux de saint Jude, peu familier de nos calendriers romains.

Ce modèle, mis sur le marché en 1979, ne comporte pas un disque mais deux hémidisques basculants dont la charnière est fictive. Il s'agit d'un ergot minime encastré dans une cupule.

Le lavage par le sang est donc différent en position d'ouverture et de fermeture afin d'éviter la formation de caillot. Inusable, puisqu'elle est entièrement construite en carbone pyrolytique, sa charge électrique négative repousse les cellules sanguines, et plus particulièrement les plaquettes.

Un jour, un représentant vint me proposer cette valve très originale. Elle m'enthousiasma car elle était extrêmement légère, peu bruyante, et surtout, elle semblait présenter un écoulement peu turbulent avec ses trois chenaux d'évacuation qui offrent des surfaces à peu près égales. Cet écoulement « fluide » me paraissait un avantage important par rapport aux valves monodisques dont l'un des deux chenaux est beaucoup plus petit et donc moins bien lavé que l'autre.

Je me décidai aussitôt à l'employer et fus un des premiers en France avec Eugène Baudet à Bordeaux à la poser dès 1979.

En Amérique, la société Saint-Jude Medical, cotée en bourse, battra tous les records de bénéfices.

Le nom de cette valve tient à un « miracle ».

Manuel Villafana est un Mexicain qui n'est ni chirurgien ni médecin, encore moins ingénieur, mais il a le sens des affaires et un sixième sens pour le choix des hommes. Il essaye de s'introduire dans ce marché encombré des valvules artificielles, tenu par les Anglo-Saxons et où l'on trouve, comme souvent, la conjonction de plusieurs personnes. Villafana s'offre un consultant de qualité : Walton Lillehei.

Comme tout bon Mexicain, Villafana est très catholique et très pratiquant. Un jour, sa femme l'appelle au bureau, elle s'est affolée, leur fils est très malade. Le mal empire d'heure en heure. Fou d'inquiétude, il abandonne son équipe d'ingénieurs et passe devant une église dédiée à saint Jude, apôtre des causes désespérées. Villafana entre dans l'église pour y brûler le plus gros cierge. Et il prononce un vœu : si saint Jude fait guérir son fils, la valvule que son entreprise est en train de créer portera son nom.

L'enfant guérit !

Catholique mais pas gaspilleur, croyant mais pas naïf, l'homme d'affaires s'avisa que ce nom très clérical pourrait être un handicap auprès des chirurgiens non chrétiens.

Soucieux de son image de marque, il prit l'avis de chirurgiens et médecins juifs qui le rassurèrent : juif se dit *yude* en yiddish.

Très rapidement ce modèle va supplanter tous les autres et devenir la référence. 500 000 patients en ont bénéficié. Désormais, avec un recul de seize ans, on peut juger sa fiabilité.

Mais la concurrence est là. De nouvelles prothèses à deux volets sont arrivées sur le marché.

Toutes ces valves, entièrement en carbone, ne provoquent que peu de turbulences dans le flux sanguin et s'accommodent d'un traitement anticoagulant à dose modérée.

Actuellement il existe au moins quatre modèles similaires : la Bicarbone de Sorin, la Carbomédic, la Tekna de Baxter et enfin l'ATS.

Derrière ce dernier modèle on retrouve (vingt ans après) le même Manuel Villafana entouré des mêmes ingénieurs qui avaient réalisé la valvule de Saint-Jude. Elle présente de nombreux perfectionnements, elle est moins bruyante et son avenir est prometteur. La société a donc pris le nom d'Avancing the Standard, le standard étant la Saint-Jude, il fallait y penser.

De plus en plus les cardiologues qui nous adressent les malades préfèrent souvent ces valves inusables aux hétérogreffes dont l'avenir est compromis à partir de la dixième année.

# 8

# LA BOMBE BARNARD
# LA TRANSPLANTATION CARDIAQUE

Saint Damien, qui forme avec son frère saint Cosme le plus célèbre tandem de chirurgiens, aurait greffé une jambe de cadavre à un homme dont un membre inférieur avait été détruit par un cancer. Ce miracle, pieusement rapporté mais jamais vérifié, est vieux de mille sept cents ans. Forts de cette image, Cosme et Damien sont devenus les patrons de notre corporation.

Il faudra attendre dix-sept siècles pour que la première transplantation française, couronnée d'un succès de dix-huit mois, soit effectuée par Charles Dubost en juin 1968. Le receveur était le Révérend Père Boulogne. Il se prénommait Damien. Faut-il y voir une prédestination ?

Si l'on veut raconter l'histoire de la transplantation cardiaque, il est indispensable de parler d'une autre aventure qui l'a précédée, celle de la transplantation rénale.

Techniquement, le rein est sans doute l'organe le plus facile à transplanter : une suture artérielle, une suture veineuse, et un uretère à réimplanter dans la vessie. En outre, le rein peut perdre 80 % de sa fonction et assurer encore une épuration suffisante qui garantit l'homéostasie, c'est-à-dire la régulation des constantes biologiques de l'organisme. Enfin, dernier avantage mais non le moindre, on dispose, depuis 1962, d'un système de rein artificiel permettant une épuration régulière du sang qui assure ainsi la survie du malade même en cas de rejet total.

En dépit de ces atouts, les premières tentatives furent pourtant infructueuses car on ignorait totalement la façon de contrôler le rejet.

Depuis le début du siècle on savait que, sans traitement immunodépresseur, un rein greffé n'avait aucune chance de survie. En effet, le rejet est dû à une réaction naturelle de notre système immunitaire. Comme il lutte contre une bactérie, il combat le greffon perçu comme un corps étranger.

En 1912, Carrel et Guthrie avaient greffé un rein sur le cou d'un chien. Il n'avait fonctionné que quelques jours.

Le Lyonnais Mathieu Jaboulay avait greffé sur l'homme des reins d'animaux sans plus de succès.

On s'explique donc mal le vent de folie qui souffla sur la planète chirurgie après la Seconde Guerre mondiale.

Certes un trio inventif composé d'un jeune urologue, Landsteiner, et de deux chirurgiens thoraciques, Hufnagel et David Hume, avait transplanté avec un succès temporaire un rein de cadavre sur les vaisseaux du bras d'une jeune femme. Elle n'avait aucune chance de survivre car ses reins n'étaient plus fonctionnels en raison d'une infection streptococcique consécutive à un avortement. Cette maladie qui touche les tubules rénaux peut guérir spontanément, à condition que le rein artificiel permette de passer ce cap en épurant le sang durant cette période. Hélas, en 1947, le rein artificiel n'existait pas. Il s'agissait donc de greffer un rein à titre très temporaire.

Landsteiner et ses « complices » durent opérer en cachette, dans une salle de pansement du Brigham Hospital de Boston, pour échapper aux sanctions de leur administration et aux reproches de la communauté médicale.

Le rein greffé clandestinement ne fonctionne que quarante-huit heures mais il permettra à cette jeune femme de passer un cap difficile et de guérir en moins de quinze jours, ses deux reins naturels ayant repris leur fonction.

Ce succès inespéré et sans lendemain justifiait-il les trois tentatives de Dubost, Servelle et Kuss ?

La notion de coma dépassé ou de mort cérébrale n'existait pas encore à cette époque. Les donneurs ne pouvaient être que des condamnés à mort.

Le 12 janvier 1951, Dubost et Servelle se partagent les deux reins d'un homme guillotiné à la Santé.

La scène est macabre : le corps sans tête est enfourné à la hâte dans une ambulance où Nicolas Œconomos, chef de clinique de F. D'Allaines, volontaire désigné, dissèque les deux reins et les plonge dans une solution de sérum froid.

Ces deux transplantations, ainsi que celle de René Kuss qui interviendra huit jours plus tard, seront des échecs confirmés en moins d'un mois.

Un an plus tard, en 1952, l'histoire malheureuse du jeune Marius Renard va agiter les médias et passionner l'opinion publique.

Marius, jeune charpentier, avait fait une mauvaise chute du haut d'un toit. Il avait un rein éclaté qui fut enlevé chirurgicalement. On s'aperçut alors, mais trop tard, qu'il s'agissait d'un rein unique.

Sans rein, Marius était condamné. Il fut transféré dans le service de Jean Hamburger. La seule possibilité de survie était la transplantation. La mère de Marius accepta de lui donner un de ses reins. L'intervention fut pratiquée par J. Vaysse et N. Œconomos.

Marius avait une bonne tête de gavroche pleine de vie. Chaque jour la presse publia son bulletin de santé comme celui d'un chef d'État ou d'une star de cinéma. Mais ce fut un échec : Marius mourut de rejet le vingt et unième jour.

Il faudra attendre décembre 1954 pour que les premiers succès soient rapportés, chez Merril et Murray à Boston, et Hamburger et Vaysse à Paris, sur des jumeaux homozygotes, sujets à identité cellulaire absolue, évitant ainsi le rejet.

À partir de 1959 les mêmes équipes réussiront les premières transplantations sur des jumeaux hétérozygotes, autrement dit des faux jumeaux, dont la différence génétique est semblable à celle d'un frère et d'une sœur. En l'absence de médicament efficace, le receveur était totalement irradié pour que toutes ses défenses immunitaires soient détruites, il n'avait presque plus de globules blancs. Il fallait donc faire vivre ces transplantés dans une chambre entièrement stérile. Ceci impliquait une méthode très lourde pour stériliser le matériel, la nourriture, les médicaments et même les journaux, et à haut risque, puisque, malgré toutes ces précautions, les complications infectieuses furent nombreuses.

Mais c'est à l'hôpital Foch, en 1960, que vont être obtenus, par René Kuss et Marcel Legrain inspirés des travaux expérimentaux de R. Calne, les premiers succès mondiaux durables sur des receveurs « non apparentés ».

Calne avait préconisé l'emploi d'une drogue destructrice des cellules cancéreuses : la 6 mercaptopurine, ou 6 MP, dont a dérivé un autre médicament, l'azathioprine (ou Imuran) que nos transplantés connaissent bien.

Parallèlement, plusieurs chercheurs avaient déjà commencé l'exploration des lois biologiques qui régissent la compatibilité entre le donneur et le receveur, ou histocompatibilité, et donc du phénomène de rejet.

En 1948, Snell, Lemon et Gorer décrivent la région génétique qui contrôle, chez la souris, les antigènes majeurs d'histocompatibilité. Ces protéines forment une carte d'identité des tissus que reconnaissent les cellules du système immunitaire.

En 1952, Jean Dausset découvre chez l'homme un complexe majeur d'histocompatibilité : le MHC (*Main Histocompatibility Complex*). Puis il détermine, à partir des globules blancs, le type des différents antigènes. Ce sera le système HLA (détermination des antigènes d'histocompatibilité des globules blancs) qui permettra de déterminer le groupe tissulaire de l'individu et donc les chances de ressemblances entre deux êtres. Les chances d'identité sont dérisoires : une chance sur dix mille de rencontrer deux cartes semblables. Chaque homme est bien un être rare. Jean Dausset obtiendra pour ses travaux le prix Nobel en 1980.

En 1960, Peter Brian Medawar reçoit le prix Nobel pour avoir mis en évidence le mécanisme immunitaire du rejet. Ce qui est « évident » aujourd'hui ne pouvait l'être voici trente ans. On constatait les rejets sans les expliquer. Il avait envisagé, le premier, le rôle prépondérant des lymphocytes, une variété de globules blancs. Pour réussir les greffes il fallait donc trouver, impérativement, le moyen de diminuer la fréquence et l'intensité du rejet, en s'attaquant aux défenses immunitaires, autrement dit en neutralisant les lymphocytes.

Connaissant en partie l'ennemi et sa stratégie, très vite, des armes sont créées contre lui : ce sont les drogues dites cytotoxiques, tueuses de cellules, touchant de préférence les globules blancs et tout particulièrement les lymphocytes.

Ces nouveaux médicaments antirejet vont rapidement reléguer aux oubliettes l'irradiation par radiothérapie qui était bien trop lourde.

L'imurel (ou imuran) et la cortisone, douées d'un

pouvoir anti-inflammatoire, mais aussi immunosuppresseur, auxquels s'adjoindront différents sérums anti-lymphocytaires, deviendront pendant vingt ans les armes privilégiées du traitement antirejet.

De toute cette période de recherche, d'entreprise, de labeur, il faut retenir et s'incliner devant le rôle précurseur de la France.

Le talent et le travail de M. Legrain, J. Hamburger, R. Küss et J. Vaysse, pionniers dans le domaine de la transplantation, ont été reconnus par les Américains.

Bien des années plus tard, Starzl, le champion américain de la greffe rénale et hépatique, décerna à la France un satisfecit, repris par la communauté mondiale. Je cite avec délectation : « Pendant cette période critique de 1959 à 1962 l'ensemble de l'expérience française constitua la principale justification pour la poursuite des essais cliniques de transplantation rénale. »

Cette déclaration vaut bien un prix Nobel.

Dès 1964, l'importance des succès enregistrés sur les greffes rénales et la victoire sur les lymphocytes responsables du rejet permettaient d'envisager d'autres transplantations chez l'homme.

Pourquoi pas le cœur ?

Ce sera une autre histoire.

Avant même la confirmation de cette possibilité, Dubost et Blondeau m'avaient conseillé d'entreprendre un travail expérimental sur la transplantation cardiaque, dans le laboratoire de Marie-Lannelongue.

C'était en 1961.

La technique décrite dès 1960 par Norman Shumway et Richard Lower était très astucieuse. C'était une simplification notable de la méthode qu'Hardy avait développée chez le chien depuis 1956.

On laissait en place le fond des oreillettes ainsi que les

veines caves et pulmonaires, évitant de suturer ces vaisseaux à parois très fragiles. Cette technique permettait de gagner du temps et d'éviter les risques majeurs de saignement.

Cela fonctionnait bien sur l'animal mais personne n'osait franchir le pas sur l'homme. Le Rubicon était bien large.

Pourtant, un matin de janvier 1964, James D. Hardy fit une tentative désespérée sur un mourant. Le cœur de chimpanzé qu'il lui greffa battit quelques heures. Hardy savait mieux que quiconque que son intervention n'avait aucune chance de succès. Mais il espérait, sans doute, que cette audace provoquerait un choc psychologique chez les médecins, et dans l'opinion publique.

Où en était, en effet, la conscience collective ?

Un problème fondamental n'était toujours pas résolu. Il n'était pas d'ordre technique mais d'ordre moral : était-il conforme à l'éthique de prélever des organes sur un sujet dont le cœur battait encore ?

Ce cœur qui bat était-il un signe absolu de vie ? Constituait-il les bornes infranchissables du mythe ou de la réalité ? L'opinion religieuse allait-elle imposer son veto ?

## *Coma dépassé. Mort cérébrale*

Des mots qui désignent le même état.

Celui de « mort cérébrale » est cependant plus parlant puisque ce mot implique la destruction de toute activité cérébrale, donc la fin de l'être.

C'est entre 1964 et 1968 que s'est mis en place le

concept de coma dépassé qui, en reconnaissant cet état, allait permettre de redéfinir la mort.

Depuis les publications en 1959 de Wertheimer et Jouvet, neurochirurgiens de Lyon, et de P. Mollaret et J. Goulon, réanimateurs parisiens, l'attention des médecins avait été attirée sur ces états neurologiques dont on ne « revient pas » et qui précèdent généralement de quelques heures, ou quelques jours, l'arrêt cardiaque.

La réanimation était devenue une spécialité médicale. Elle portait des valeurs et développait des concepts précis. Réanimer n'était plus un geste de secouriste mais un nouvel état de la science médicale.

P. Mollaret et J. Goulon, avec le neurologue français F. Lhermitte et J. Hamburger, néphrologue « cofondateur » de la réanimation, vont créer l'expression nouvelle de « coma dépassé ».

Ils inventaient, en fait, une entité : réalité nouvelle, appellation nouvelle.

Chez les blessés crâniens graves, les victimes d'accidents vasculaires cérébraux majeurs, ou en cas de séquelles neurologiques liées à un arrêt cardiaque ou respiratoire, le cerveau soit traumatisé soit privé d'oxygène meurt en quelques minutes.

Le cerveau est mort mais le cœur bat encore car il jouit d'une autonomie incroyable.

Avec les moyens actuels on pourrait faire fonctionner le cœur d'un décapité. Cette prouesse technique peut-elle autoriser certains à prétendre que le décapité vit encore ?

Le cerveau est en décomposition. Rien ni personne ne lui redonnera sa fonction. Cet état de mort cérébrale ne se traduit pas seulement par la disparition de toutes les facultés de relation, perte de conscience, abolition de tous les réflexes, arrêt du rythme respiratoire, mais aussi par une dilatation importante de tous les vaisseaux, une chute progressive de la température centrale et des troubles graves de la filtration urinaire. Ainsi, le « mort » peut rejeter dix litres d'eau par jour. Il ne « respire » que si une machine le ventile à sa place. Cet état précaire nécessite un traitement en réanimation pour pallier les défaillances simultanées de toutes ces fonctions. Il est exceptionnel que l'on puisse prolonger cet état de coma dépassé plus de quelques jours.

Mais dans cette débâcle irrémédiable, le cœur s'entête encore.

Certains neurologues aussi !

Les discussions furent parfois très vives avec ceux qui commentaient les difficultés à tracer « l'ultime frontière de la vie ». Le rôle capital que pouvait jouer ce nouveau terme de coma dépassé n'effleurait pas encore la majorité des médecins.

Jean Hamburger, dans son livre *La Puissance et la fragilité*, raconte l'histoire d'une jeune fille hospitalisée dans son service à la suite d'une infection gravissime. « La circulation du sang, soutenue par des drogues, se poursuivait ; le cœur battait régulièrement ; mais toute activité nerveuse avait disparu... aucune amélioration ne se manifestant, nous demandâmes à l'éminent neurologue François Lhermitte de venir en consultation. Il demeura longtemps dans la chambre, pratiqua le plus minutieux des examens, réfléchit longuement et dit :

« — Je crois que cette malade est morte depuis plusieurs jours. »

L'autopsie révéla qu'il avait raison : tout le cerveau, tout le système nerveux étaient décomposés, liquéfiés.

Par sa perspicacité, le professeur Lhermitte a ainsi grandement contribué à cette nouvelle définition.

De façon concomitante, les travaux de Suzanne Arfeld, chef du service d'électroencéphalographie de l'hôpital

Foch, confirmèrent chez ces sujets l'arrêt de toute activité électrique cérébrale. C'est ainsi que l'enregistrement d'un tracé plat pendant plusieurs heures devint un des éléments forts du diagnostic de mort cérébrale.

J'avais rencontré Suzanne, chez le professeur Petit-Dutaillis, quand j'avais vingt ans et que je découvrais, jeune stagiaire, le monde mystérieux de l'hôpital. C'était une femme très séduisante et très sympathique. Spécialiste depuis toujours de l'électroencéphalogramme, elle a joué un rôle fondamental dans la définition du coma dépassé.

Un autre argument pouvait conforter ce diagnostic, la pratique de l'artériographie cérébrale. Permettant d'opacifier et de radiographier les vaisseaux du cerveau, elle montrait dans tous ces cas la disparition de la vascularisation cérébrale consécutive à la formation de caillots dans les deux carotides à l'entrée du crâne.

Cette oblitération des deux artères nourricières prive totalement, brutalement et définitivement le cerveau d'oxygène. Sa substance est donc détruite de façon irréversible.

Les premiers cas signalés de prélèvement rénal à cœur battant sont rapportés par G. Alexander en Belgique, en 1964, et Jean Hamburger l'année suivante à Necker.

La même année, Marcel Legrain réussit à convaincre le directeur de Foch, G. Chevalier, de prendre la décision courageuse d'autoriser le prélèvement d'organes en salle d'opération sur un sujet en état de mort cérébrale. Foch se lançait courageusement dans une voie d'avenir.

Aucune loi ne protégeait les médecins.

La situation était aussi ambiguë dans les autres pays.

Il faudra attendre 1968 pour que l'Université de Harvard, institution infiniment respectée, publie son rapport sur la définition du coma irréversible.

Quelques mois avant la publication de ce rapport essentiel, une autorité médicale anglaise, R. Schakman, avait pontifié en écrivant : « Je ne connais aucun chirurgien qui accepterait de prélever sur un donneur dont le cœur n'aurait pas cessé de battre. »

Ces propos conventionnels expriment une telle force mythique que Barnard va se sentir obligé, pour sa première transplantation, d'arrêter la respiration artificielle et d'attendre l'arrêt cardiaque pour prélever le premier donneur de cœur de l'histoire.

Aujourd'hui encore on reste stupéfait devant le respect archaïque, magique, qu'inspire ce muscle porteur de tant de symboles, et confondu par la malhonnêteté intellectuelle qui nous empêchait de prélever directement cet organe, mais qui nous autorisait à arrêter la ventilation artificielle, geste dont nous savions qu'il allait entraîner l'arrêt du cœur.

Or, plus on attend, moins le cœur sera de bonne qualité, et plus la vie du receveur sera compromise. Cette parfaite hypocrisie, par essence, pouvait être mortelle.

En février 1968, les législateurs ne pouvaient plus tergiverser.

Depuis plusieurs années les lois étaient régulièrement bafouées.

Le don d'organe d'un parent était interdit puisqu'il s'agissait d'une « automutilation volontaire », et pourtant on prenait un rein d'un père, d'un frère, d'une mère. Le chirurgien était complice.

Le premier arrêté, pris par Jean-Marcel Jeanneney, ministre des Affaires sociales du gouvernement Pompidou, spécifiait que « le prélèvement d'organes à des fins thérapeutiques en salle d'opération » était autorisé.

Mais, depuis la réalisation des premières greffes cardiaques de décembre 1967, il fallait aller plus loin.

La loi est souvent en retard sur l'évolution de la société, mais dans ce cas le retard devenait kafkaïen. D'urgence il fallait changer la définition de la mort qui n'était jusqu'alors basée que sur l'arrêt du cœur. La vieille sagesse populaire a la peau dure : tant que le cœur bat, y a de l'espoir.

L'homme n'était mort que si le cœur, donc la circulation sanguine, s'arrêtait. On décrivait même comme test de mort la technique de la saignée à la cheville pour vérifier l'écoulement du sang. Seuls les morts ne saignent pas ! Ce test était si peu pratiqué qu'un certain nombre de gens avaient pu se réveiller en pleine forme mais dans la chambre froide d'une morgue. Il s'agissait des victimes du syndrome de Stokes-Adams qui se caractérise par des syncopes prolongées, avec un pouls imperceptible, chez des sujets ayant une fréquence cardiaque extrêmement basse.

Avant l'électroencéphalographie on pouvait croire aux « miracles » et aux ressuscitations miraculeuses.

En fait, la nouvelle définition de la mort basée sur la mort cérébrale sera beaucoup plus précise et apportera la certitude absolue.

La circulaire Jeanneney d'avril 1968 prend cette définition en compte. Elle autorise en fonction des critères nouvellement définis les prélèvements sur les personnes décédées.

La France vient de jouer une nouvelle fois le rôle de précurseur sur les États-Unis. Les Britanniques devront attendre huit ans et les pays latins très catholiques — Italie, Espagne, promulgueront leur loi en 1980.

Le Japon n'a toujours pas résolu ce problème et il n'y a aujourd'hui aucune transplantation cardiaque dans ce pays.

Ce progrès indéniable doit rassurer les familles. La notion de mort est beaucoup plus précise que la précédente puisqu'elle fait appel à des examens irréfutables ; en particulier l'électroencéphalogramme dont le tracé doit

être pla
enregistr
Quanc
cérébral
sanguine
Le ret
plantatio
chez les
Quoi c
éclate c
l'hôpital
inconnu
fille décé
âgé de 47
« L'inte
patient v
réveillant
L'événe
durant les semaines à venir. Pourquoi Barnard à Groote Schuur et non Shumway à Palo Alto ou Dubost à Paris ?

Aucune loi n'interdisait en France ce nouveau type d'intervention mais il fallait braver l'opinion publique et, pis, l'opinion de ses pairs. Or, il est parfois difficile de convaincre la *vox populi*.

Curieusement, la réaction du professeur Soulié sera exemplaire de conservatisme : « Ce chirurgien est un aventurier et les conditions dans lesquelles s'est déroulée cette greffe sont inadmissibles. »

Peut-être sommes-nous un peuple peu enclin à l'aventure et beaucoup plus traditionnel qu'il n'y paraît ?

Aux États-Unis, pays neuf, sans complexe et toujours à la pointe de la nouveauté, ce sont sans doute les lourdeurs administratives qui ont retardé l'approbation d'un tel

que dans le pays de la
individuelle on assiste
de la Food and Drugs Admi-
ôler la mise sur le marché des
ériel biomédical, et que d'autres
sévères, épient toutes les techniques
otocoles expérimentaux.

s cependant que cet excès de surveillance a
e justifié par de nombreuses erreurs du passé.
ment, ce contrôle excessif peut donner l'impres-
être un frein.

ais Barnard n'a pas seulement réussi à cause de la
midité des autres. Il a réussi le premier, pour trois raisons essentielles :

– Parce qu'il avait reçu une excellente formation chez Lillehei dont il a été un des élèves les plus studieux.

– Parce qu'il avait le soutien de son entourage médical et en particulier des cardiologues.

– Et enfin parce qu'il bénéficiait de cette petite dose de folie indispensable pour concevoir toutes les grandes réalisations, et les mener à leur terme.

Shumway, son rival malheureux, qui le connaissait bien pour l'avoir côtoyé chez Lillehei, en même temps que Cabrol, dira : « Il a brisé la glace. » Barnard a donc joué les César, laissant sur l'autre rive une jolie brochette de talents un brin dépités.

Son geste allait changer la face du monde chirurgical, même si Louis Washkansky devait mourir d'une infection pulmonaire grave au dix-septième jour. S'agissait-il d'un manque de chance ? Certainement pas quand on sait que l'opéré était diabétique, terrain propice aux infections, et sous traitement immunodépresseur.

C'est pourquoi, à juste raison, Barnard récidive le 2 janvier 1968. Le receveur est un chirurgien dentiste de

58 ans, Philip Blaiberg, et le donneur est un jeune métis de 24 ans, coïncidence historique puisque la « greffe miraculeuse » attribuée sur une image pieuse à saint Damien provenait d'un Éthiopien, et pied de nez aux racistes institutionnels du pays de l'apartheid.

Cette deuxième transplantation est un succès puisque Blaiberg va vivre dix-huit mois avec le jeune cœur greffé. C'est aussi un triomphe médiatique sans précédent. Barnard a une belle prestance et l'élégance de Gregory Peck. Il a, en outre, le cerveau bien fait. Il parle avec assurance lors de ses innombrables interviews.

Interrogé par des centaines de journalistes, pas forcément bienveillants, il ne se contredit jamais. Son discours est structuré, équilibré, clair. Et Dieu sait si les journalistes lui tendent des pièges. Chaque fois, il les évite et la tournée mondiale qu'il entreprend pour prêcher la bonne parole scientifique a un succès mérité.

Vingt ans après le grand Blalock et ses enfants bleus, un autre novateur prend la peine d'expliquer son geste, court-circuitant interprètes et falsificateurs. Barnard s'adresse au monde.

Lillehei est un témoin privilégié et impartial. Ce personnage, un des plus extraordinaires de l'histoire du cœur, disait en souriant : « Je suis dans la position d'un père considérant ses enfants. Barnard et Shumway sont extrêmement intelligents, acharnés au travail, enthousiastes et vifs. »

Comment réagit-on en France ?

Les jeunes, dont je fais alors partie, admirent et envient Barnard. On l'envie, parce qu'il a été soutenu par son milieu alors que dans nos pays européens les jeunes chirurgiens n'ont jamais droit à la parole : seuls les titres permettent d'avoir des idées !

À Paris, les trois patrons qui dominent la cardiologie et la chirurgie cardiaque, P. Soulié, J. Lenègre et Ch. Dubost, réagissent comme un seul homme. À quelques mois de la révolution de Mai 1968, ils vont tenir dans *Match* des propos surprenants, et d'autant plus surprenants qu'ils avaient été vingt ans auparavant les fers de lance de la cardiologie et de la chirurgie cardiaque.

C'est le procès des blouses blanches par les blouses blanches.

Premier grief : ils critiquent l'opportunité d'une transplantation cardiaque car, disent-ils, on ne peut pas fixer avec certitude la date de la mort naturelle d'un patient, si grave que soit son état.

C'est vrai, mais depuis le début de la chirurgie cardiaque vingt ans plus tôt ils ont tous les trois promu ou pratiqué des opérations à haut risque, plus particulièrement au début de la circulation extracorporelle, sur des malades dont on ne pouvait prévoir avec certitude la date de l'issue fatale. Ce difficile problème de l'indication opératoire : faut-il ou ne faut-il pas opérer ?, demeurera toujours. C'est l'essence même de la chirurgie. Et c'est la raison principale pour laquelle le malade doit avoir confiance en son chirurgien et son cardiologue.

Objectivement, je ne crois pas que, dans les indications de la transplantation, nous nous soyons souvent trompés sur l'espérance de vie : dans les premiers temps, il ne s'agissait que de cas désespérés. Blaiberg, comme Riffaudot ou Éjarque, n'avaient plus que quelques semaines à vivre. Leur fin naturelle eût été misérable. Ils le savaient.

Le deuxième grief contre Barnard concerne le donneur : ils ne sont pas certains que ce donneur était bien mort !

Leurs réponses montrent en effet que les deux éminents cardiologues occultaient totalement la notion de coma dépassé, en 1968, quatre ans après les premiers prélèvements sur des sujets décérébrés.

Très en verve à défaut d'être à l'affût des nouveautés,

Soulié racontait l'histoire d'un malade opéré d'un canal artériel qui, à la suite de l'intervention, était resté six jours dans le coma puis en était sorti. À tel point que le jeune homme avait réussi à passer son bac. Soit ! Mais l'anecdote était sans rapport, car de quel coma s'agissait-il ? Sûrement pas d'un coma dépassé.

C'est d'ailleurs un reproche que nous pouvons tous nous faire : enfermés dans notre spécialité, nous passons parfois à côté de découvertes fondamentales.

Mais les effets de manches ne sont pas l'apanage des avocats. Dans une superbe envolée lyrique, Lenègre parodiait Bossuet : « La mort est extraordinairement probable. Quelle puissance peut dire qu'elle est certaine ? »

Lyrique, mais pas scientifique. Surprenant chez cet homme qui avait été le premier cardiologue français à développer l'électrocardiogramme et qui négligeait l'importance de l'électroencéphalogramme et de l'artériographie cérébrale.

Le reste du discours est un mélange de phrases agressives.

« C'est de l'expérimentation humaine. »

Mais quel est le chirurgien ou le médecin qui n'a jamais innové sur l'homme dans de telles circonstances ?

« C'est une publicité inqualifiable. »

Eux-mêmes ne parlaient-ils pas à plusieurs millions de lecteurs par l'intermédiaire de *Match* ?

« S'il y a un Conseil de l'Ordre en Afrique du Sud, il faut le poursuivre. »

« L'homme devient un cobaye, cette aventure est une grave faute médicale. »

Lenègre renchérit : « Nous, dans les pays latins et méditerranéens, nous sommes axés sur la protection directe et exclusive du malade. »

Et Soulié conclut :

« Si son premier malade est mort d'une pneumonie, c'est qu'il a été mal soigné. »

Cependant, à la fin du réquisitoire, Lenègre, le plus nuancé, modère son propos :

« Cela n'empêche qu'il ne me paraît pas à moi absolument nécessaire de condamner sans appel celui qui ne pense pas ou n'agit pas comme nous. »

Le propos est emberlificoté mais propose le sursis. Et il conclut en souhaitant longue vie à Blaiberg mais sans y croire.

Quant à Charles Dubost, il préfère attendre des progrès décisifs dans la prévention des rejets, argument qu'il reprendra ultérieurement. Cette prudence ne l'empêchera pas de tenter six mois après, en mai et juin 1968, deux transplantations avec un succès de dix-huit mois.

Cette interview de trois « grands patrons » fut donnée six mois avant les projections de pavés de Mai 1968. Recueillie six mois plus tard, elle n'aurait pas eu le même contenu.

Mai 1968 perturba beaucoup le rythme de la médecine et de la chirurgie cardiaque.

L'insurrection contre le professeur Soulié commença quand Pierre Vernant (qui était un assistant) fit circuler une pétition dans son service pour protester contre les brutalités policières. Lorsque Soulié apprit qu'une pétition circulait dans son royaume, il convoqua le rebelle et lui déclara net : « Je vous chasse de mon service ! »

Vernant approchait de la cinquantaine !

C'était un mot de trop, en période insurrectionnelle. La lettre de cachet du souverain divisa le service en deux parties très inégales : 90 % des médecins suivirent Vernant, 5 % jouèrent les gardes suisses de Soulié. Cette majorité écrasante pensait sûrement que le vent de l'Histoire allait souffler pour eux. 5 % enfin temporisaient pour applaudir le vainqueur.

Mais, en attendant que le vent tourne et que de Gaulle revienne de Baden-Baden, le service avait explosé. Soulié comparut devant le « Tribunal du Peuple ». J'étais venu là par hasard avec Piwnica, pour assister à une présentation de malade. C'était en fait un procès. Et Soulié était condamné avant d'être entendu.

J'étais stupéfait. S'il fallait sûrement changer les choses, Soulié ne méritait pas ce procès. Quels que fussent ses défauts, il avait servi toute sa vie une cause supérieure. Il avait largement contribué au développement de la cardiologie, peut-être pas aussi vite que nous, les jeunes cardiologues et chirurgiens, l'aurions souhaité.

Soulié et Lenègre étaient les deux grands chefs qui avaient modernisé une cardiologie française jusqu'alors bien endormie.

Ils avaient marqué de nombreuses générations de cardiologues. Ils régnaient, ils avaient le pouvoir, ils déterminaient le savoir.

Ils étaient trop éminents pour ne pas être attaqués ou controversés. Leurs personnalités, et Dieu sait s'ils en avaient, étaient totalement opposées.

Pierre Soulié était la vivacité faite homme. Je l'ai connu alors qu'il était assez âgé mais toujours pétillant, vivant, chaleureux. Passionné par la chirurgie du cœur, on sentait qu'il regrettait de ne pas opérer.

Dans l'amphithéâtre où il pratiquait lui-même les autopsies, son anatomopathologiste Caramian lui passait les instruments comme si de la rapidité de son geste et de sa précision dépendait encore la vie du sujet. Soulié ne quittait jamais son dilatateur de Dubost, tel l'explorateur qui ne se sépare jamais de sa boussole. Il examinait toutes les pièces anatomiques pour voir si vraiment le chirurgien n'aurait pas pu faire mieux. Il connaissait parfaitement toutes les pathologies des malformations du cœur, n'ignorant rien de cette géographie du mal.

Quoique autoritaire, il considérait les jeunes avec beaucoup d'intérêt et nous allions tous aux réunions de son service.

Ses colloques étaient très instructifs : les dossiers des malades étaient intéressants, bien présentés par ses assistants. Soulié avait en effet un important recrutement, notamment de patients atteints de malformations congénitales.

Il demandait à chacun :

— Que faites-vous dans ce cas ?

Il menait des sortes d'enchères, prenant l'avis de tous, et même celui du benjamin de cette assemblée. Puis il confiait souverainement le malade à celui qu'il avait jugé le plus apte.

À partir du moment où j'ai pu présenter des résultats intéressants concernant la chirurgie de l'aorte, j'ai eu « droit » à mes malades. Le cas « Z » était adjugé à Daniel Guilmet. C'est ainsi qu'il m'a donné l'occasion de faire la première extraction chirurgicale de caillots dans l'artère pulmonaire, chez une femme enceinte souffrant d'une embolie pulmonaire massive.

Aux réunions de Soulié, on s'amusait bien. C'était convivial, vivant comme lui ; il s'asseyait sur le coin du pupitre pour mieux animer les débats. À propos d'un cas, il s'animait et racontait une histoire qui avait toujours son intérêt dans notre spécialité. En effet le jeune médecin, et le moins jeune, ont besoin de savoir ce qui a pu se faire, pourquoi les anciens se sont trompés, pourquoi certaines idées sont intéressantes.

Même si les discussions tournaient parfois à la polémique, c'était tonique, et on sortait content, heureux de faire ce métier. Soulié avait une pédagogie socratique, posant des questions, sans rien imposer en apparence. Le maître animait, donnait la vie aux idées.

C'était exactement l'inverse de Jean Lenègre.

De grande taille alors que Soulié était petit, Lenègre était également grand moralement. Personne ne l'avait jamais vu sourire, même les plus âgés avaient perdu le souvenir de son rire. Jean Lenègre officiait dans un décor du XIXe siècle. Un vieil amphithéâtre de bois et de fonte que nimbait un clair-obscur. Ombre parmi les ombres que ne chassait jamais l'éclairage avaricieux, les assistants semblaient avoir avalé leur parapluie ou perdu un être cher. Le ton était d'ailleurs funéraire, car l'essentiel tournait autour d'interminables problèmes d'électrocardiogrammes. Ton soporifique, lumière tamisée, interdiction de sourire, de plaisanter, tout concourait à l'austérité. Sous peine de se retrouver épinglé vivant sans anesthésie, il valait mieux se taire. Chez Lenègre, toute polémique était impensable. Les bonnets de nuit opinaient en silence. Devant le patron, chacun se tenait à carreau. Dans cet océan de tristesse, les seules vagues étaient les « ondes » des tracés électrocardiographiques.

Le développement des techniques en cardiologie (coronarographie, échographie, cathétérisme permettant d'introduire une sonde dans les artères ou les cavités cardiaques) a mis à mal cette toute-puissance mandarinale, en multipliant les compétences. Actuellement, la cardiologie se compose d'une multitude de spécialistes : celui des coronaires qui réalise la coronarographie, celui de l'échographie qui peut situer avec précision le degré de la lésion valvulaire, celui du rythme cardiaque, etc. Au chevet du cœur rebelle, ce n'est plus un « maître » qui tranche souverainement mais un état-major de spécialistes.

Mon ami le professeur Baldrighi, cardiologue italien avec

lequel j'ai travaillé plus de vingt ans, pense depuis longtemps que le cardiologue du XXI^e siècle devra connaître toutes ces techniques. C'est pourquoi il s'est astreint lui-même à les utiliser journellement.

Peut-on imaginer qu'un jour la précision des techniques sera telle qu'elle supplantera la cardiologie clinique ? Peut-on imaginer que des examens précis comme l'échographie, la coronarographie, la scintigraphie cardiaque, seront introduits dans des ordinateurs doués d'une intelligence artificielle pour nous dicter la nature du traitement médical ou de la décision chirurgicale qui seront sans appel ?...

Après Mai 68, la Révolte s'essouffla rapidement. Le responsable du putsch, P. Vernant, avait l'âge d'avoir un service, il l'obtint.

À peine dissipée la fumée des grenades lacrymogènes, Paris accueillit Christian Barnard, vilipendé quelques mois plus tôt.

Sa tournée fut triomphale.

Charles Dubost l'accueillit en personne à l'hôpital Broussais. Les propos tenus dans *Match* étaient oubliés.

Barnard dominait la nuée de journalistes. Souriant comme si on ne lui avait jamais traduit les propos du magazine où « la bande des trois » le vouait aux gémonies.

Barnard entama la visite du service au pas de charge, ce qui n'empêcha pas un malade de reconnaître l'homme de l'année. Son regard s'illumina, il s'écria :

— Oh ! professeur Barnard.

Ce patient était si extatique qu'il donnait l'impression d'avoir entrevu une « apparition ».

Barnard ne fit pas de miracle mais Blaiberg allait bien et Dubost était très impressionné. Il devenait urgent d'embarquer sur le navire.

Vite, plus une seconde à perdre, la révolution estudiantine tendait furieusement à pousser les patrons vers la sortie ; avant de prendre la porte, la nouvelle doctrine était : « Pressons, pressons ! greffons ! » Barnard n'était plus un paria, mais un modèle sinon un maître.

Dans la frénésie, Dubost organisera « la » transplantation du service dans le plus grand secret, à l'insu de ses plus fidèles assistants.

Blondeau, Piwnica et moi avions été exclus de la confidence. Cachera, le favori du moment, eut le devoir de s'occuper de l'intendance.

Qui avait posé l'indication pour cette grande première française ? Soulié lui-même.

Précisons qu'en 1968 nos services dits de pointe ne connaissaient toujours pas la cinécoronarographie, cette technique radiologique décisive mise au point par Sones six ans plus tôt.

Le choix du Père Boulogne était bon, puisqu'il était très invalidé par une grave insuffisance coronarienne.

Médiatiquement, le personnage était sympathique et supérieurement intelligent. Il savait parler et retenir les journalistes qui ne demandaient que cela. C'était un homme de contact et il aurait été un phare extraordinaire, s'il avait vécu plusieurs années. Le Père Boulogne aurait beaucoup fait pour la transplantation, et pour le don d'organes.

## *1968. La chirurgie cardiaque à l'hôpital Foch*

Depuis deux ans, j'opérais régulièrement chaque semaine à l'hôpital Foch où j'avais remplacé A. Piwnica nommé à l'agrégation.

J'y trouvais un directeur exemplaire : G. Chevalier. Il avait complètement transformé cet hôpital de la Fondation franco-américaine du Mont-Valérien, initialement réservé à la réparation des « gueules cassées » de la Grande Guerre.

Si tous les patrons d'établissements hospitaliers étaient comme G. Chevalier, l'hôpital serait beau et l'avenir radieux. C'était un directeur « gaullien » : grand, photogénique, de belle prestance, le regard était aigu sous la coupe de cheveux en brosse. G. Chevalier avait rénové et dirigé l'hôpital Foch pendant plus de vingt ans, à partir de 1950.

Il avait le verbe précis, le mot était parfois dur, voire cruel, mais toujours juste. Il faisait beaucoup pour ceux qu'il estimait et aimait. C'est grâce à lui que mon service a été créé. Il voulait un service de pointe, il l'eut.

G. Chevalier souhaitait couronner son œuvre en y introduisant la chirurgie cardiaque. Je n'ai donc pas eu de peine à le convaincre de surélever le dernier étage pour faire un septième niveau consacré à cette chirurgie.

J'allais donc pouvoir être autonome : quelle chance quand on a 36 ans. En conséquence, dans le système en vigueur, je renonçai à tout espoir de nomination hospitalo-universitaire.

J'avais toujours présent à l'esprit l'odieux chantage exercé sur Philippe Blondeau lors de la succession de l'hôpital Marie-Lannelongue. En outre, la façon dont Charles Dubost m'avait écarté du concours d'agrégation de 1966 ne m'incitait guère à persévérer. J'avais été admissible à ce concours et je pensais naïvement qu'après les années de galère passées à son service je pouvais prétendre être un des favoris. Je lui téléphonai donc immédiatement les résultats depuis la cabine téléphonique de la place de l'Odéon : « C'est très bien, me dit-il, mais il faut que vous donniez votre démission pour l'oral. »

Quelle douche glacée ! Le père reniant son fils. Choc

d'autant plus pénible que j'en connaissais la raison vraie. Dubost protégeait un candidat dont le patronyme évoquait une grande figure de la médecine. J'étais victime d'un reste de féodalité. Je raccrochai, écœuré. Pour concourir en médecine, il ne fallait pas être le fils d'un professeur de lycée !

J'avais fait mon deuil de cette satanée agrégation car Dubost me fit savoir — comme il l'avait dit à Blondeau — qu'en prenant ce service à Foch, si petit fut-il à l'époque, je devais cesser toute activité à Broussais.

Mai 1968 me sauva. La réforme aboutit en effet à la création de plusieurs facultés à Paris.

Et grâce à Marcel Legrain qui œuvra bravement pour que je sois « nommé », je gagnai de haute lutte, quelques années plus tard, un poste de « professeur ».

Déjà autonome en 1968, je pouvais donc faire des transplantations cardiaques à l'hôpital Foch. C'était audacieux.

Par bonheur, un cardiologue, attaché à Broussais, plein d'enthousiasme, me confia un de ses malades. Le docteur Kauffman était de mon côté tout comme le professeur Marcel Legrain en qui je trouvai un soutien total et réconfortant. Non seulement il m'apportait son savoir-faire en matière d'immunodépression mais encore il me prêta deux chambres dites « stériles » qui n'étaient plus utilisées pour les transplantations rénales.

Il fallut néanmoins rassurer la famille. J'étais encore un inconnu. L'homme rassurant, parce que connu, était Dubost. Il accepta de venir m'aider et je lui en sus gré.

Je crois même que « Charles » était plutôt content : cela faisait une transplantation de plus et, si elle échouait, cela prouverait qu'on ne pouvait faire ce type d'opération qu'à Broussais.

Grâce à un réseau d'amitiés, nécessaires puisque France-

Transplant n'existait pas encore, je trouvai un donneur en coma dépassé à l'hôpital de Saint-Germain-en-Laye.

Tout Foch était en alerte.

Toutes les énergies étaient mobilisées, c'était pour nous l'opération du siècle !

Mme Arfeld confirma le diagnostic de mort cérébrale, Françoise et Bernard Lecharny anesthésiaient. Les panseuses étaient sur le pont. Pour mieux détruire les microbes, des ultraviolets rayonnaient partout. Même les pantalons de bloc étaient stérilisés !

M. Legrain s'était déplacé pour me soutenir. Quand il passa prudemment la tête dans le vestiaire de la salle d'opération, il découvrit les panseuses qui se changeaient dans une lumière bleue intense de science-fiction. Il s'exclama : « Mais c'est *Barbarella* ! »

La transplantation se déroula sans problème : quarante-cinq minutes de circulation extracorporelle. C'est un record que je n'ai jamais battu. État de grâce ou inconscience ? À défaut de Barbarella, j'avais la chance d'être aidé par Charles Dubost : panseuses et instrumentistes étaient fascinées. Pour le grand ponte qui venait en toute simplicité me tenir les surjets, elles voulaient faire le maximum. Elles étaient aux petits soins. Voyant que son dos n'était pas assez bien protégé par sa blouse, une infirmière proposa :

— Monsieur, je vais vous mettre un champ stérile dans le dos.

Elle s'activa, bricolant un système de fermeture avec des pinces à deux griffes. Mais, en fermant, elle pinça la peau. Cri légitime du « Maître » qui se retourna et fronça ses sourcils épais :

— Mademoiselle, vous m'avez fait *très* mal !

Ce fut la seule victime de la journée.

Après cette opération « facile », c'est au cours des jours

et des semaines qui suivirent que j'appris combien la transplantation était difficile.

Nous étions encore dans l'ignorance totale du diagnostic de rejet et le moindre signe entraînait une suspicion, jamais une certitude. L'angoisse était permanente. Et de suspicion en doute vint, au bout d'un mois, le vrai rejet irréversible résistant à des doses massives de cortisone. L'impuissance, puis l'échec. Une première défaillance cardiaque, un massage cardiaque, le cœur repartit ; deuxième épisode une heure plus tard avec un nouveau massage et le cœur reprit sa fonction pour plusieurs heures. Nous recommencions à espérer. Puis l'arrêt fut irréversible. Ce fut une épreuve poignante pour toute l'équipe, nous n'avions pas de références, pas de repères.

Ma dévouée surveillante, Mlle Nicole Théry, et mes deux assistants, Robert Soyer et Iradj Gandjbakhch, qui m'avaient superbement entouré étaient aussi atteints que moi.

Les transplantations cardiaques vont rapidement se multiplier dans le monde : 108 greffes pour la seule année 1968.

Les ténors américains, « humiliés » par Barnard, se déchaînent. Cooley va même greffer un cœur de mouton ! C'est évidemment un échec.

D'autres multiplient le nombre de transplantations sans prévoir l'intendance qui permettra de suivre ces transplantés. Au total, tout va se liguer pour déprécier la méthode : la précipitation, les mauvaises indications, et les échecs techniques.

Mais, au début de 1969, l'atmosphère est encore euphorique.

Mon ami Pierre Grondin, chirurgien plein d'allant de l'Institut de cardiologie de Montréal, réalise vingt transplantations dans l'année. Pour couronner cet essor, il décide d'organiser dans sa ville le Congrès mondial de la transplantation cardiaque.

Toute la chirurgie cardiaque mondiale va s'auto-admirer : cent invités, dont quatre Français : Dubost, Cabrol, Cachera et moi. La fête est superbe dans la « biosphère », souvenir de l'Exposition universelle de l'année précédente. Le symbole est à la hauteur de l'événement. On parle beaucoup de rejet mais personne ne pressent la catastrophe que l'on va découvrir dans toute son ampleur, sitôt les lampions éteints.

Des cent deux malades transplantés dans l'euphorie depuis dix-huit mois, une dizaine à peine vont survivre, dont le Marseillais Emmanuel Vitria, qui vivra dix-huit ans et demi. Ce dernier avait été opéré en décembre 1968 par les professeurs Henry et J.R. Montiès à Marseille.

Chaque semaine, les journaux se font un « devoir » de publier un décès de transplanté : l'ensemble du corps médical s'interroge. La greffe cardiaque est même dénoncée par certains néphrologues qui trouvent que ces échecs répétés font du tort à la transplantation rénale. Je retrouverai cet argument spécieux, mais inusable, quand, seul, je reprendrai les transplantations en France en 1973.

Charles Dubost, courageux mais pas téméraire, proclame *urbi et orbi* que l'heure du cœur n'a pas encore sonné. Position dommageable car il était le seul à l'époque à pouvoir continuer dans cette voie. Sa réputation aurait entraîné l'adhésion de tous.

Cabrol ne pouvait résister alors que le professeur Mercadier, son chef de service, lui avait déconseillé cette activité et qu'il n'avait pas le crédit de Dubost, « père » de la chirurgie cardiaque française. Quant à moi, je n'étais qu'un « freluquet » qui s'était introduit par surprise dans le « club » des transplanteurs et qui tentait de mettre sur pied un service de chirurgie cardiaque à l'hôpital Foch.

Si, à trente-sept ans, j'avais enfin mon indépendance, ce n'était sûrement pas le moment de commettre des « imprudences ». De plus, je venais d'inaugurer en France avec Alain Sisteron la chirurgie des pontages coronaires qui allait connaître un bel avenir avec 25 000 opérés en France chaque année.

Ceci joint à la chirurgie de l'aorte thoracique, que je pratiquais désormais en leader, m'occupait à cent pour cent. J'arrêtai donc la transplantation mais n'en pensai pas moins, son jour de gloire viendra et je serai là.

## *Enfin vint la ciclosporine*

Pendant les années 1970 à 1973, seul Shumway continue sur un rythme régulier à pratiquer dix à quinze greffes par an.

Barnard poursuit également quelques transplantations. Il développe une nouvelle technique qui consiste à laisser le cœur malade en place et à implanter le cœur greffé en parallèle. Il pensait qu'en cas de rejet du cœur greffé, celui-ci pourrait être enlevé sans entraîner la mort du patient. Malheureusement cette hypothèse ne se confirmera pas et les indications de cette technique « astucieuse » se réduiront à quelques rares cas.

Fin 1972, Shumway publie ses résultats des trois dernières années. Ils sont loin d'être aussi catastrophiques que ceux de 1968, année de la débandade. Shumway compte 30 % de survivants à un an. Ces résultats sont encourageants quand on sait que les rejets deviennent plus rares après la première année : le greffé qui franchit ce cap peut donc espérer de belles années. Ainsi dans le cas des patients condamnés à brève échéance, l'indication opératoire restait licite.

Cependant, sur la centaine de chirurgiens concernés par cette intervention, deux seulement, en France, pensent qu'il faut absolument reprendre les transplantations, Cabrol et moi.

Dès les premiers jours de 1973, j'ai la possibilité de le faire grâce à Jean Acar, chef du service de cardiologie de l'hôpital Albert-Chennevier à Créteil.

Son autorité dans le domaine de la cardiologie est reconnue ; il est un de ces patrons qui possède une connaissance globale de la cardiologie et qui, grâce à son expérience et sa qualité de clinicien, peut faire un diagnostic et poser une indication opératoire. Son savoir et son expérience lui valent une réputation méritée.

Jean Acar m'avait donc confié un patient en vue d'une transplantation. Son soutien actif allait me donner l'occasion de déclencher l'ire de Charles Dubost et des conservateurs.

L'opération ne posa aucun problème et le malade récupéra en quelques jours une activité normale. Les ennuis commencèrent au bout de quelques semaines sous la forme d'une fièvre inexpliquée. Le traitement immunodépresseur préconisé par Shumway était très fort et notre patient relativement âgé (61 ans).

Une méningo-encéphalite, dont nous n'avions pas pu préciser l'origine, devait l'emporter. L'autopsie révéla une prolifération de champignons. S'agissait-il d'un de nos nouveaux ennemis ?

Malheureusement pour moi, des ennemis, j'en avais... Les médias avaient pris l'affaire en main. En 1968 j'avais eu le privilège d'être « le plus jeune transplanteur cardiaque du monde ». Mais cinq ans plus tard je devenais le héros malgré lui d'un étrange feuilleton de la greffe cardiaque : « Seul contre tous. »

Ce premier échec suscita un concert de protestations et de demandes d'explications. J'annonçais : « Nous allons effectuer une série de transplantations mais il ne faut pas espérer plus de trente pour cent de survivants. Ce risque considérable mérite d'être connu. Nous réserverons donc cette intervention à des patients qui sont condamnés à brève échéance. »

Trois mois plus tard, l'affrontement allait reprendre dans la presse, avec la transplantation d'Alain Riffaudot.

Je me suis toujours demandé qui informait les médias de l'imminence d'une transplantation...

Dans le cas de Barnard, la première fois, la fuite fut organisée par la famille du donneur. Non par cupidité mais par souci de notoriété, pour que son geste, le premier dans l'histoire, ne lui soit pas ôté.

La seconde fois, la femme du receveur avait signé un contrat d'exclusivité avec une chaîne de télévision américaine. Un tribunal du Cap annula ce contrat privé, arguant que les « faits historiques appartiennent à l'ensemble de l'humanité ».

Les suites opératoires de Riffaudot furent assez mouvementées, nous l'avons vu au début de ce livre. Par bonheur, l'évolution fut simple durant les premiers mois et l'avenir de la transplantation en France parut s'éclaircir. Elle aurait dû s'éclaircir. Mais la campagne médiatique ne faiblissait pas, mue par une hargne que je n'expliquais pas. Tous les arguments, même les plus bas, étaient manipulés dans les journaux « sérieux » ou « à scandales ».

L'un des arguments les plus spécieux était le prétendu coût excessif de ces interventions. Mes « foucades » allaient compromettre l'équilibre des comptes de la Sécurité sociale. J'avais beau protester contre ces accusations mensongères, rien n'y faisait.

Une autre critique jouait sur la corde sensible : les

patients que je transplantais étaient-ils vraiment condamnés à brève échéance ? Je ne pouvais que me retrancher derrière le jugement des cardiologues qui m'avaient adressé leurs patients.

Un grief dont j'étais encore plus innocent : les « procureurs » jugeaient « le développement médiatique insupportable ». J'étais devenu un cabot prêt à tout pour faire parler de lui. On me reprochait mon élitisme et mon éloignement de la médecine populaire. Le professeur Minkowski déplorait que mon geste serve à faire pousser des « cocoricos nationaux ».

M. Poniatowski, ministre de la Santé, déclarait publiquement : « Une salle d'opération n'est pas une scène de théâtre. » Effectivement, *France-Soir* avait transformé en roman-photo une transplantation cardiaque effectuée à Foch. Étais-je maître de ce dérapage journalistique alors que j'avais seulement autorisé la prise de photos de l'intervention, pour expliquer et soutenir le sens de mon action ?

Comme si je n'avais pas assez de ces accusations ministérielles, il fallut que la secte Moon utilisât mon nom : effets pervers d'une notoriété involontaire.

En 1973, j'avais participé, notamment avec A. Cournand, Prix Nobel, à un congrès à Tokyo organisé par la société ICUS. Ce congrès m'avait été présenté comme une réunion de scientifiques reconnus et son but ambitieux était de jeter les bases d'une union qui jouerait un rôle majeur dans l'établissement d'une paix mondiale !

Du caractère mystique de cette ICUS, il n'était point question et Moon était encore un inconnu en France.

Six mois plus tard, je recevais une lettre d'un professeur de lycée d'une grande ville de l'Ouest. Cette femme m'écrivait que son fils avait été détourné par une secte qui essayait de persuader les plus réticents en leur disant qu'elle comptait parmi eux « trois Prix Nobel français », dont je faisais partie. Le prix Nobel m'était donc attribué ! Je découvris ainsi l'existence de ce groupe aux effets néfastes.

Le comité des familles me sommait de démentir. Je le fis sur-le-champ de la façon la plus vigoureuse mais sans publicité médiatique. Une fois pour toutes : je n'étais ni Nobel, ni sectaire, ni mystique.

Pris dans un engrenage de questions, d'accusations et de réponses, je n'avais jamais été amené à parler autant. Les rédacteurs étaient agités et se coupaient en deux factions. À Europe 1, C. Villeneuve et M. Polacco étaient pour la transplantation, mais G. Leroy était contre. *Le Figaro*, *L'Express* et *Match* approuvaient, *Le Monde* et *Le Parisien libéré* condamnaient. On en oubliait le choc pétrolier.

Une interview donnée à *L'Express* me brouilla avec Charles Dubost, déjà passablement irrité par cette tempête dans un encrier : il apparaissait comme un barbon rétrograde et conservateur.

Mes propos avaient été déformés.

Alors qu'on me demandait les raisons pour lesquelles j'avais repris les transplantations, je répondis que les protocoles de traitement avaient évolué depuis 1968 et que nous avions introduit avec R. Raby un traitement par l'héparine, dont nous pensions qu'il pouvait diminuer la sévérité des rejets. La légitimité de mon geste reposait donc sur les résultats de N. Shumway et sur l'expérience nouvelle. Malheureusement, on me faisait dire : « Si le Père Boulogne avait reçu de l'héparine, il serait encore vivant ! » Autrement dit, Dubost n'avait pas bien fait les choses.

Cette traduction de mes propos était déformée. J'en parlai au professeur Legrain en qui j'avais toute confiance.

Il s'agit certainement d'une des figures les plus intelligentes et honnêtes que j'ai rencontrées.

S'il m'a soutenu à cette époque, c'était de façon totalement désintéressée ; il n'était pas mon patron et nos spécialités étaient fort différentes.

Cette fois encore, il fut de bon conseil.

En effet, comme je proposais d'envoyer au journal une lettre de rectification, Legrain, qui connaît aussi bien les hommes que les reins, avait fait la moue :

« Laisse tomber ! Le journaliste fera une réponse à ta réponse et il finira par avoir le dernier mot. Au mieux, tu auras un rectificatif de trois lignes en caractères illisibles dans la page la moins fréquentée du journal. »

Je ne fis donc rien, si bien que Dubost m'en voulut énormément. Cette brouille dura longtemps et je l'ai beaucoup déplorée mais l'histoire s'arrêta là.

Malgré ces débats médiatiques, je poursuivais mes interventions et les transplantations continuaient à Foch. Elles ne devaient plus s'arrêter mais leur rythme diminua pour deux raisons : la grogne des néphrologues et le harcèlement médiatique.

Les néphrologues prétendaient que les échecs de la transplantation cardiaque portaient préjudice à celle du rein.

La campagne de désinformation redoublait. À la fin de l'année 1973, *Le Parisien libéré* publia ma photo où l'on ne voyait que mes yeux. Elle était accompagnée d'un article calomnieux. Je demandai donc à Maître Paul Lombard d'entamer une procédure judiciaire pour diffamation. Je gagnai mon procès et Amaury, directeur du journal, fut condamné à payer des dommages et intérêts. Ils servirent à remplir les caisses de mon association de recherche, l'ADETEC. Malheureusement le mal était fait.

J'étais également sous le feu de la direction de la Santé qui jugeait, souverainement, que mes propos sur la nécessaire réforme des hôpitaux étaient déplacés. J'étais pourtant bien un précurseur !

Excédé, je publiai un article dans *France-Soir* intitulé « Une publicité nécessaire ». J'y expliquais que cette publicité était utile à la transplantation, qu'il fallait développer, et à laquelle l'opinion publique devait être sensibilisée. Elle ne concernait pas ma personne. Étant chef de service, reconnu par mes collègues, je n'avais pas besoin de ce tapage.

Mais l'article fut pris au pied de la lettre par deux médecins qui déposèrent une plainte contre moi pour « publicité abusive ».

Je crus enfin légitime de faire une présentation scientifique à la Société de cardiologie. Sur mes neuf opérés, deux seulement avaient survécu plus d'un an, mais je ne déplorais aucun échec technique. C'est le rejet qui avait provoqué la mort des sept autres.

Mes résultats étaient comparables à ceux de Shumway.

Dubost n'avait rien dit contre Shumway, trop loin, trop puissant. Il se rattrapa avec moi, n'ayant sans doute pas pardonné l'article de *L'Express*.

Sitôt achevé mon exposé, Dubost prit la parole et compara ma statistique à un holocauste !

Il avait été mon patron, et je manquais d'audace pour répliquer à cette insulte publique. Pourtant, la réponse était facile : a-t-on le droit d'utiliser ce mot pour désigner autre chose qu'un « massacre systématique et volontaire d'innocents » ?

Bien que nous n'ayons pas été les promoteurs de cette méthode et que les faits se soient passés cinq ans après la première transplantation cardiaque mondiale, ce n'est qu'en France que la guerre contre cette chirurgie, et donc contre ma décision, fut aussi virulente.

Pour quelles raisons profondes ?

Ce n'est pas l'oisiveté mais l'envie doublée de la jalousie qui est la mère de tous les vices. « L'envie est plus irréconciliable que la haine », disait La Rochefoucauld tandis que La Bruyère constatait : « Il y a entre la jalousie et l'émulation le même éloignement qu'entre le vice et la vertu. »

C'était une ambiance de rivalité.

Ébranlés par cette hostilité, j'ai continué tant bien que mal à faire quelques transplantations chaque année.

Heureusement Christian Cabrol à La Pitié put augmenter considérablement le nombres de greffes cardiaques, dès 1975. Il disposait de trois atouts majeurs.

Son enthousiasme qui était le mien au début de cette épreuve.

Un assistant remarquable, Iradj Gandjbackch, que j'avais laissé partir à regret de Foch parce que je n'avais pas le pouvoir de créer le poste d'agrégé qu'il méritait.

Et enfin, un service de réanimation polyvalent dirigé par le professeur Viars qui pouvait accueillir les comas dépassés de toute la région.

Cabrol avait du cœur et des cœurs.

## *La biopsie myocardique*

Dès 1974 le groupe de Stanford avait apporté un progrès important, avec la biopsie myocardique.

De quoi s'agit-il ?

Le grand écueil de la transplantation cardiaque n'était pas d'ordre technique, mais d'ordre immunologique, car le diagnostic d'une poussée de rejet du cœur était alors difficile.

Barnard avait préconisé de suivre l'évolution du tracé de

l'électrocardiogramme. Mais cette méthode était souvent prise en défaut. Ainsi, on était amené à traiter trop tard une poussée de rejet, ou, à l'inverse, à traiter de façon indue un rejet inexistant.

En 1974, Margaret Billingham et Norman Shumway avaient imaginé de biopsier le cœur, autrement dit de prélever un minuscule fragment du muscle cardiaque afin de l'examiner au microscope. Ce prélèvement s'effectue en descendant à partir de la veine jugulaire (au cou) jusqu'au cœur droit un flexible métallique au bout duquel se trouve une micropince qui permet de détacher un fragment du muscle ventriculaire.

L'observation minutieuse permettait de chiffrer l'invasion par ces affreux lymphocytes, cellules de notre système immunitaire qui interviennent dans le mécanisme de rejet, et d'apprécier les dégâts déjà causés aux cellules cardiaques.

Depuis on a classé l'intensité du rejet d'après une échelle, graduée en : 0, 1A, 1B, 1C, II, III.

Son traitement intervient au stade II ou 1C ; avant il n'est pas nécessaire, après il devient inefficace. Cette biopsie est actuellement notre guide diagnostique du rejet.

Elle est répétée toutes les semaines pendant les trois premiers mois, puis tous les quinze jours les trois mois suivants, et tous les mois pendant le second semestre.

De plus, chaque fois qu'un accident survient, tels une fièvre, un trouble du rythme cardiaque, une fatigue insolite, ou qu'une échographie révèle une anomalie, elle est renouvelée.

L'introduction de cette pratique de « haute sécurité » m'avait paru fondamentale, à tel point que j'avais dépêché mon allègre assistante Martine Liebeau à Stanford. Elle en était revenue avec beaucoup d'idées et de savoir-faire mais les mains vides : elle n'avait pu acquérir la pince à biopsie.

Il fallait donc la faire fabriquer en France.

Unissant nos efforts avec Cabrol, nous obtînmes qu'une société française daigne s'intéresser à cet instrument qui permettait à l'équipe de Stanford d'avoir 60 % de survivants à la fin de la première année.

## *La ciclosporine*

L'introduction, en 1980, de la ciclosporine va encore améliorer ces résultats.

Ce nouveau médicament immunodépresseur, capable de diminuer la réaction de rejet, modifiera profondément nos perspectives.

Comme la pénicilline, c'est une substance découverte dans un champignon (et non en laboratoire).

Le professeur Jean-François Borel, chercheur, était en vacances sur les grèves de Hardanger en Norvège. Ce champignon ne prospère que dans cette région. Il ramena des échantillons, comme il le fait de façon systématique, dans les laboratoires Novartis.

Rapidement fut mise en évidence une activité très spécifique sur les lymphocytes et plus particulièrement les lymphocytes T4, agents destructeurs essentiels des greffes d'organes.

Son action s'exerce aussi bien au niveau cellulaire que sur la production d'anticorps sécrétés par les lymphocytes et dirigés contre le greffon.

Cet agent immunodépresseur simplifiera considérablement la prévention des rejets à la période initiale des greffes mais sans supplanter les médicaments antérieurs.

La plupart des centres estiment avoir de meilleurs résultats en associant azathioprine, cortisone et ciclosporine.

En outre, il engendre des effets secondaires, parfois mineurs mais très gênants, tels le tremblement, l'hypertrophie des gencives, l'hyperpilosité, parfois plus ennuyeux telles l'insuffisance rénale et l'hypertension artérielle. La diminution des doses employées a permis de réduire la fréquence et l'importance de ces phénomènes sans les faire disparaître.

De nouveaux produits apparaissent régulièrement.

Les recherches sont loin d'être terminées dans le domaine de la maîtrise des réactions de rejet. Peut-être seront-elles bientôt obsolètes si de nouvelles voies s'ouvrent pour assurer la tolérance d'un organe transplanté ?

## *Les chimères sont-elles chimériques ?*

La chimère est un animal mythologique moitié lion, moitié chèvre, orné d'une queue de dragon, un corps (théorique) trois fois greffé. Un modèle ?

Pourrait-on créer chez l'homme greffé une double identité, dont une partie serait le receveur et l'autre proviendrait du donneur, l'une acceptant l'autre ?

Dès 1960, j'avais eu l'idée de transplanter plusieurs viscères au cours d'une même intervention.

Une masse greffée importante aurait pu créer un état d'équilibre immunitaire entre les organes du receveur et ceux du donneur.

Si le cœur était rejeté, peut-être était-il trop « seul » ? Dans ma chimère, les organes greffés faisaient une irruption en force, et l'ensemble serait impossible à rejeter.

J'avais livré cette idée à Yves Ciampi, médecin devenu cinéaste. Il avait connu un grand succès avec son film *Le*

*Grand Patron.* Il voulait faire un film d'anticipation romantique sur un sujet médical. Je lui avais proposé de raconter l'histoire d'une jeune femme subissant une greffe de tous les viscères, poumons, cœur, rein, foie, intestins en un seul temps. Cela devait s'appeler *La Cicatrice.* Le projet alla si loin que le scénario fut écrit par Ciampi avec J. Saint Amand et supervisé par mon assistant J. Bachet. Pour des raisons budgétaires le film ne se concrétisa pas, ce que je regrettai vivement. L'actrice pressentie était Mia Farrow.

Le projet n'était sans doute pas si farfelu puisque Tom Starzl, transplanteur hépatique, rapportait, dans une interview récente, que chez les transplantés du foie se crée un état de chimère qui pourrait permettre d'arrêter totalement le traitement immunodépresseur.

Je me demande donc s'il ne serait pas judicieux, au cours des transplantations cardiaques, de faire une transplantation associée de la moelle du donneur pour obtenir le même résultat.

# 9

# LE TRANSPLANTÉ CHRONIQUE

Une fois passée la première année, le patient entre généralement dans une phase de tolérance chronique. Plus de 90 % des rejets aigus se sont déjà produits, le risque d'un tel accident se réduit.

Le patient doit cependant continuer à être surveillé régulièrement pour que soit contrôlée l'hypertension artérielle fréquente sous ciclosporine, et puisse être dépistée une possible altération de la fonction rénale. Il faut également rechercher une éventuelle anomalie des lipides, que l'on rencontre souvent chez de tels sujets.

La fonction cardiaque est évaluée deux fois par an à l'aide de l'échographie et il n'est pas exceptionnel d'y voir les séquelles des rejets aigus qu'a présentés le malade durant la première année.

Mais le problème essentiel est le dépistage d'un rejet chronique dont les premières manifestations peuvent apparaître, même sous ciclosporine, entre la deuxième et la cinquième année après la greffe.

On peut découvrir des lésions importantes de rejet chronique même en l'absence de signes cliniques.

Il s'agit d'une altération diffuse avec diminution du

calibre des artères coronaires souvent accompagnée d'occlusions distales plus ou moins importantes.

La biopsie n'est plus d'aucun secours pour affirmer un tel diagnostic.

On peut espérer que l'échographie endocoronaire apportera des éléments intéressants dans cette surveillance.

Nous venons d'obtenir à Foch, grâce à l'aide de nos patients membres de l'ADETEC, un appareil d'échographie endocoronaire qui nous permet de mieux surveiller cette dégradation des artères nourricières du cœur chez le transplanté. Il s'agit d'une sonde d'échographie extrêmement fine (un millimètre de diamètre) qui est introduite à l'intérieur du réseau coronaire. On visualise ainsi les modifications d'épaisseur de la paroi de façon précoce, ce qui permettra peut-être à ce stade de trouver un traitement et de pouvoir juger son efficacité.

Mon assistant cardiologue, le docteur Denis Brodaty, a déjà acquis une grande expérience sur ce sujet.

La coronarographie, qui n'autorise que l'exploration de la lumière des vaisseaux, reste de toute façon associée à cette échographie. Elle doit, en tout état de cause, être faite systématiquement à la fin de la première et de la cinquième année.

En présence d'un rejet chronique, dans mon service, Claude Dubois et Philippe Delendecker proposent l'instauration d'un traitement anticoagulant et d'un traitement hypocholestérolémiant. On peut aussi utiliser les inhibiteurs calciques.

Si des signes d'altération majeure de la fonction cardiaque apparaissent, une deuxième transplantation peut être envisagée.

Avec la ciclosporine, nous avons gagné une bataille, mais nous n'avons pas gagné la guerre.

Quand, après cinq ans, la coronarographie du patient est

sensiblement normale, ce qui est vrai actuellement dans la moitié des cas, on peut envisager une survie très prolongée dont Roger Éjarque a été le plus bel exemple. Le cas de Roger Éjarque, même s'il est exceptionnel, a son importance pour montrer à tous les possibilités de la transplantation : il a vécu jusqu'à 69 ans, vingt et une années d'une vie normale. Durant ces deux décennies, il était devenu l'ami de tout le service. Quand nous fêtâmes le vingtième anniversaire de sa transplantation, tous les anciens du service étaient venus pour ce dîner, témoignant des liens qui nous unissent à nos patients.

Malheureusement, l'année suivante un cancer généralisé à point de départ pancréatique devait se déclarer qui allait l'emporter en quelques mois. À nouveau, tout le service était réuni dans la froide église des Coudreaux, médecins, infirmières et anciens transplantés dont il faut reconnaître l'admirable solidarité. Était présente, aussi, la mère du jeune homme dont le cœur avait été greffé à Roger Éjarque. Des liens très forts s'étaient créés entre les deux familles, mais sont-ils souhaitables ?

Ce fait illustre bien cette notion de dette qui existe dans l'esprit de tout transplanté et dont parlera plus loin notre psychologue Joëlle Bertin. Cette mère voyait mourir pour la deuxième fois le cœur de son fils.

Quelles peuvent être les raisons du succès de la greffe de Roger Éjarque ? Il a été transplanté à l'âge de 48 ans, après plusieurs infarctus. Son groupe tissulaire ne présentait aucune identité avec celui du donneur. Le traitement immunodépresseur fut celui de l'époque : l'azathioprine associée à la cortisone. Il présenta plusieurs rejets mais de faible intensité.

Rien ne laissait prévoir cette longévité magnifique qui en fait le doyen mondial des greffés du cœur.

Une majorité de transplanteurs se dégage aujourd'hui

pour définir la notion de sujet « non répondeur » : le sujet greffé ne répond pas à l'agression de l'organe transplanté. On peut espérer que les thérapies géniques permettront de modifier dans ce sens les gènes du receveur.

Dans le cas de Roger Éjarque, on retiendra une particularité de son traitement commun à celui d'Emmanuel Vitria qui survécut dix-huit ans et demi : l'emploi continu pendant deux décennies d'un anticoagulant administré en injections sous-cutanées, la calciparine.

Ce traitement à la calciparine préconisé par G. Raby a-t-il joué un rôle ? Et si oui, de quelle manière ?

En toute hypothèse, la prévention du rejet chronique n'est encore qu'à ses débuts, vingt-cinq ans après la première greffe du cœur. Il faudra peut-être autant d'années pour dominer tous les problèmes.

## *Le don d'organes : du passé récent au futur incertain*

Actuellement, la répartition des dons d'organes consiste à gérer la pénurie. Les indications de greffes se sont multipliées et les centres de transplantations sont nombreux : la France greffe entre 500 et 600 cœurs par an mais il reste beaucoup de candidats qui n'auront pas cette chance, faute de greffons, surtout en urgence. La répartition entre les centres est à peu près équitable grâce à la gestion de l'Établissement national des greffes et à l'accord réalisé entre les différentes équipes.

Naturellement, cette répartition ne peut être mathématique dans la mesure où l'on doit tenir compte des critères cliniques du receveur, de son état plus ou moins critique, de l'existence d'une infection occasionnelle, de l'éloignement du domicile, etc.

Notre problème principal est d'accroître le nombre des donneurs. Plus de mille malades pourraient être greffés chaque année, et devraient l'être. Mais les conditions de prélèvement, encore régies par la loi Caillavet, rendent difficile l'obtention d'organes. Pleine de bons sentiments et de bonnes intentions, cette loi voulait augmenter le nombre des donneurs. Elle stipule que toute personne qui n'a jamais manifesté durant sa vie son opposition au don d'organes est un donneur potentiel.

Qui ne dit mot consent ? Soit.

Mais cette précaution humaniste implique une enquête *post mortem* : le défunt a-t-il manifesté, de son vivant, son « opposition » ? Le plus souvent, cette « enquête » se réduit à interroger un membre de la famille qui, dans le doute, s'oppose au prélèvement. Fréquemment une mère ou un père ne peut supporter l'image macabre que représente un prélèvement d'organes.

Nous connaissons ainsi cinquante pour cent de refus.

Il faut modifier cette loi.

Deux solutions peuvent être envisagées.

– Ou le législateur impose à tous les Français l'obligation de préciser sa position sur ce sujet.

– Ou bien on abolit la loi Cavaillet, reprenant une loi beaucoup plus ancienne qui régissait les autopsies : aucune autorisation parentale n'était requise, mais la famille pouvait faire opposition à cet acte, avant la mort, sur un livre prévu à cet effet dans chaque hôpital.

Est-il humain, pour respecter la loi Cavaillet et le décret de S. Veil, d'aller demander une autorisation de prélèvement à des parents qui viennent de perdre un enfant ? Est-il humain d'agresser les parents, alors que la question pourrait être résolue avant et pour tous ?

Ce cœur perdu est une vie en moins.

Le propos de cette mère affligée, mais généreuse, devient trop rare pour ne pas être cité. Lors d'une émission, elle téléphona à RTL, pour parler d'espoir :

« Notre fils de 21 ans est décédé, suite à un accident sur la voie publique. Après six jours de coma, il était en état de mort cérébrale. Nous avons accepté que les médecins prélèvent ses organes vitaux pour sauver d'autres vies que la sienne qui s'en allait. Nous savons que le cœur de notre enfant bat dans la poitrine d'un jeune père de famille qui ne pouvait continuer à vivre sans un cœur neuf. Cela nous est d'un grand réconfort et adoucit notre chagrin. »

Il est surprenant que la parole du RP Riquet, un porte-parole de l'Église catholique, n'ait pas été mieux entendue. L'éloquent dominicain a dit, dès 1968 :

« Quant aux organes corporels qui ont cessé d'être l'instrument de l'âme, coupés d'elle par la mort du cerveau, rien n'empêche de les associer à un autre ensemble dont la vie s'intègre encore à celle d'une âme humaine. »

C'est clair, précis, et le RP Riquet, qui semble avoir une vue juste sur le coma dépassé, donne sans ambiguïté le feu vert aux catholiques romains.

Le Vatican ne met aucun obstacle à la greffe cardiaque. Le chirurgien ne se substitue pas au Créateur.

# 10

# UN CŒUR TROP ARTIFICIEL

## *Les xénogreffes : une alternative ?*

Puisque l'homme manque à l'homme, l'animal peut-il constituer une solution ? La xénogreffe, c'est-à-dire la greffe d'un organe animal, est-elle une alternative à la pénurie de donneurs ?

Avec la valvule aortique du cochon, le péricarde du veau, on fabrique déjà des valves cardiaques qui sont implantées sur l'homme mais il s'agit de tissus morts, tués par le glutéraldéhyde, ce qui explique l'absence totale de rejet.

Le projet de transplanter un organe entier d'une autre espèce paraît encore très utopique. Mais impossible n'est pas chirurgical. Néanmoins, on ne peut, comme le croyaient naïvement nos prédécesseurs des années cinquante et soixante, Reenstma, Traeger, Perrin, faire tolérer par l'homme un cœur, un rein ou un foie animal à l'aide d'un traitement antirejet ordinaire.

L'échec est certain, au pire immédiatement, au mieux dans un délai de quelques semaines, car les phénomènes sont beaucoup plus aigus et plus intenses qu'avec la greffe à l'intérieur d'une même espèce, c'est-à-dire l'homogreffe. Moins d'une heure après l'implantation surviennent des lésions aiguës au niveau des vaisseaux de l'organe implanté. Ces lésions entraînent une occlusion massive de tout le circuit artériel et veineux.

Parmi les animaux qui semblent le plus compatibles avec l'homme, on retrouve les autres primates supérieurs (chimpanzés, babouins), mais aussi certaines races de porcs dont une espèce naine génétiquement sélectionnée pour la recherche.

En dépit des échecs, certains pensent que si l'on évitait ces phénomènes aigus en neutralisant les défenses immunitaires du receveur et en lui administrant des doses massives d'anticoagulant, on pourrait induire une tolérance chronique.

D'autres voies apparaissent plus prometteuses : les thérapies géniques sont actuellement en plein essor. Elles permettent d'envisager de modifier le patrimoine génétique de certains animaux et d'obtenir, par exemple, des porcs dits transgéniques, compatibles avec l'homme.

## *Le cœur artificiel est-il la solution idéale ?*

C'est une fausse « bonne question » si l'on considère le petit nombre de survivants de toutes les tentatives entreprises dans le monde, avec des types d'assistance extrêmement divers. Ces tentatives sont trop nombreuses pour être citées et leur unique point commun est la fréquence des échecs. Pourtant, les « visionnaires irréalistes » ont commencé dès 1937, trente ans exactement avant la « première » de Barnard.

L'aviateur Lindbergh, héros de l'Atlantique, et le chirurgien Alexis Carrel « font » la couverture du *Times* avec leur invention : une pompe artificielle (cf. hors-texte).

Malgré ce titre provocant, il ne s'agit que d'une pompe de perfusion d'organes, domaine que Carrel explore depuis la veille de la Grande Guerre. L'engin a surtout le mérite de figurer une anticipation. Il paraît d'autant plus utopique, que l'héparine, premier anticoagulant, est certes découverte par Mac Lean mais non encore utilisable : elle n'est pas suffisamment purifiée pour être employée chez l'homme.

Les années passent, la guerre, l'après-guerre, la guerre froide, sans progrès tangible.

Les recherches sur une pompe de substitution cardiaque vont commencer sérieusement dans les années soixante sous l'impulsion de Kolff, père du rein artificiel.

D'autres, comme Akutsu (Japonais), Kantrowitz et l'ingénieux D. Liotta (Argentin), travaillent sur le sujet que DeBakey va centraliser à Houston.

Ce dernier implante le 8 août 1966 la première pompe cardiaque auxiliaire sur une femme de 37 ans, opérée d'un double remplacement valvulaire dont les suites opératoires sont très difficiles. Cette « assistance » ne durera que quarante-huit heures, mais elle survit à cette tentative. Elle s'appelle Esperanza.

En réalité, cette pompe n'a rien d'un cœur. Le sang est dérivé de l'oreillette gauche et rejeté dans l'artère axillaire. Elle est située en dehors du thorax et agit comme une assistance du ventricule gauche.

Cette méthode ne sera pas reprise sur d'autres cas, sans doute à cause de complications, et nul n'en entendra plus parler.

Le seul vainqueur, douteux, de cette expérience est le terme « cœur artificiel » qui va connaître une fortune prodigieuse. Le produit n'existe pas encore mais l'expression plaît déjà.

Trois ans plus tard (1969), Denton Cooley, plus brillant et plus entreprenant que son ancien maître DeBakey, propose à Domingo Liotta, l'inventeur d'un ventricule artificiel, de poser son « cœur » sur un cas désespéré, en attente de transplantation.

Pendant trois jours l'appareil va fonctionner de façon satisfaisante et permettre au patient d'être transplanté. Mais la mort surviendra le quatrième jour, à la suite d'une grande défaillance touchant la plupart des viscères, aucun organe n'étant plus capable d'assurer sa fonction.

Ces tentatives vont se répéter plusieurs fois, entraînant des échecs, quels que soient les appareils utilisés.

Cependant l'aventure n'est pas répréhensible puisque à chaque fois le malade et sa famille sont dûment prévenus des risques et qu'il s'agit de cas désespérés.

Le seul risque que Cooley ait mal apprécié est la réaction de DeBakey qui porte plainte contre lui. Il prétend que, mieux que quiconque, il savait que cette machine n'était pas au point puisqu'elle était encore expérimentée dans les laboratoires de « son hôpital ».

L'affaire fit grand bruit et Cooley dut renoncer à ses fonctions universitaires.

Cet épisode en dit long sur les relations confraternelles entre chirurgiens aux États-Unis. Pour être équitable, il faut ajouter qu'une telle querelle aurait aussi bien pu se produire ailleurs.

Pendant que la guerre des « chefs » fait rage à Houston, les recherches continuent à Salt Lake City, où travaillent Kolff et Akutsu.

Ces deux chercheurs obtiennent des survies de plusieurs mois sur le veau. Il faudra attendre dix ans de mise au point pour que De Vries implante, sur l'homme, un cœur artificiel total, le 1er décembre 1982, c'est le Jarvik 7.

L'inventeur est un ingénieur de talent, Robert Jarvik. Le receveur est un dentiste de 61 ans, comme Blaiberg. Il s'appelle Barney Clark. La survie atteindra cent douze jours, mais le patient connaîtra de nombreuses complications, avec plusieurs réinterventions pour hémorragie, rupture de valve, embolies, etc.

De Vries implantera quatre Jarvik 7 dans les semaines suivantes. Le recordman des quatre patients vivra dix-huit mois. Tous ont présenté au moins un accident embolique cérébral consécutif à la formation d'un caillot et à sa migration dans les artères du cerveau du malade. *A posteriori*, il peut paraître curieux que l'administration américaine ait donné son accord pour cette « implantation chronique », autrement dit définitive, alors qu'il s'agissait d'un cœur artificiel dit de première génération, dont la source d'énergie et le moteur étaient externes au patient.

Ce dernier était relié en permanence à une grosse console dont il ne pouvait pas se séparer.

Deux tuyaux traversaient sa peau au niveau de l'abdomen et apportaient à la prothèse installée dans le thorax l'air comprimé permettant d'actionner les deux ventricules. Ce cœur très artificiel de 800 kilos et de plusieurs millions de francs aurait pu faire frémir ceux qui nous reprochaient nos transplantations en 1973.

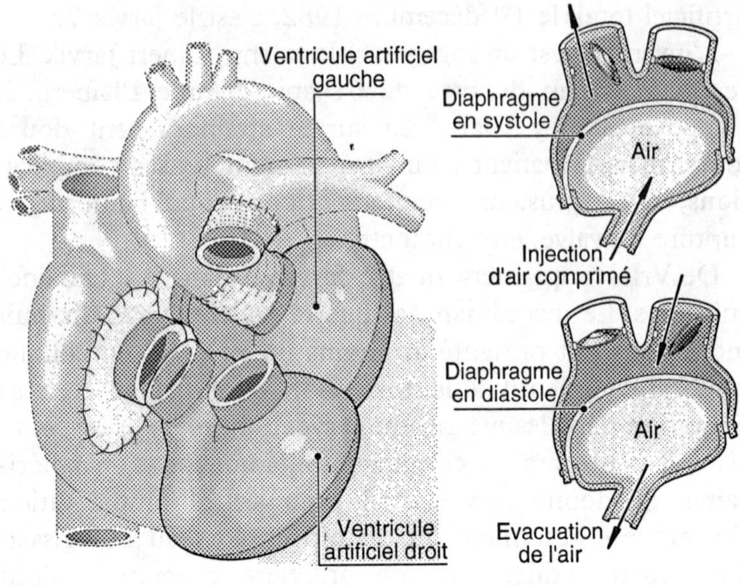


*FIG. 14.* CŒUR ARTIFICIEL DE JARVICK

Le retentissement médiatique de ces implantations sera considérable mais il n'atteindra pas le niveau ahurissant de la première greffe de Barnard.

Cela peut s'expliquer de deux façons qui se rejoignent : le public, saturé d'informations et de « première du siècle », devient relativement blasé à propos des miracles de la médecine.

Par ailleurs, il ne s'agit que d'un instrument de plus, même s'il est mirobolant.

Il n'y a pas transmission d'un tissu vivant, tel le cœur, d'un mort à un mourant. Il n'y a pas transgression psycho-religieuse. Le cœur artificiel n'est pas plus dérangeant qu'une valve. Il est plus compliqué, c'est tout. Le malade n'est pas un ressuscité, c'est un enchaîné.

Rapidement les autorités administratives américaines qui se sont laissé surprendre vont faire marche arrière. Il n'est plus question d'implantation chronique. Le Jarvik sera essentiellement destiné à servir de pont provisoire chez des sujets mourants qui ne peuvent attendre le donneur nécessaire pour leur transplantation.

En France, les protestations sont nombreuses et vives. J.-P. Cachera crie son indignation dans un papier paru dans *Le Monde* et intitulé « Prométhée enchaîné ».

En revanche Cabrol adopte le cœur artificiel. Il organise une collecte pour l'achat d'un Jarvik, puis deux, puis trois. Le tiers-monde vient au secours de l'ancienne puissance coloniale : le roi du Maroc offre un million de francs.

Parti le premier, arrivé le premier, Cabrol irrite.

Carpentier, qui ne veut pas être en reste, fait venir une société de services suisse et implante une double assistance externe avec deux ventricules, en laissant le cœur du patient en place. Cette méthode, moins « définitive », lui semble supérieure à la technique du « Jarvik ».

Cabrol s'insurge : ce n'est pas un cœur artificiel.

La presse, obligeante, sert de ring aux rivaux. Cette diatribe ne va pas grandir dans le public l'image des chirurgiens français.

Habituellement ces querelles ont lieu dans les sociétés savantes où elles sont moins apparentes.

Quoi qu'il en soit, le service de Cabrol va développer son expérience du Jarvik et devient le centre formateur pour l'Europe.

Deux ans plus tard, la statistique qu'il apporte est mitigée. Sur cinquante malades ayant reçu un Jarvik, cinquante pour cent mourront avant d'avoir pu atteindre la transplantation et vingt pour cent ne survivront pas à la greffe cardiaque. Les complications furent nombreuses, en particulier de nature infectieuse. En revanche, l'équipe Cabrol aura extrêmement peu d'accidents emboliques cérébraux.

Au total, le bilan est lourd avec trente pour cent de survivants. Mais il reste positif.

Fallait-il continuer ?

Un argument militait en sa faveur : des hommes et des femmes devaient leur vie à cette machine. Quel que soit le prix de la prothèse jetable (400 000 francs) et des soins médicaux, il fallait continuer. C'était la seule façon de progresser

Toutefois, si l'on continuait dans cette voie, beaucoup de candidats à la transplantation devraient passer par cette étape intermédiaire du Jarvik. On aggraverait donc le pronostic de la transplantation cardiaque tout en augmentant son coût de 100 % à 200 %.

Pour ma part, j'étais partagé.

D'un côté, j'estimais qu'il n'était pas possible d'ignorer cette technique dans un service de pointe ; on pourrait nous le reprocher. De l'autre, j'étais hésitant car la situation financière des hôpitaux ne permettait pas la multiplication des centres d'implantation.

J'ai peut-être fait une erreur de jugement en décidant d'acquérir un Jarvik pour mon service. Ne disposant pas de l'aide d'un généreux donateur, je vidai les caisses de notre Association, l'ADETEC, et avec l'hôpital Foch, chacun à moitié, nous acquîmes cette machine. Nous la testâmes en commençant par quelques implantations sur le veau.

Le cœur de Jarvik fonctionnait parfaitement ; le système de surveillance électronique était très fiable. Nous étions fin prêts pour une implantation humaine.

C'est alors que commencèrent les difficultés. Certains candidats étaient trop atteints. Ils avaient une défaillance multiviscérale liée à un long passé d'altération de la fonction cardiaque et les chances de succès de la transplantation cardiaque secondaire étaient nulles. Ces constatations étaient déjà publiées par Christian Cabrol.

D'autres patients semblaient pouvoir tolérer leur insuffisance cardiaque avec des traitements médicamenteux et pouvaient attendre leur tour sur la « liste ».

Ainsi seuls les accidents aigus pouvaient relever de son utilisation.

– C'était le cas des cœurs présentant des difficultés en fin d'intervention cardiaque. Cette éventualité exceptionnelle concernait les patients les plus difficiles, où la circulation extracorporelle qui avait déjà duré plusieurs heures était responsable de troubles de la coagulation. Les risques d'échec étaient donc considérables.

– La principale indication restait le patient en état de choc au décours d'un infarctus du myocarde massif.

Finalement, ce qui m'a le plus freiné, c'est l'aspect monstrueux de cette entreprise : implanter un cœur extrêmement encombrant, bruyant, enchaîner un individu à une machine, affronter un grand nombre de complications dont certaines avec des séquelles irréversibles pour un très faible taux de survie après la transplantation salvatrice. Le jeu, si l'on peut dire, en valait-il la chandelle ?

À ces considérations techniques et humaines s'ajoutèrent bientôt les problèmes financiers : chaque implantation coûtait 400 000 francs, or l'administration de l'hôpital nous demandait déjà de réduire, si cela était possible, nos dépenses générales de prothèses.

Si bien que l'onéreuse machine, rassurante, disponible, resta inutilisée.

Le coup final est assené en 1990 par l'Institut national

de la Santé américain qui retire aux centres américains le droit d'utiliser le Jarvik. La société Symbion qui produit le Jarvik doit déposer son bilan.

Cabrol proteste, à juste raison, car ce modèle est opérationnel et il n'est pas certain que les prochains prototypes modifiés résoudront ses problèmes structurels :

– l'importance du matériel implanté,
– la transmission de l'énergie à travers la paroi,
– les complications emboliques.

Aujourd'hui encore l'équipe de l'hôpital de la Pitié continue de l'employer, tout comme l'équipe de J.-L. Michaud et D. Duveau à Nantes. Leur expérience est maintenant importante.

L'administration américaine a donné depuis son autorisation à deux autres systèmes implantables, le Novacor et le Thermedics ou TCI, autorisation qui sera peut-être aussi temporaire que la première.

Préférés au Jarvik, ces deux systèmes n'apportent pourtant pas de solutions nouvelles, si ce n'est leur source d'énergie électrique. L'encombrement est identique avec les mêmes risques d'infection. La transmission de l'énergie se fait toujours à travers la peau, même si le moteur est inclus avec l'appareil. Le patient est relié à une batterie qu'il porte en bandoulière. Prométhée est toujours enchaîné et ses jours sont aussi comptés.

Une statistique récente publiée dans le *Lancet*, revue scientifique qui fait référence, montre que même ces cœurs plus modernes (Novacor, TCI) ont des résultats similaires, voire légèrement inférieurs à ceux du Jarvik utilisé en attente de greffe.

Ces deux nouveaux systèmes ne sont qu'une assistance du cœur gauche et ne couvrent donc pas toutes les indications du Jarvik.

De plus, ils sont encore plus onéreux.

Quelques chirurgiens français vont sensibiliser de riches

donateurs pour acheter ces machines. Il faut attendre le développement de leurs expériences pour savoir si cette technique est efficace ou si elle n'est qu'un numéro sans effet.

Le vrai problème du cœur artificiel est de définir une politique commune pour favoriser la recherche d'un cœur français en cessant d'utiliser la technologie américaine controversée chez elle. Son prix est exorbitant, et sans intérêt pour la santé publique et la recherche française.

Mon projet est de faire appel à un très grand nombre d'ingénieurs et de chirurgiens pour définir le cahier des charges d'un « cœur artificiel » ou d'un procédé d'assistance cardiaque : le ministère de la Recherche est excédé, peut-être à juste titre, de voir défiler des demandes de crédit pour des projets extrêmement divers.

Mon espoir de consensus est peut-être utopique mais je pense que l'avenir appartiendra à une large équipe, motivée, pluridisciplinaire, sachant dépasser les problèmes d'ego et de préséance et disposant d'un partenaire industriel.

Nous avons trouvé un soutien logistique et de recherche au CEA mais cela ne suffit pas ; il faut encore trouver une société industrielle française ou européenne.

## *Les autres procédés d'assistance circulatoire*

Si l'attention s'est focalisée sur la notion magique de cœur artificiel, il ne faudrait pas négliger une série de systèmes d'assistance beaucoup moins onéreux, permettant d'aider un cœur en défaillance aiguë temporaire, susceptible de récupérer en quelques jours. Certains de ces systèmes sont d'autant plus importants qu'ils sont d'utilisation fréquente.

C'est le cas du ballon de contrepulsion : un ballon ovoïde de 40 ml, placé dans l'aorte grâce à une sonde introduite dans l'artère fémorale, est gonflé et dégonflé alternativement de façon synchrone aux contractions du cœur.

Le gonflement se faisant durant la diastole (phase de relaxation du cœur), le ballon chasse une certaine quantité de sang vers l'amont dans les artères coronaires, et une autre quantité de sang vers l'aval en favorisant sa progression vers les tissus périphériques. Il améliore donc les performances cardiaques d'environ 20 %.

Ce système, aussi simple qu'astucieux, a été expérimenté puis utilisé chez l'homme par Kantrowitz en 1969. Il s'est rapidement popularisé. Avec vingt-cinq ans de recul, il reste un moyen fiable et peu onéreux de faire passer le « cap des tempêtes » à des malades en insuffisance cardiaque aiguë.

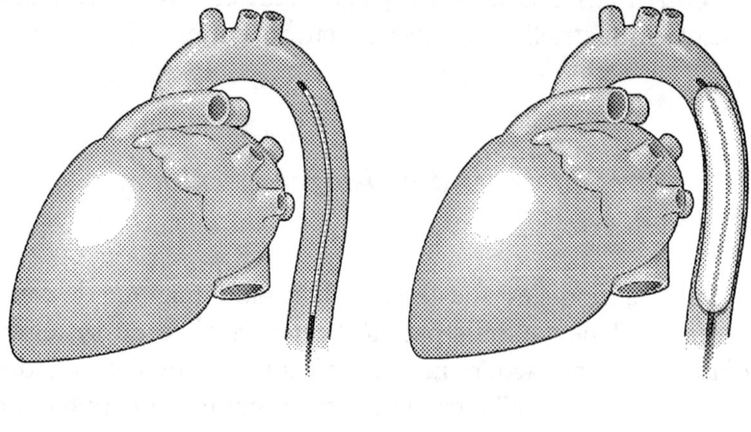

*FIG. 15.* BALLON DE CONTREPULSION

Plus récente, plus sophistiquée et moins utilisée est « l'hémopompe », une microturbine de 8 mm de section. Son extrémité est placée dans le ventricule gauche à travers l'aorte et puise le sang à la manière d'une vis d'Archimède, assurant ainsi un débit supplémentaire de deux litres à trois litres et demi par minute.

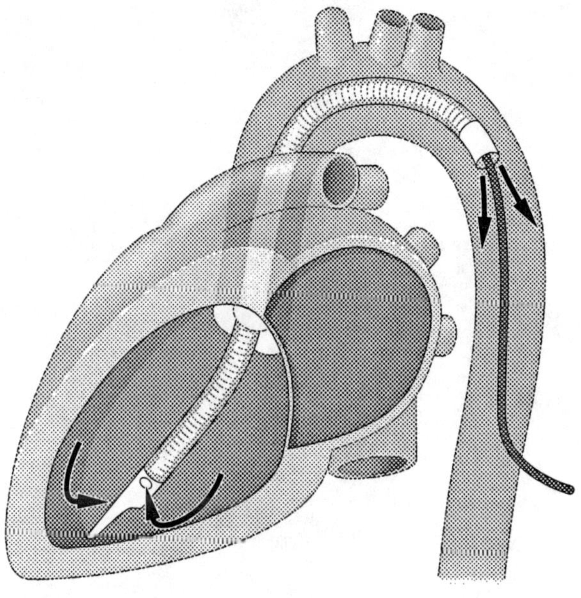

*FIG. 16.* HÉMOPOMPE : TURBINE D'ASSISTANCE CIRCULATOIRE

Une autre pompe rotative externe, entraînée par induction électromagnétique, la pompe Biomedicus, permet des assistances presque totales, pour une durée de quelques jours.

Le nombre de modèles installés sur le marché démontre

qu'il existe une compétition internationale, à laquelle participent Allemands et Japonais. Même si les résultats obtenus jusqu'à présent sont très parcellaires, le marché est riche d'avenir. L'assistance circulatoire peut être une industrie prospère pour ceux qui prennent les premiers risques.

Et surtout il ne faut pas oublier qu'il s'agit de sauver quelques dizaines de milliers de vies par an.

# 11

# PUISQUE CE SONT DES HOMMES...

Les problèmes psychologiques sont réels, parfois omniprésents, ils méritent d'être pris en considération pour toute intervention importante. Avouons-le, souvent, les chirurgiens fuient ces problèmes, et ceci pour deux raisons essentielles : notre ignorance dans le domaine, et surtout notre impuissance à les contrôler et à les résoudre de façon simple et radicale.

Il est vrai que les épisodes difficiles auxquels nous sommes confrontés, en réanimation, et plus particulièrement chez les sujets âgés, cèdent à des médicaments simples.

Une fois le malade hors de notre service, c'est le cardiologue ou le généraliste qui traitera cet état de dépendance chez les patients ayant subi une intervention importante, suite d'autant plus délicate qu'on a touché au centre mythique de la personnalité et de la vitalité.

Quand il s'agit d'une transplantation, tous les problèmes sont exacerbés, et c'est le chirurgien et son équipe qui vont prendre en charge toutes ces questions.

En effet, à partir de l'instant où l'indication de greffe est posée, nous cheminerons ensemble plusieurs années...

Avec mes collaborateurs nous avons ressenti très tôt l'impérieuse nécessité de disposer de l'aide d'une psychologue.

Cependant, en dépit de mes demandes pressantes auprès de la direction de l'hôpital je n'ai jamais pu obtenir un poste, ne serait-ce qu'à mi-temps, pour cette fonction si importante : budget global oblige.

Pourtant nous avons eu la chance de rencontrer Joëlle Bertin, une psychothérapeute qui s'est intéressée gracieusement à nos transplantés.

Pour cette partie de mon livre, j'ai préféré lui laisser la parole. Certes, je ne manquerais pas de « cœur » pour parler de ces processus psychiques mais je n'aurais certainement ni le langage ni l'expérience nécessaire : le texte qui suit est le fruit d'une année d'efforts et d'entretiens continus avec les transplantés.

*L'annonce de la transplantation faite au patient est un coup porté à son intégrité physique et psychique et en même temps une formidable espérance de vie. Cette nouvelle ouvre une brèche dans l'unité corporelle et atteint sa propre image comme une blessure narcissique profonde.*

### *Mon cœur*

*À l'intérieur du corps, le cœur, un organe comme les autres, mais qui bat, s'est mis à dysfonctionner souvent à l'insu de celui qui l'abrite. Ce cœur dont on connaît bien le symbolisme est le siège des sentiments et de l'amour. L'Occident a fait du cœur le lieu de tous les sentiments que l'on peut éprouver. Pour d'autres civilisations traditionnelles, il s'agit surtout de l'intelligence et de l'intuition. Pour Pascal « les grandes pensées viennent du cœur ». L'islam voit dans le cœur le trône de Dieu. Le taoïsme donne au cœur la place de « maître du souffle ». Antonin Artaud le surréaliste écrit : « Chacun devra choisir entre son cœur et son corps, entre le Christ et l'Antéchrist. »*

*Le cœur au centre de l'humain et du monde est le lieu*

*d'où l'on part et où tout doit se rassembler entre le corps et l'esprit.*

*Ce cœur, il va falloir s'en séparer, le penser en dehors de soi et, pour continuer à vivre, le laisser, l'abandonner. Le deuil est à faire de cette partie du corps enlevée au cours de l'opération. Ce cœur, même malade, même cause de beaucoup de souffrance, le patient y est affectivement attaché. Il le porte en lui comme une incarnation de son identité : ce cœur l'a accompagné jusque-là dans la vie.*

*Tout ce qui psychiquement est lié au cœur, les sentiments, l'amour, la haine, vont se trouver pour un temps en déséquilibre, remis en cause. Beaucoup d'interrogations se formulent et des questions nouvelles, déstabilisantes, apparaissent.*

*Ces questions se posent différemment suivant la personnalité de chacun mais reviennent globalement sous cette forme : « Si mon cœur me quitte, vais-je pouvoir aimer ? » Et son corollaire : « Si mon cœur me quitte, les autres, les miens vont-ils continuer à m'aimer ? »*

*La pulsion de vie introduite chez les patients lorsqu'on parle de transplantation va susciter un flot d'idées et de représentations qui touchent à l'essentiel de l'humain : la vie, sa transmission, la mort, les projets.*

*L'organe malade dont il est difficile de se séparer est aussi l'objet de haine. Haine à l'encontre du cœur qui vous lâche. Un patient pensait que même un animal ne mangerait pas son cœur malade ! Pour pouvoir envisager la transplantation, il est nécessaire d'imaginer « l'après du cœur ».*

*Il faut s'occuper imaginairement du cœur malade pour être en mesure d'investir l'autre cœur, celui du donneur.*

*« Qu'ai-je en moi de si destructeur pour que mon cœur en soit abîmé ? »*

*Les reproches adressés à l'organe se retournent contre le patient et apparaît la culpabilité. Pour Melanie Klein, « les sentiments de culpabilité sont liés au sentiment d'une impos-*

*sibilité à empêcher que les pulsions destructrices ne nuisent aux objets aimés ». L'image du cœur malade renvoie à celle des parents et au regret de n'avoir pu garder intact ce qu'ils ont légué.*

*On a du mal à se représenter l'acte du détachement du cœur au cours de l'opération : « Ce cœur battant en moi va s'arrêter et mourir avant moi. » Il y a là une effraction dans le domaine psychique du plan de la réalité, tel un fantasme qui se réalise. Nous savons bien que l'imaginaire et la réalité sont deux mondes distincts avec des relations bien codées garantes en quelque sorte de la santé psychique.*

*Certains patients, après l'opération, emploient des mots tels que « dissociation », « étrangeté », empruntant ainsi des termes propres à la psychopathologie.*

### *L'ATTENTE*

*C'est la période la plus difficile et la plus douloureuse pour beaucoup de patients. Ils attendent chez eux ou à l'hôtel, à l'exception de certains candidats en grande défaillance cardiaque. Ils n'ont donc pas un statut d'hospitalisés : ils attendent, c'est tout. Une jeune patiente, en repensant à cette période, dit : « Fallait-il avoir le cœur solide pour supporter tout ça ! »*

*La difficulté à vivre est immédiatement traduite dans un langage du cœur comme si la douleur avait directement touché le cœur.*

*L'attente, sans points de butée, sans balisage, perturbe la temporalité intérieure c'est-à-dire la conscience ordinaire et nécessaire du temps qui s'écoule. Pour ces patients, il est question de leur vie, de leur survie, et il n'y a rien de sûr, aucune certitude fixée dans le temps. C'est tout l'inverse d'une opération avec une date, une échéance.*

*Déjà on observe chez l'opéré du cœur les conséquences démoralisatrices d'un simple recul de quelques jours. Mais pour les patients qui vont subir une transplantation, c'est sans date. Quel événement peut mettre fin à cette attente ? Qu'il y ait un donneur ! C'est-à-dire que quelqu'un meure pour qu'eux puissent vivre. Ils se trouvent soudain au cœur d'une transaction humaine. Ils veulent vivre mais il y a une condition : qu'un autre meure ; et c'est uniquement à cette condition. Ils n'ont pas le choix : ils sont pour ainsi dire en otage dans ce temps de l'attente et le prix de la rançon est une vie.*

*Ils ne peuvent rien faire, happés dans un « chantage » dont l'enjeu les dépasse. Ils sont soumis à quelque chose qui se décide en dehors d'eux. Sans prise sur les événements, statufiés dans cette attente, ils sont livrés à la toute-puissance de la pensée.*

*Cette attente est insupportable parce qu'il vaut mieux ne pas penser à ce qu'on attend. Effectivement, on attend le donneur.*

*Les liens ne sont pas directs, certes. Néanmoins, il existe des associations, des connexions qui ont à voir avec la toute-puissance de la pensée, la place qu'occupent les morts, les pouvoirs qu'on leur attribue, les tabous qui s'y rattachent : si je pense et souhaite que quelqu'un meure pour que je survive, est-ce que le fait même d'y penser ne va pas provoquer cette mort, désirée et à la fois redoutée car drainant une énorme charge de culpabilité ?*

*Ces patients se trouvent malgré eux dans une situation psychique proche des primitifs pour qui « ce sont les mauvais désirs qui tuent » comme le note Freud dans* Totem et Tabou.

*Nous fonctionnons tous avec des souhaits de mort bien inconscients, correspondant à l'ambivalence affective existant en chacun de nous. Ici, il y a une irruption dans la réalité de ces souhaits habituellement inconscients.*

*Cet état de fait emprisonne le patient dans un conflit traumatisant difficile à surmonter.*

*Les uns vont s'interdire de penser, s'en remettant entièrement aux médecins pour tout ce qui les concerne. D'autres le vivront sur un mode persécutif, surveillant de très près la place qu'ils occupent sur la liste de France-Transplant : « Il y en a combien avant moi ? »*

*Dans l'attente de ce cœur « autre », le souhait de mort est réel, conscient et presque imposé. Il surgit dans la vie psychique en tant que traumatisme. Ce souhait, le patient ne peut s'en protéger par aucune couverture psychique, il n'y a aucune chance pour qu'il reste inconscient. Il brutalise la conscience et ce dilemme met le malade dans quelque chose proche d'une névrose obsessionnelle.*

*Entre cette envie de vivre et la greffe de culpabilité il vient parfois à l'esprit du patient qu'il pourrait payer pour un cœur.*

*Certes cela se pratique dans d'autres pays pour d'autres organes que le cœur mais ce n'est pas notre objet…*

*Ce qui nous anime ici c'est de repérer les idées qui donnent les moyens de faire face au traumatisme.*

*Le fait de vouloir payer ou de l'envisager n'est pas à penser en termes marchands mais plutôt comme une tentative de se libérer d'une dette. Lorsque l'on paye, on est déchargé de la culpabilité, on ne doit plus rien, on est libre. Bien sûr cette dette est par essence « non payable » et cela reste un problème entier pour les patients même s'ils en parlent peu.*

## *Son cœur*

*Le patient va devoir investir et apprivoiser le cœur d'un autre : celui du donneur. La situation lui impose donc de superposer deux expériences jusqu'alors inconnues.*

*Pour ce nouveau cœur : « Vais-je devoir reprendre l'histoire du donneur là où elle s'est arrêtée ? » Ici s'introduit de la discontinuité dans une continuité de vie. Où se tourner pour trouver de la stabilité, ne pas perdre l'équilibre sur ce plancher corporel des plus mouvants ? La question de la différence, de « sa différence à soi » est en jeu.*

*« Est-il possible de faire du même avec du différent, autrement dit de rester le même avec un autre cœur ? »*

*Le médecin et l'équipe soignante assurent la continuité pour le patient. Ils créent le lien entre deux discontinuités, opérant la jonction d'un état à l'autre et garantissant ainsi l'unité du corps et de l'esprit. Un transplanté a vu un feuilleton télévisé où le héros apprend que le cœur qui lui a été greffé était celui d'un coureur de relais, il devient lui-même coureur. Il endosse l'habit et le projet du donneur. C'est ainsi une manière de continuer à le faire vivre en respectant ses vœux et tenter de payer ce qui est perçu par beaucoup comme une dette écrasante.*

*Au niveau de l'imaginaire comme support de la vie psychique, on manque d'histoires à penser, à raconter, à imaginer. L'esprit a besoin d'autres outils pour appréhender et apprivoiser cette réalité si extraordinaire. C'est toute la fonction de la vie fantasmatique.*

*Il est quand même difficile de se dire que la seule histoire à se raconter est celle inventée par Mary Shelley, c'est-à-dire celle de* Frankenstein, *la seule écrite dans la mémoire collective.*

*Il y a quelque chose d'extrêmement étrange et inquiétant à sentir vivre dans son corps une « expérience » qui, jusque-là, ne faisait pas partie du patrimoine de l'humanité. Le sentiment d'étrangeté s'atténue par le processus qui amène le patient à devenir un héros et cela par identification au progrès de la médecine. Il a franchi des limites jusque-là infranchissables : il s'est surpassé. Cette dimension se retrouve dans le feuilleton précédemment évoqué : il y a passation de héros à héros.*

*Bien entendu, ces considérations sont à situer dans le*

*domaine des idées tout en montrant leur force de soutien. Dans la réalité, dans la vie, les transplantés n'aspirent qu'à mener une vie comme celle des autres. Le patient qui racontait cette histoire du donneur coureur professionnel aimait cette histoire. Cela occupe une fonction importante de soutien psychique de pouvoir raconter plusieurs fois la même histoire à la même personne. Car les opérations avec un enjeu de vie et de mort aussi « prégnant » fragilisent les malades et les font se sentir enfants. Ceci est à entendre non pas comme une incapacité de l'être humain à se prendre en charge mais plutôt comme une défense contre le traumatisme : les enfants demandent inlassablement qu'on leur raconte la même histoire qu'ils connaissent déjà par cœur. Certains transplantés se sont sentis en rivalité avec leurs enfants parce qu'ils se sentaient comme eux dépendants et tributaires des adultes.*

### *Les valeurs de la vie*

*La maladie a réduit le champ des possibles. Les patients ont été amenés à diminuer leurs activités, en particulier professionnelles. Le temps pour les soins et la fatigue a pris beaucoup de place jusqu'à prendre tout le temps. La maladie et l'attente ont gelé tout projet de vie. Leur personnalité s'est adaptée et s'est réorganisée autour de l'attente et des séjours à l'hôpital. C'est l'opération qui est attendue. Un patient dit après l'opération : « Je ne sais pas où aller en sortant, j'ai tellement pris l'habitude de ne plus faire de projet. » Son projet s'arrêtait à la porte de l'hôpital. L'attente est devenue une manière d'être, de vivre, voire une philosophie de l'existence. Dans le sillage de l'attente, ils ont entraîné leur famille qui a acquis l'habitude de prendre en charge leurs tâches. Une mère de famille qui avait mis ses enfants en nourrice pendant ses longues hospitalisations se demandait sans cesse s'ils ne manquaient de rien. Elle s'inquiétait surtout de sa place de mère à son retour à la maison. Allaient-ils la reconnaître, que pouvaient-ils comprendre de son absence ?*

*Elle craignait qu'ils lui en veuillent.*

*Un autre patient, une fois greffé, explique qu'il n'a plus rien à attendre et qu'il pense qu'il attend encore…*

*Le phénomène de rejet d'abord aigu pendant la première année puis chronique est encore un événement abstrait dont la chronologie et l'existence sont tout à fait imprécises.*

*Cet orage dans leur existence les amène à des interrogations sur ce qui fonde leur vie. Toutes les valeurs sur lesquelles ils pouvaient se reposer sont remises en question. Il y a le souci de revenir à des choses essentielles. Sur le plan somatique, ils sont obligés de penser leur vie autrement. Leurs conceptions, leurs philosophies changent. On assiste à un remaniement total des valeurs de l'existence.*

### *L'IMAGINAIRE*

*Le patient doit faire le deuil de son cœur et investir le cœur d'un autre dans un travail d'incorporation physique et psychique. Tout un flot d'idées et de fantasmes très actifs se développent autour de ce qui est imaginé des qualités du donneur. De même que leur cœur a été jugé mauvais, le cœur du donneur peut être qualifié de « bon » ou de « mauvais ». Ce qui, dans le langage médical, se traduit en terme d'incompatibilité, et pour le patient, dans le registre du bon ou du mauvais. Tout ce qui est incorporé à l'intérieur de soi subit un jugement, une appréciation. Ainsi de la nourriture on peut dire « j'aime » ou « je n'aime pas » ou « ceci m'a fait du bien ou du mal ». Ce qui est mis à l'intérieur du corps a besoin d'un « laissez-passer » de la conscience pour s'intégrer dans la vie psychique.*

*Au plan de la loi, l'anonymat nécessaire du donneur n'empêche pas le patient de penser avec le langage de la transmis-*

*sion directe. Il n'est pas rare d'entendre : « Je n'aimerais pas avoir le cœur de quelqu'un qui fume et qui boit. » La peur est fréquente d'hériter des défauts supposés attribués au donneur.*

*Les angoisses les plus importantes se fixent sur l'âge et le sexe du donneur. S'imaginer vivre avec le cœur de quelqu'un de plus jeune que soi revient à trouver une seconde jeunesse. À l'inverse, vivre avec un cœur plus âgé revient à se penser vieillir avant l'âge.*

*L'idée la plus déstabilisante porte sur le fait que le cœur d'une femme puisse être greffé à un homme, et inversement. C'est là que la transplantation touche de très près à l'identité du sujet.*

*Une jeune femme dont les suites opératoires avaient été simples déprima après avoir constaté un développement important de sa pilosité. Ce qui, pour tout le monde, n'était qu'un point de détail avait revêtu pour elle l'allure d'un drame existentiel parce qu'il était question, là, de son identité sexuelle. Or cette hyperpilosité est en rapport avec la ciclosporine.*

*Un autre me dira : « Par moments, j'ai l'impression d'être une femme. » Comment accueillir ce brouillage des identités ?*

*Et cette femme qui, ayant reçu le cœur d'un jeune homme avait l'impression, lorsqu'elle était avec son amant, de le tromper comme s'ils étaient deux à l'intérieur d'elle-même.*

*L'identité sexuelle est un jeu avec la peur ou le désir d'aller au-delà des tabous et des interdits.*

### *L'incorporation*

*Ce cœur reçu dans un premier temps, comme un intrus, un étranger, est porteur de l'histoire du donneur et des tabous liés aux morts. Freud dit : « Nous savons que les morts sont des dominateurs puissants. »*

*Il s'agit de tenir éloigné l'esprit du mort, il ne faut surtout pas lui déplaire. Petit à petit, le cœur devient imaginaire-*

*ment plus familier. Le patient l'apprivoise : il est l'objet des soins de tous, d'une attention extrême.*

*Une patiente récemment transplantée redoutait son retour en famille. Elle projetait à l'extérieur ce qu'elle vivait à l'intérieur d'elle-même en imaginant sa réapparition telle une fiction, le cœur étant identique à une personne. Elle s'imaginait telle une femme qui présente son nouvel ami et qui a réuni toute sa famille : « Voici mon ami, je vous prie de bien vouloir l'accepter parmi vous. »*

*Ce cœur assimilé à une personne, chaque patient lui donne une place particulière dans son histoire. Les enfants lui donnent un nom.*

*Pour les femmes, le cœur implanté peut tenir la place d'un enfant dans la première période qui suit la transplantation : la pensée l'assimile à un état de grossesse.*

*L'inquiétude peut aussi se traduire par : « Vais-je pouvoir couper le cordon ombilical ? » Autrement dit, vais-je pouvoir l'intégrer en moi, l'oublier ?*

*Ce travail d'incorporation, rendu plus délicat par la prise quotidienne de médicaments immunosuppresseurs, est un rappel quotidien d'un rejet possible. Rappel mécanique qui contrecarre la nécessité de l'oubli.*

*Un autre dira : « On peut dire tout ce qu'on veut, c'est un corps étranger et l'organisme n'accepte pas les corps étrangers. » Effectivement, plus l'étranger est proche de soi, moins on le tolère. Ces parallèles entre rejet et racisme sont faits par certains patients.*

*L'incorporation psychique se réalise en trébuchant et l'interprétation par le patient du rejet, au-delà de l'angoisse qu'il suscite, est une tentative de retrouver son identité première, d'origine à l'époque de l'ancien cœur.*

*Un autre énonce fièrement : « Moi, je n'ai fait aucun rejet », ce qui peut se traduire : « Voyez, mon nouveau cœur et moi nous nous entendons parfaitement bien. »*

### Le sens

*Enfin, la menace pour le patient est la perte du sens, d'une façon globale, et plus précisément la perte du sens de sa vie.*

*À ce titre, les équipes soignantes réalisent un énorme travail de soutien de la pulsion de vie des malades afin qu'ils puissent repartir dans l'existence.*

*Si ces idées ne sont pas nouvelles, les questions soulevées par la transplantation, elles, sont complètement neuves pour la pensée. Si l'on veut comprendre et accompagner nos patients dans ces difficiles mutations, ces idées sont à explorer.*

Les patients se demandent souvent pourquoi leur cœur est à ce point malade et, en matière de cardiomyopathie (une maladie dégénérative du muscle cardiaque sans cause connue), nous n'avons pas de réponse à leur donner.

Il faut aussi rappeler que certains transplantés sont soumis à un traitement par la cortisone. Cette médication peut considérablement amplifier des phénomènes psychiques qui apparaissent exagérément grossis par le spécialiste.

Vingt ans après sa transplantation, Roger Éjarque, au cours d'une interview sur son donneur, paraissait encore très bouleversé de devoir sa vie à la mort d'un jeune homme de dix-huit ans.

On retrouve aussi ces sentiments chez les premiers transplantés. Le Père Boulogne disait volontiers qu'il avait fait don de son corps à la science. Emmanuel Vitria s'occupait activement du don du sang. J.-P. Gaullier a pris en charge notre association l'ADETEC.

Le témoignage le plus abondant est celui de l'animateur de RTL, Max Meynier.

Dans son livre *Quoi de neuf ? mon cœur*, il enregistre ses propres réactions, tenant un journal émouvant et sensible.

Défaillance aortique, infarctus à répétitions, il ne pouvait plus « avoir aucune exigence ni faire le moindre projet ». Il se sentait marginal, parachuté sur une île déserte, une épave qu'on emmène à la casse. « Ma vie ne m'appartenait plus. »

Le professeur Gandjbakhch va le greffer.

M. Meynier avait été soutenu par sa cardiologue qui lui répétait : « Les médicaments, ça aide mais ça ne suffit pas : il faut vouloir vivre. »

C'est exactement ce que nous dira J.-P. Gaullier un peu plus loin.

## *Transplantation et procréation*

On peut s'extasier sur la maternité d'une transplantée : effectivement, elle couronne la réintégration dans la vie normale d'une femme, mais cette grossesse n'est pas sans risque, avec 45 % de prématurés.

Expérimentalement, l'azathioprine et la cortisone utilisées dans le traitement antirejet induisent des anomalies de la croissance et du système nerveux central.

En revanche, l'état de gravidité est un état de tolérance particulier puisqu'il permet à la mère d'accepter pendant neuf mois le développement d'un fœtus qui lui est à moitié étranger. Le mécanisme de cette tolérance est encore mal élucidé mais il est certain que le placenta y joue un rôle important.

Si la grossesse est possible, est-elle souhaitable ? On rejoint dans cette problématique la discussion sur les maternités à partir d'ovules ou de spermatozoïdes conservés par congélation, quand un des deux procréateurs est décédé : est-il légitime de souhaiter élever un enfant sans père, ou sans mère ? Les statistiques actuelles de la transplantation cardiaque montrent une mortalité de cinquante pour cent à cinq ans ; on peut donc dire qu'un enfant sur deux né d'une mère transplantée sera orphelin à l'âge de cinq ans.

On connaît aussi la tragique histoire de Betsy Sneith, première transplantée cardiaque à mettre au monde un enfant en 1984. Trois mois après la naissance de l'enfant du « miracle » célébrée à l'envi par les médias, la mère, minée par un syndrome dépressif, se suicida.

Ces grossesses sont exceptionnelles : un peu plus de dix bébés dans le monde dont trois en France et on peut s'interroger sur le bien-fondé d'une grossesse chez une transplantée.

Le même problème existe pour les hommes qui parfois envisagent de faire un enfant après leur greffe dans un ultime effort pour se rattacher à la vie ou, comme le dit Joëlle Bertin, pour redonner un sens à leur vie.

## *La transplantation chez l'enfant*

La greffe d'un organe pose un triple problème de donneur, d'incongruence de taille et d'avenir pour le petit transplanté.

Les donneurs sont rares car les enfants sont peu exposés aux traumatismes brutaux responsables d'une destruction cérébrale, tels les accidents de la voie publique, ou les morts par arme à feu.

Autre difficulté et non la moindre, l'accord des parents, toujours demandé, est difficile à obtenir compte tenu de l'extrême douleur morale entraînée par un pareil deuil, douleur qui rend notre cerveau impénétrable à tout raisonnement.

Par ailleurs, la taille excessive du greffon étant fréquente, les problèmes techniques ne sont pas négligeables. Bien sûr, on peut « tricher » légèrement avec le poids du donneur quand il s'agit du cœur.

En ce qui concerne les poumons, les techniques de réduction d'un lobe pulmonaire mises au point par notre collègue de l'hôpital Foch, le docteur Bisson, ou de « partition » des poumons imaginée par le docteur Coetil à l'hôpital Broussais, permettent d'envisager la transplantation de poumons adultes chez des adolescents, ou d'adolescents chez les enfants.

Cependant le problème essentiel n'est pas technique, il concerne l'avenir de ces enfants.

Les filles voient leurs règles apparaître dans les mois suivant la transplantation, soit, mais on ne peut occulter les perturbations de la croissance.

J. Kachaner a réalisé un traitement contre les rejets sans recours aux corticoïdes pour éviter l'arrêt de la croissance osseuse, mais nous sommes bien loin d'avoir fait le tour des inconvénients de la ciclosporine à long terme.

Enfin, ce que nous savons du rejet chronique à cinq ans ne permet pas d'envisager l'avenir avec beaucoup d'optimisme dans l'état actuel de nos connaissances.

Cinq à dix ans de survie pour un adulte c'est souvent inespéré, « miraculeux », mais pour cet enfant c'est, au mieux, juste l'espoir de pouvoir finir ses classes...

En dépit de ce tableau pessimiste, la demande des parents est souvent très pressante.

Les professeurs J.-Y. Neveu, P. Vouhé, Cl. Planché,

F. Chetochine m'ont tous confirmé qu'ils freinaient ces indications mais que le contexte familial demeurait souvent le plus fort.

Il faut donc considérer que la transplantation chez l'enfant est une solution d'attente.

## *Existe-t-il un profil psychologique idéal des candidats ?*

Certains l'affirment, comme G. Consoli, qui font le portrait-robot d'un être à niveau intellectuel élevé, ayant des relations affectives et sociales bien équilibrées, de nature plutôt égoïste, volontaire, sachant réprimer son angoisse de mort, ayant confiance en la médecine et protégé par un bon entourage familial.

Cette description du « sujet idéal » me semble trop élémentaire. En outre, le respect de ces critères aboutirait à une sélection qui poserait un problème déontologique aussi fondamental qu'insurmontable.

En août 1996, la « sélection » faite par un chirurgien anglais avait éliminé un candidat à la chirurgie des coronaires parce qu'il fumait deux paquets de cigarettes par jour. Ce choix a été durement critiqué car le patient est mort durant sa période de désintoxication.

En aucun cas le médecin ne peut être juge, mais les impératifs tyranniques d'une limitation des dépenses médicales sont souvent mauvais conseillers.

Dans le cas de la transplantation, le problème est encore plus difficile puisque le nombre de donneurs est réduit par rapport au nombre des receveurs.

Sans entrer dans la fallacieuse et dangereuse recherche

du profil psychologique idéal, doit-on pour autant inscrire sur la liste d'attente des malades totalement indisciplinés, quand on connaît l'importance du respect absolu et de la continuité du traitement immunodépresseur ?

Quoi qu'il en soit, les contre-indications d'ordre psychologique sont exceptionnelles. Et nous ne nous sentons pas le droit de récuser un candidat sur ce seul critère. Ce qui importe bien davantage, c'est que chaque service de transplantation puisse disposer d'une ou d'un psychologue, pour affronter un certain nombre d'orages trop souvent méconnus des médecins et des chirurgiens.

La force de caractère et l'équilibre sont deux qualités que j'ai rencontrées chez notre transplanté J.-P. Gaullier qui a su écrire un « mode d'emploi » de la transplantation pour aider psychologiquement ceux qui vont bénéficier d'une greffe :

*Ne pensez pas un seul instant qu'il s'agisse d'une catastrophe ; au contraire vous bénéficiez d'une grande chance et d'un grand espoir…*

*L'attente peut durer plusieurs mois et semblera longue tant pour vous que pour votre entourage, et vous aurez peut-être la tentation de croire que vous êtes oublié ; alors, bien qu'il n'en soit rien, n'hésitez pas, c'est un petit conseil que je vous donne, à relancer votre chirurgien. Il est bon, en cette période de pénurie de donneurs, de se rappeler de temps en temps au bon souvenir de l'équipe chirurgicale, gentiment bien sûr. Votre intervention démontrera votre détermination et votre impatience, en un mot l'espoir que vous et votre entourage mettez dans cette transplantation. Ceci montrera la solidité de votre moral : vous détenez 50 % des cartes de la réussite.*

*Mais le plus important est que vous ayez confiance dans*

*votre chirurgien ; vous êtes convaincu qu'il a des doigts en or ; c'est vrai.*

*Le reste s'apparente au jeu de l'oie. Chaque jour vous progressez d'une case. Tous les sept jours, les sept cases, un examen est pratiqué. Un phénomène de rejet ? Vous reculez de sept à huit cases. Il est usuel mais non obligatoire de connaître un ou deux incidents de ce type. Mon jeu de l'oie possède quarante-neuf cases et la cinquantième est réservée au jour où vous serez tellement heureux d'offrir un pot à toute l'équipe qui, avec vous et votre entourage, aura gagné la partie !*

*Lorsque vous serez sorti, dites-vous bien que vous n'êtes plus malade. Une fois que vous aurez retrouvé toute la musculature que le séjour en chambre vous aura fait un peu perdre, votre vie redeviendra normale. Vous ne faites pas partie d'une catégorie spéciale d'individus.*

*Vous vous rendrez compte alors que la vie est belle, et que si elle l'est redevenue, c'est d'abord grâce à la grande générosité d'une famille que vous ne connaîtrez pas et qui ne vous connaîtra pas.*

*J'aborde mon second cinquantenaire avec une grande confiance.*

J.-P. Gaullier, pour mieux aider les autres et s'acquitter de cette « dette » dont parle Joëlle Bertin, est devenu le secrétaire de notre association, prouvant ainsi que le cœur n'est pas simplement un muscle. Il vient de fêter le onzième anniversaire de son « nouveau cœur ».

## *L'ADETEC*

Dès la création de mon service en 1970, j'ai ressenti la nécessité de fonder une association pour collecter des fonds destinés à la recherche et pour améliorer les conditions de fonctionnement du service. Les dons réunis proviennent essentiellement de nos anciens opérés et de leurs amis.

Au fil des années, des liens très forts se sont établis entre les médecins, les infirmières et les anciens patients. Périodiquement, un banquet rassemble pour un soir le corps médical et les opérés du service. Notre association joue ainsi un rôle convivial et apporte aussi un soutien moral à tous ces hommes et femmes qui ont subi une agression physique et psychologique.

# 12

# SONES EXPLORE LES CORONAIRES

Le succès du pontage aorto-coronaire en 1969 compensera largement l'échec temporaire des transplantations.

Fléau des temps modernes, la maladie coronaire tue des millions d'hommes et de femmes chaque année. Elle est connue depuis le XVIIIe siècle. C'est en 1768 qu'un cardiologue londonien, Heberden, décrit pour la première fois la douleur coronaire sous le terme d'*angor pectoris* qui signifie « malaise ou angoisse de poitrine ». La traduction par « angine de poitrine » est donc tout à fait impropre.

Mais si Heberden a bien décrit la douleur en soulignant son caractère angoissant, avec sensation de mort imminente, il n'a pas su la rattacher à sa cause : l'oblitération des artères coronaires. Quand les artères nourricières du cœur se bouchent, le cœur fatigue et souffre du manque d'oxygène. Il faudra attendre un siècle et les travaux de Potain en 1870, pour que le lien direct entre cette douleur et l'altération des coronaires soit défini et compris par tous.

C'est effectivement le défaut d'irrigation du muscle cardiaque, appelé ischémie, accentué par l'effort, qui explique la survenue de cette douleur thoracique, constrictive, angoissante, irradiant dans le bras gauche, voire les deux bras ou la mâchoire.

Les travaux de Potain, par ailleurs célèbre pour son aspect théâtral et son appareil de mesure de la pression artérielle, vont rester relativement confidentiels.

Pendant un demi-siècle, le traitement sera symptomatique et inefficace jusqu'à l'apparition de la trinitrine en 1911. Auparavant, on conseillait la morphine, fait que j'ai vérifié dans la vieille encyclopédie médicale paternelle, éditée avant la Grande Guerre.

La trinitrine, charmant diminutif de la nitroglycérine, explosif surpuissant, est également un puissant vasodilatateur. Elle va soulager un nombre considérable d'angineux en augmentant rapidement et transitoirement le calibre des artères coronaires non obstruées. Elle compense celles devenues malades, mais elle ne les guérit pas.

Facile d'emploi, la trinitrine demeure un médicament actuel, modernisé sous forme de spray ou de patch, où elle est absorbée à travers la peau. Son mérite est double. Elle dilate les artères coronaires et le système vasculaire périphérique jusqu'aux extrémités de tout notre corps : le sang s'écoule plus facilement et le cœur a moins de travail. Il consomme donc moins d'oxygène.

C'est William Einthoven, physiologiste hollandais, qui bouleversera notre connaissance grâce à la découverte de l'électrocardiogramme, première approche objective de la maladie coronarienne.

Les travaux d'Einthoven s'étalent sur quinze ans. Dès 1912, soit un an après les premières applications de la trinitrine, il a déjà posé les bases de l'électrocardiogramme avec ses trois dérivations lui permettant de calculer l'axe électrique du cœur.

Son prix Nobel, en 1924, est infiniment mérité.

Pourtant, cette exploration restera longtemps peu utilisée en dépit des travaux des écoles américaines de

Lewis et Wilson qui enrichissent les données de cet examen. Seuls quelques laboratoires utilisent cette technique.

Malgré cette faible diffusion, Fahr décrit en 1920 le « bloc de branche », un trouble du cheminement de l'onde électrique responsable de la contraction cardiaque.

Pardee, dont l'onde électrocardiographique porte son nom, la signale comme élément de survenue d'un infarctus du myocarde. Ces noms sont encore utilisés aujourd'hui, et cette permanence est exceptionnelle : leurs études étaient déjà parfaites voici plus de soixante-dix ans : l'onde de Pardee reste un signe infaillible d'infarctus du myocarde.

Wenkebach et Winterberger consacrent un livre aux troubles du rythme désormais analysables grâce à l'électrocardiogramme.

En 1930, Wolff, Parkinson et White amorcent la description du syndrome entraînant une tachycardie particulière.

Cependant, ce n'est pas au monde anglo-saxon que l'on doit le fantastique essor de l'électrocardiographie, mais à un Mexicain inconnu du monde médical.

Sadi Pallares est aussi dynamique qu'intelligent. Il a en outre la chance d'être l'ami du président du Mexique et il sait saisir sa chance. Pendant qu'Hitler met l'Europe à feu et à sang, Pallares recueille des fonds et construit en 1940 un institut de cardiologie. Son école va apporter une interprétation rationnelle et systématique des tracés du cœur. L'école Pallares assure la formation d'une foule de cardiologues venus du monde entier, y compris des États-Unis.

Mon maître et ami le docteur Maurice Durand, qui s'y était instruit pendant toute une année, en gardait un souvenir ému et admiratif.

À la fin de la guerre on verra la banalisation de l'électrocardiogramme devenu un examen courant à partir de 1945. Il s'impose d'abord dans les services de cardiologie puis dans l'ensemble des services de médecine et de chirurgie.

En France, sur une autre échelle, le développement d'une méthode, basée sur l'autopsie systématique des patients décédés, va fournir de nombreux travaux, en particulier ceux de l'école de Lenègre.

C'est en réalité à cause du scepticisme général qu'il aura fallu cinquante ans pour que les découvertes d'Einthoven se concrétisent et passent dans les mœurs.

Mais cette « victoire » est forcément incomplète parce que, si la maladie coronaire est bien identifiée et cataloguée, il manque encore un élément diagnostique fondamental pour envisager une chirurgie directe sur les artères coronaires : c'est la coronarographie. Elle seule permet de visualiser ces artères à la radiographie. Nous en reparlerons plus loin.

Les premières tentatives chirurgicales pour soulager l'angine de poitrine vont apparaître très tôt en France, à l'occasion de l'essor de la chirurgie du système sympathique, sous l'égide de Leriche et de Fontaine.

Le système sympathique est un ensemble de nerfs qui n'a aucun rôle dans la motricité des muscles mais qui, en revanche, innerve les viscères et les artères. À différents niveaux, son action s'oppose à celle du parasympathique, un autre système nerveux viscéral.

Une grande peur peut déclencher une sécrétion d'adrénaline qui stimule les extrémités des nerfs sympathiques, d'où une constriction des artères et l'apparition d'une hypertension.

Inversement, une émotion, chez certains sujets, stimule le parasympathique et entraîne une chute de la pression artérielle expliquant la survenue de ce qu'on appelle une *syncope vagale.*

Ainsi, le tonus artériel étant sous la dépendance du système sympathique, sa section est responsable d'une dilatation artérielle dans le territoire considéré. Toutefois, cette action est relativement éphémère.

D'après Leriche, la chirurgie du sympathique guérit tout : l'ablation du sympathique ou du parasympathique devient la panacée ; elle guérit l'ulcère de l'estomac (à la rigueur), l'hyperthyroïdie (!) et, pourquoi pas, l'angine de poitrine.

Alors on va couper !

Ainsi, différentes interventions d'exérèse de certaines portions du système sympathique vont être pratiquées dès 1925 par Leriche, puis en 1934 par Whiste et enfin en 1941 par Arnulf et Hautz dans le but de dilater les artères coronaires défaillantes.

Ces interventions sont censées obtenir un effet antalgique chez 60 % des patients. Malheureusement, au fil des années, pour ces opérés, l'effet va se montrer illusoire. Néanmoins, comme toute croyance magique, ces théories auront la vie si dure que l'intervention était encore prise en compte dans la nomenclature de la Sécurité sociale il y a quelques années.

En 1926, E.P. Boas, qui n'était pas en reste, avait préconisé l'ablation totale ou subtotale de la thyroïde pour diminuer le métabolisme de base dans le traitement de l'insuffisance coronarienne.

L'école de Boston avait même suivi le procédé en 1933. Cette méthode ne procédait, hélas, que d'un sophisme.

Si l'on enlève la thyroïde, le métabolisme de base baissera, le cœur battra moins vite. On allège donc le travail des coronaires.

Malheureusement, ces chirurgiens oubliaient que l'ablation de la thyroïde entraîne automatiquement une insuffisance thyroïdienne expérimentale (le myxœdème) qui aggrave la maladie athéromateuse. Autrement dit, l'ablation de la glande aggravait l'état des coronaires.

## *Amélioration de l'irrigation du muscle cardiaque*

Les premières méthodes d'amélioration de l'irrigation du muscle cardiaque seront des méthodes indirectes ne touchant que la surface du cœur ou le myocarde même. En effet, compte tenu des instruments qu'utilisaient les chirurgiens à cette époque et de la nature des fils, on ne pouvait alors imaginer de faire une suture sur des artères aussi petites et à paroi aussi fine. En outre, on ne disposait d'aucun procédé pour arrêter le cœur.

Dès 1935, Beck propose d'améliorer les apports sanguins du cœur en créant des adhérences entre cet organe et les tissus avoisinants, pour favoriser la nutrition et l'oxygénation des couches externes du muscle cardiaque.

Il préconise le talcage du péricarde. Je me souviens ainsi avoir vu à Broussais talquer un cœur de la même manière que l'on talquait les fesses d'un bébé. Les résultats apparurent insuffisants, ce que l'on pouvait facilement imaginer puisque la face interne du péricarde ne comporte que peu de vaisseaux. Toutefois la méthode était inoffensive.

Beck imagina alors d'aviver le péricarde avec une râpe et de fixer sur le tissu à vif un fragment du muscle grand pectoral.

Puis il se servit du poumon et aussi de l'intestin grêle.

En 1936, O'Shaugnessy utilisa le grand épiploon, une expansion graisseuse du péritoine qui tapisse la cavité abdominale, c'était la « cardio-omentopexie ». Curieusement, si l'adjonction de cette « crépine » échoua dans les tentatives d'améliorer l'irrigation du muscle cardiaque, elle sera utilisée avec succès, cinquante ans plus tard, pour remplacer les tissus altérés dans les médiastinites, c'est-à-dire les infections de toute la partie centrale du thorax. Comme quoi, en médecine, il ne faut jamais rien oublier.

Ces méthodes paraissent dérisoires, elles furent cependant publiées dans des journaux médicaux.

Mais le comble fut atteint en 1942, lorsque le professeur David Fieschi, chirurgien italien, ligatura les deux artères mammaires internes, petites artères de la paroi thoracique antérieure.

L'auteur prétendait que cette ligature devait favoriser le développement d'une circulation de suppléance qui allait améliorer la circulation coronaire défaillante.

Son confrère Battezzati reprit la « technique » et publia une étude réalisée sur 1 426 patients.

L'Américain Glover appliqua la méthode et, sur cinquante cas, publia de bons résultats dans le très réputé *Journal of Thoracic and Cardio-vascular Surgery* en 1957, soit dix ans seulement avant les premiers pontages coronaires !

J'ignore combien de ces artères mammaires ont été ligaturées avec de « bons résultats ».

Il faudra attendre encore trois ans pour que cette « vérité » soit rectifiée par Codd à Seattle.

Il démontra que les patients qui avaient simplement subi une incision cutanée avaient d'aussi bons résultats que ceux dont les artères mammaires avaient été ligaturées.

Les lois bioéthiques n'existaient pas encore et l'on pouvait tirer au sort deux groupes de malades sans les informer de la nature du traitement.

La technique de Fieschi était enfin discréditée.

Mais que dire de cette simple incision sous anesthésie locale, et de son effet sur les coronaires malades ? C'est ce que l'on appelle un effet placebo.

La conclusion de cette histoire de technique montre la

difficulté à apprécier les résultats d'une intervention à partir d'éléments subjectifs.

## *Artérialisation du système veineux coronaire : 1945*

Le principe en était simple : puisque l'oxygène ne peut aller aux cellules par le chemin des artères bouchées, pourquoi ne pas tenter d'amener cet oxygène à contre-courant par les veines qui sont toujours indemnes d'athérome ? Les veines ainsi « artérialisées » remplaceraient les artères et le sang changerait de sens.

L'idée n'était pas nouvelle puisque Beck l'avait développée dès 1948. Mais elle était révolutionnaire, voire contre nature.

Beck expérimenta une technique chirurgicale d'artérialisation des veines coronaires chez le chien. Les résultats furent décevants : soit le courant sanguin n'était pas inversé, soit les animaux mouraient d'une oblitération de la circulation veineuse.

Pourtant en 1962, Domingo Liotta, chirurgien argentin, allait démontrer, en injectant des marqueurs radioactifs visibles à la scintigraphie, la possibilité d'oxygéner les cellules du muscle cardiaque en inversant le sens de la circulation dans les veines.

L'année précédente, j'avais tenté d'inverser, chez l'animal, la circulation coronaire, en artérialisant dans sa totalité le sinus coronaire et en abouchant les deux artères coronaires directement dans l'artère pulmonaire.

De modestes survies de quelques heures ne me permirent pas de continuer dans cette voie mais cette expérimentation était peut-être insuffisante.

Cette idée d'utiliser le système veineux a néanmoins

persisté, puisque vingt-cinq ans plus tard certains chirurgiens, comme Hochberg en 1979, ont proposé de faire des pontages artério-veineux s'abouchant à la veine interventriculaire antérieure.

Ce que je sais de la tolérance des « fistules artério-veineuses » faites par erreur au cours d'un pontage coronaire et réalisant une communication entre artère et veine ne m'incline pas à penser que cette recherche soit très fructueuse.

Cependant, à titre temporaire, la perfusion rétrograde du système veineux coronaire est utilisée de façon efficace en chirurgie cardiaque pour assurer la protection du cœur, pendant toute la durée de l'intervention.

La période des années cinquante est marquée par la multiplicité des idées. Chaque chirurgien, aiguillonné par les succès de la ligature du canal artériel, de l'anastomose de Blalock, de la commissurotomie mitrale, propose « sa » solution pour rétablir une bonne irrigation du muscle cardiaque.

Deux Canadiens, Vineberg et Niloff, préconisent un procédé qui paraît à première vue voué à l'échec.

Il s'agit de détacher l'artère mammaire interne de la paroi thoracique, comme nous le faisons actuellement pour un pontage. Mais au lieu de la suturer directement à une artère coronaire, ce qui était techniquement difficile en 1950, Vineberg la faufile dans l'épaisseur du muscle cardiaque après avoir percé cette artère de trois ou quatre trous. Ce procédé paraissait peu crédible, car contraire à tous les principes de la chirurgie vasculaire enseignés depuis 1912 par Alexis Carrel : une artère, par essence, n'est pas une passoire.

Peu de chirurgiens suivirent donc Vineberg.

Il fallut attendre 1962 pour que Sones, qui développait la coronarographie à Cleveland depuis 1958, valide cette méthode grâce à des injections de produit de contraste dans l'artère mammaire interne sur des malades opérés par Vineberg sept ans auparavant. Il constata deux phénomènes jusqu'alors inconnus, faits étonnants, la perméabilité conservée de ces artères et l'existence de communications avec la circulation coronaire.

Vineberg avait donc eu une intuition géniale.

Ce résultat s'explique par la structure très particulière du muscle cardiaque où persistent des espaces embryonnaires de circulation entre les cellules, nommés « espaces sinusoïdes ».

Cette structure unique dans le corps humain suffit d'ailleurs à assurer, chez certains vertébrés inférieurs, l'irrigation du cœur dépourvu de coronaires.

À partir de ces espaces sinusoïdes qui communiquent avec la cavité ventriculaire, Sones constatait le rétablissement du flux sanguin dans les coronaires obstruées.

La nouvelle de cette amélioration se répandit comme une traînée de poudre. De 1960-1970, *plus de cinq mille patients* bénéficièrent de cette technique aux États-Unis.

Comme les autres, mais sans enthousiasme, j'ai utilisé cette méthode qui choquait mes principes de chirurgien vasculaire.

Sans enthousiasme parce que, avec Éric Hazan, nous avions déjà commencé un programme de chirurgie directe sur les artères coronaires qui nous paraissait beaucoup plus prometteur.

Effectivement, notre réserve se trouva confirmée car au fil des années on s'aperçut que la mortalité de l'intervention de Vineberg n'était pas négligeable, le taux d'infarctus après l'intervention était important : environ 20 %, et les fameuses communications avec le système des espaces sinusoïdes étaient loin d'être la règle.

Dès les premiers succès de la chirurgie directe des coronaires, cette étonnante technique disparut donc totalement de l'arsenal thérapeutique.

## *La chirurgie directe des artères coronaires*

Commençons ce chapitre clé par un principe « fondateur » de notre métier, énoncé par Domingo Liotta. Cet Argentin formé chirurgicalement aux États-Unis est l'un des héros de cette épopée.

Sympathique, inventif, parlant plusieurs langues dont le français, ce chercheur force le respect et l'estime.

Liotta dit : « On ne peut avancer dans le traitement des maladies par des moyens médicaux ou des procédés chirurgicaux que si l'on a préalablement mis au point une méthode diagnostique précise des maladies que l'on doit traiter. »

Vérité première mais souvent oubliée comme on l'a déjà vu.

Il faut connaître ce que l'on doit soigner, avant de se battre pour savoir comment le faire.

Pendant que nous piétinions en France, faute d'utiliser une bonne technique de visualisation des lésions coronaires, Mason Sones aux États-Unis orchestrait une révolution.

De la Cleveland Clinic, dès 1958, il apportait une contribution historique fondamentale à la coronarographie. Trois idées simples et de bon sens l'avaient guidé dans ses choix.

1. Pour analyser un organe en mouvement comme le cœur, la meilleure solution est d'utiliser une image dynamique : le radio-cinéma.

2. Pour analyser un rétrécissement sur un cylindre, il

faut plusieurs incidences, de la même façon qu'un cinéaste qui filme une scène sous plusieurs angles.

3. Enfin, si l'on doit injecter plusieurs fois un liquide de contraste à base d'iode, la meilleure solution pour éviter un surdosage en iode, toxique pour le rein, est de pratiquer plusieurs petites injections sélectives à l'intérieur de l'artère coronaire.

En introduisant par l'artère humérale une sonde au niveau du bras, Sones réussira à la faire progresser jusque dans les artères coronaires.

En quelques années seulement, grâce à des milliers de coronarographies il va acquérir une expérience irremplaçable sur l'anatomie des coronaires et sur les performances contractiles des différents segments du ventricule gauche.

Quel prodigieux apport pour les chirurgiens de la Cleveland Clinic qui travaillaient enfin les yeux ouverts, constatant ce que nul n'avait vu avant Sones !

Ils auraient pris une avance considérable dans le traitement de la maladie coronarienne, si D. Effler, leur chirurgien, ne s'était engagé sur une mauvaise voie en traitant les rétrécissements simples par ablation de la plaque d'athérome, associée à la suture d'une pièce de paroi veineuse à l'endroit précis où l'artère s'était rétrécie, de façon à agrandir son calibre.

La technique était difficile puisqu'il fallait, d'une part, coudre sur l'artère dans sa partie calcifiée, donc cassante, et forcément fragile et que, d'autre part, il n'était possible de traiter qu'un rétrécissement à la fois, alors que le pontage permet d'en court-circuiter plusieurs.

Les premiers résultats publiés entre 1964 et 1967 ne furent guère encourageants avec 30 % de mortalité pour l'intervention sur le tronc de l'artère coronaire gauche.

Curiosité de l'histoire, après Liotta, c'est encore un Argentin qui trouvera une solution satisfaisante.

René Favaloro, nommé professeur associé à la Cleveland Clinic où il a été formé, a l'idée de reprendre les travaux du Français Kunlin. Ce dernier, dès 1951, avait proposé d'utiliser la veine saphène, veine superficielle du membre inférieur, comme substitut artériel.

En 1967, c'est donc Favaloro qui, grâce à un greffon veineux, réalisera les premiers pontages entre l'aorte et l'artère coronaire droite, puis sur les deux branches de la coronaire gauche (la circonflexe et l'interventriculaire antérieure). Le pont ainsi mis en place permet de court-circuiter la zone artérielle obstruée.

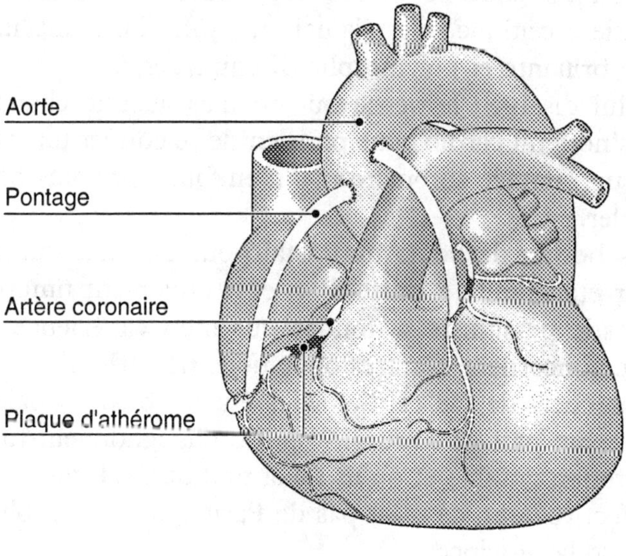


*FIG. 17.* PONTAGES CORONAIRES
À L'AIDE DE LA VEINE SAPHÈNE

Le succès de la méthode est fulgurant et les indications opératoires se multiplient. En outre, le développement de la chirurgie coronaire va stimuler les recherches sur la maladie coronarienne. Elles seront, dix ans plus tard, à l'origine de nouvelles méthodes d'action non chirurgicale, telle que la dilatation par ballonnet.

En France, sous l'impulsion d'Éric Hazan, assistant du professeur Mathey, nous avions commencé, dès 1964, à faire des « patchs » d'élargissement selon la technique de D. Effler et des greffes expérimentales d'artères mammaires sur les artères coronaires du chien. Nous avions ainsi prouvé que l'intervention était possible.

Éric est une forte personnalité. L'œil vif scrute ou fusille, la réplique souvent acérée est immédiate. Son esprit, volontiers critique, n'est jamais négatif. C'est une intelligence brillante et polymorphe. Il entreprend.

Je lui disais : « Je pense que tu n'as aucune chance de convaincre un cardiologue parisien de te confier un malade pour un pontage coronaire » ; il n'en fallait pas plus pour le stimuler.

Pas besoin de boule de cristal pour affirmer que notre avenir était limité à cause d'un environnement timoré. Ce pronostic pessimiste se fondait sur mon expérience antérieure concernant d'autres opérations novatrices.

Nos chefs de file cardiologues étaient bien en peine de trouver un patient chirurgical puisqu'ils ignoraient tout de la coronarographie et qu'ils ne la pratiquaient pas.

Effectivement, ce n'est pas de Paris que vint la solution, mais de la province.

En 1968, j'avais eu la chance de revoir Alain Sisteron, enthousiasmé par les premiers succès de Favaloro.

Nous nous étions rencontrés et appréciés à l'occasion d'un concours d'agrégation. Alain était un remarquable chirurgien, élève de P. Santy et de M. DeBakey, et un homme d'un enthousiasme fou. Un être rare. Il ne pouvait pas s'épanouir dans le cadre de l'Assistance publique de Lyon. Reçu à l'agrégation en tant que chirurgien vasculaire, il allait démissionner pour pouvoir exercer librement son métier. On voulait l'enfermer dans un système rigide. Or, il avait approché les nouvelles techniques aux États-Unis et savait que nous pouvions faire aussi bien, voire autrement.

Il avait immédiatement pressenti un avenir fantastique pour les pontages coronaires. Puisqu'il était spécialiste des vaisseaux, pourquoi pas de ceux du cœur ?

Il me demanda donc de collaborer avec lui pour faire les premiers pontages en France. Je sautai d'autant plus ardemment sur l'occasion que je ne voyais pas quand nos services hospitaliers allaient se décider à sortir de l'arrière-garde. Paris avait raté le départ, et continuait à ignorer le formidable bouleversement amorcé par Sones et Favaloro.

Depuis qu'il avait fui le milieu hospitalier, Alain Sisteron exerçait à la clinique protestante de Lyon. Il avait réussi à y implanter une unité cardiologique où l'on réalisait d'excellentes coronarographies, selon la technique de Sones, évidemment.

C'est ainsi qu'en février 1969 nous avons opéré trois malades, réalisant les premiers pontages coronaires en France. La nouvelle fut diffusée par l'AFP et reprise par les journaux, elle provoqua un petit électrochoc sur un certain nombre de médecins et de chirurgiens.

Quant à nous, nous fêtâmes cette « première » dans un grand restaurant d'Avallon, à grand renfort d'admirables bouteilles.

En dépit du succès et des suites heureuses, il faudra attendre 1972, soit quatre ans, pour que les grands services de cardiologie s'équipent de radio-cinéma. Il faudra encore cinq ans pour que l'indication de la coronarographie, sans laquelle il demeure impossible de juger de l'étendue et du siège des lésions sur les artères coronaires, soit « routinière ». Alors que jamais indication ne fut aussi évidente, et si peu risquée, que de débats à la Société de cardiologie furent nécessaires pour diffuser la bonne parole !

Je me souviens même d'un éditorial publié en 1975 dans *Les Archives des maladies du cœur et des vaisseaux*. Il s'opposait à la pratique systématique d'une coronarographie avant une intervention sur une valve cardiaque. Peut-être l'auteur avait-il le mauvais souvenir d'un accident survenu au cours de cet examen ? Mais c'est la seule façon d'identifier une atteinte coronaire jusqu'alors inconnue, qui peut être source d'ennuis au cours d'une opération cardiaque ou dans ses suites.

Il s'agissait d'une opinion assez courante, basée sur des sentiments et non sur des statistiques bien établies. Seuls les patients souffrant d'angine de poitrine étaient coronarographiés.

La coronarographie faisait peur.

Effectivement, il est nécessaire de rassurer le patient sur le caractère exceptionnel des accidents : 0,5 à 1 pour mille, ce demi-millième ne concernant que des cas où les lésions coronaires sont extrêmement sévères.

Une autre angoisse est celle de l'absence d'anesthésie générale, peu appréciée quand rôde le spectre d'une douleur atroce potentielle. C'est une crainte injustifiée.

Il est indispensable de faire cet examen sous anesthésie locale car, pendant l'examen, la survenue d'une douleur dans la poitrine incite le cardiologue à plus de prudence encore. L'injection de trinitrine permet le plus souvent de continuer l'examen.

## *Déroulement d'une coronarographie*

Le malade a reçu un sédatif et il est allongé sur la table de radiologie. On pratique une anesthésie cutanée locale au niveau de la région où l'on va introduire la sonde de coronarographie. Il peut s'agir de l'artère humérale au niveau du bras, c'est la technique de Sones, toujours utilisée quand les artères fémorales sont obstruées. Dans tous les autres cas, on pique l'artère fémorale au pli de l'aine, c'est la technique de Judkins.

La sonde est remontée jusqu'à l'abouchement de la coronaire gauche, où elle n'est enfoncée que d'un centimètre. Il faut alors procéder aux différentes injections de quelques millilitres d'un produit iodé qui apparaît en contraste à la radiographie.

L'examen est terminé par deux injections plus importantes dans le ventricule gauche pour visualiser, sur le cinéma, la contractilité de ce ventricule, moteur principal de la fonction cardiaque.

La durée totale de la coronarographie n'excède pas trois quarts d'heure. Durant cet examen le patient converse avec le médecin et peut suivre sur l'écran de télévision le déroulement de cet examen.

Cette exploration peut être faite en hôpital de jour, mais nous préférons à Foch que le patient entre la veille au soir et sorte le lendemain matin. Nous considérons que ces deux nuits sont une sécurité.

Bien qu'il s'agisse d'une technique dite « invasive », les patients ne gardent pas un mauvais souvenir de cette exploration essentielle qui a changé la face de la chirurgie cardiaque.

## *Que représente aujourd'hui la chirurgie coronaire ?*

En 1972, donnant une interview à un journaliste, j'avais osé dire qu'il y avait peu de centres en France où l'on pratiquait couramment des pontages coronaires. J'avais cité trois centres principaux : Lyon avec Alain Sisteron, Laennec avec Éric Hazan et mon service à Foch.

Je fus convoqué immédiatement dans le bureau de Charles Dubost, pour répondre d'un crime de lèse-majesté. J'avais oublié de citer le quatrième centre, le sien. En médecine, comme ailleurs, il n'est pas toujours facile de couper le cordon ombilical. C'était un acte manqué...

Cela dit, sans contrition, car avec le recul du temps, soit près de trente ans, je pense toujours que nous étions à cette époque les trois plus « méritants » dans ce domaine.

Le destin a voulu que je reste le seul chirurgien opérationnel.

Alain Sisteron est mort et Éric Hazan a choisi l'édition d'art.

Il était déjà un artiste et un garçon curieux. Bien établi dans la vie par sa famille, il s'est toujours comporté de façon originale. C'était l'inverse d'un être superficiel : passionné, exigeant. Trop exigeant, pour lui-même et son entourage, il était de la graine de Robespierre. J'ai partagé avec lui un certain nombre d'opinions et d'attitudes mais je pense être plus accessible au compromis. Je crois que l'abandon de la chirurgie cardiaque par Éric Hazan en 1980 a été le résultat d'un conflit entre ses exigences et la difficile réalité hospitalière française. En outre, ce chirurgien avait plus d'une corde à son arc. Son intelligence et sa compétence lui permirent de reprendre la maison d'édition d'art créée par son père. Et depuis Léonard, Vésale et Titien (qu'il a publiés), on sait que l'art et la chirurgie font bon ménage.

Se reconvertir ainsi à cinquante ans, n'est-ce pas courageux et respectable ?

Pour en revenir à la chirurgie coronarienne, son essor a été rapide. En vingt ans, le pontage aorto-coronaire est devenu l'intervention la plus couramment pratiquée dans tous les centres de chirurgie cardiaque : 180 000 pontages aux États-Unis et 25 000 en France, pour une population cinq fois moindre, le rapport n'est pas équivalent.

Tant de vies sauvées chaque année ! Alors on se pose forcément l'éternelle question : pourquoi cette technique salvatrice n'est-elle pas apparue plus tôt ?

La première raison a déjà été exposée : nous n'avions pas l'examen radiologique capable de mettre en évidence l'altération anatomique des artères coronaires puisque le début de la coronarographie se situe dans les années soixante, grâce à Mason Sones.

La deuxième cause est chirurgicale. Notre formation de chirurgien ne nous prédisposait pas à cette chirurgie sur de très petites structures à la limite de la microchirurgie. Il a donc fallu que nous nous adaptions. L'usage de loupes binoculaires nous a permis de réaliser parfaitement les sutures de ces vaisseaux d'1,5 mm de diamètre.

Dès 1964 avec Éric Hazan, nous avons été les précurseurs de cette chirurgie à la loupe.

Il fallait changer toutes nos habitudes, et traiter ces fragiles vaisseaux avec la plus grande douceur.

Pour respecter ces artères dont la paroi n'excède pas cinq dixièmes de millimètre, nous avons dû modifier nos instruments et surtout éviter de tenir la paroi dans une pince. Nous étions très loin de la chirurgie à la hussarde de Jean-Louis Faure.

Cette nécessaire adaptation a engendré une nouvelle génération de chirurgiens, et en a condamné certains, même brillants. C'est la loi de Darwin sur l'évolution des espèces. Nombre de chirurgiens ont raté le coche et n'ont jamais pu se plier à ces contraintes. Ils ne pouvaient travailler sous la loupe.

Il ne suffisait pas de changer de gestes, il était nécessaire d'utiliser un nouveau matériau. Les fils de suture doivent être forcément très fins, de l'ordre de 4 à 7 centièmes de millimètre, autrement dit des cheveux. Ces fils sont monobrins donc parfaitement lisses, et montés avec des aiguilles adaptées.

Dès 1965, je les utilisais fabriqués en nylon monobrin par les laboratoires Leclerc qui furent bien vite supplantés par un nouveau produit : le polypropylène, *made in USA.*

Les prouesses techniques se sont alors accélérées, parfois à l'excès. Certains confrères ont vu dans la multiplication des pontages sur un même malade l'occasion d'asseoir leur réputation, comme si l'arithmétique était gage de qualité. À Varèse, en Italie, un chirurgien se vantait encore en 1990 d'avoir réalisé dix pontages sur le même patient au cours de la même intervention !

Cette course aux pontages n'a guère amélioré les résultats. En effet, on s'est rapidement aperçu, grâce à des coronarographies de contrôle, que la plupart de ces multipontages s'étaient bouchés.

Compte tenu de nos techniques actuelles, je considère qu'il existe une règle absolue : toute artère dont le diamètre est inférieur à 1,5 mm ne mérite pas d'être pontée.

L'acte chirurgical peut être nuisible. En s'oblitérant le greffon peut entraîner un infarctus qui risque de provoquer un arrêt circulatoire mortel, ou un bas débit cardiaque, source de nombreuses complications postopératoires.

Avec le recul du temps, dix ans environ après les premières interventions de pontage, les cardiologues commencèrent à publier des statistiques d'altération des greffons veineux.

D'une façon schématique, on peut dire qu'elle est due à une reprise de la maladie athéromateuse responsable d'une modification de la paroi de la veine implantée : la veine « neuve » est à son tour détériorée par le cholestérol. On note des rétrécissements de type athéromateux, des caillots fixés sur la paroi, voire des calcifications. On aboutit ainsi à l'occlusion du greffon qui ne joue plus son rôle.

La récidive de la maladie athéromateuse mérite une explication. La veine saphène utilisée comme greffon ne peut avoir les vertus d'une artère, c'est évident. Elle est en effet dépourvue de fibres élastiques. Elle souffre donc d'être brusquement soumise à une pression pour laquelle elle n'a pas été « conçue » : cette pression lui inflige une tension dix fois supérieure à celle qu'elle supporte normalement.

Par ailleurs, d'autres facteurs interviennent pour aggraver les lésions. Il faut incriminer les différences de calibres entre la veine et l'artère pontée : cette variation de calibre provoque des tourbillons du sang qui est soudain arrêté dans son élan. L'écoulement n'est plus fluide, régulier : il tourbillonne. Or ce phénomène favorise l'alluvionnement, exactement comme dans un cours d'eau. Des dépôts de fibrine, principal constituant du caillot sanguin, se forment sur la paroi. Puis le cholestérol se fixe sur cet amas de fibrine. Le tourbillon a provoqué un barrage.

De plus, contrairement aux artères, les veines, par la présence de renflements au niveau de leurs valvules, empêchent le sang de refluer. Celles-ci constituent une autre cause de turbulences.

Dans la pratique, je me suis aperçu que nombre de veines ne subissent pas cette transformation athéromateuse accélérée. Il s'agit des greffons de petit calibre dépourvus de valvules. Ainsi on observe des pontages coronaires de vingt ans d'âge qui ont un aspect radiologique normal. Ces résultats tendent à démontrer qu'il faut prendre en compte la qualité des veines et des artères.

Quoi qu'il en soit, les publications qui avaient révélé ces échecs stimulèrent l'esprit des chirurgiens.

On ressortit les premières interventions où l'artère mammaire avait été utilisée par nécessité, quand le patient n'avait plus de veine saphène, soit parce qu'elles avaient été retirées chirurgicalement à la suite de varices, soit quand les veines saphènes étaient de mauvaise qualité, donc inutilisables.

À dix ans les résultats étaient excellents.

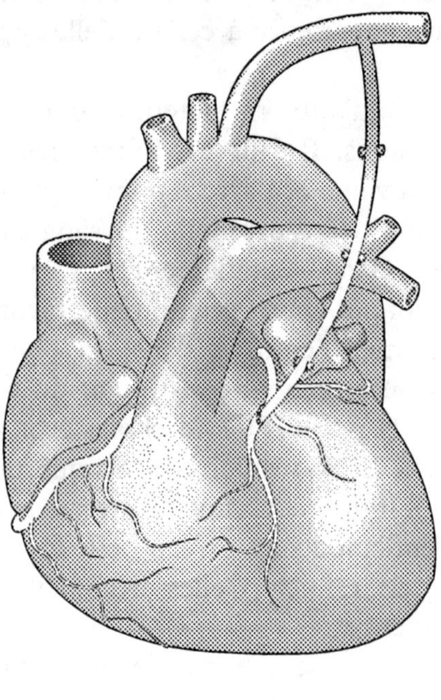

*FIG. 18.* PONTAGE MAMMAIRE

Certes il existe des échecs précoces, souvent dus à une lésion de l'artère lors du prélèvement, mais à distance cette artère ne s'altère pas. Plus de 90 % d'entre elles restent fonctionnelles dix ans après l'intervention.

Comme souvent en médecine, la critique fut exagérée. On décria le pontage saphène, d'où venait tout le mal. Et l'on ne jura que par la mammaire. Le leitmotiv des cardiologues et de certains chirurgiens devint : « Faites du tout-artériel. »

Des chirurgiens habiles, ou tout au moins entreprenants, firent donc avec les deux mammaires des pontages sur deux, trois, voire quatre artères coronaires !

Leur enthousiasme ne se refroidit pas, bien que ces interventions fussent longues, trop longues, que la mortalité au décours de l'intervention augmentât et que le taux d'infection doublât.

Une statistique américaine récente montre qu'avec un recul de dix ans on déplore très peu de réinterventions chez les patients ayant eu l'association d'un seul pontage mammaire et de pontages saphènes. La formule « mixte » a du bon.

D'autre substituts artériels sont utilisés avec des fortunes diverses. Deux peuvent être retenus car ils donnent des résultats intéressants. Ce sont l'artère radiale qui est une artère de l'avant-bras et l'artère gastro-épiploïque qui irrigue en partie l'estomac.

## *Utilisation de l'artère radiale*

Sans vouloir tomber dans le piège du raisonnement finaliste, il faut reconnaître que la nature a bien fait les choses en doublant un grand nombre de nos organes (sauf le cœur, hélas !).

Ainsi, au niveau des jambes, un réseau veineux superficiel saphène double le réseau veineux profond, ce qui nous permet de prélever sans aucune séquelle les veines saphènes.

Il existe au niveau de l'avant-bras deux artères, la radiale et la cubitale, qui peuvent se suppléer l'une à l'autre grâce à de nombreuses communications, en particulier au niveau de l'arcade palmaire qui irrigue la main. Une fois qu'on a vérifié la réalité de ces communications, présentes dans 90 % des cas, il est possible de prélever l'artère radiale sur toute sa longueur. La nature nous donne donc un excellent greffon à condition de lui faire subir une préparation idoine.

Le précurseur de l'emploi de ce greffon n'est pas américain. C'est le Français Alain Carpentier qui réalisa les premiers cas dans les années soixante-dix.

Quelques cas d'occlusion précoce par l'apparition d'un spasme sur le trajet de l'artère conduisirent son auteur à abandonner la méthode.

La technique fut donc oubliée. Il fallut le hasard d'un contrôle radiologique sur un patient ayant eu un pontage radial dix ans auparavant pour que l'on puisse admirer le résultat : il était égal, voire supérieur à celui d'une artère mammaire.

Depuis cette heureuse constatation, Alain Carpentier, son assistant Christophe Acar et moi-même à Foch, avons repris cette méthode. Nous en apprécions depuis quelques années les résultats à moyen terme, bien qu'ils soient inférieurs à ceux de l'artère mammaire.

En l'occurrence, j'en profite pour souligner mon regret de constater, en France, la difficulté d'effectuer des contrôles coronarographiques après revascularisation, qui nous permettraient d'établir une statistique rigoureuse.

Aux États-Unis ces contrôles systématiques dans le cadre d'études sont fréquents, réalisés en accord avec les patients qui signent un engagement avant leur intervention.

## *Le pontage par l'artère gastro-épiploïque*

Il existe à la partie supérieure de l'abdomen, donc près du cœur, une artère qui suit la courbure de l'estomac et que l'on peut détacher à son extrémité. On déplace ainsi cette artère dans le thorax pour l'aboucher à l'une des artères situées à la face inférieure du cœur. Cette technique est relativement récente. Les premiers résultats montrent un taux d'oblitération précoce supérieur à celui des veines saphènes.

## *Existe-t-il des limites à la chirurgie coronaire ?*

L'atteinte coronaire peut être trop discrète pour justifier une intervention. C'est le cas des rétrécissements inférieurs à 70 % du calibre de l'artère qui n'entraînent pas de modifications de l'écoulement du sang.

Il peut s'agir aussi d'une obstruction totale d'un seul

vaisseau parfaitement tolérée si les autres artères coronaires pallient cette défaillance.

La plupart des indications opératoires concernent des patients dont deux ou trois artères sont sévèrement rétrécies, avec un réseau d'aval sans altération majeure.

À l'inverse, l'atteinte coronarienne peut être trop sévère pour justifier une intervention qui fait prendre des risques inconsidérés. Ainsi je dis souvent aux patients qui s'effraient et se lamentent, quand je leur propose un acte chirurgical : « Vous avez beaucoup de chance d'être opérable. »

Une autre contre-indication peut se présenter : c'est le cas des ventricules détruits par une succession d'infarctus dont certains sont parfois passés inaperçus.

Le malade peut ne pas avoir souffert mais sa fonction cardiaque est pourtant très altérée : chaque pulsation n'envoie plus que vingt ou trente pour cent de la masse sanguine maximum éjectée en temps normal. C'est l'effondrement de la « fraction d'éjection ». Le cœur fonctionne au tiers ou au quart de son régime.

Deux éventualités sont à distinguer : la première où tout le tissu myocardique est détruit, il faut alors envisager une transplantation, et la seconde, où l'on met en évidence des zones musculaires saines grâce à des examens sophistiqués qui visualisent le muscle cardiaque après injection de traceurs radioactifs. Mon assistant Gilles Dreyfus s'est attaché à cette étude qui nous a conduits à opérer avec succès des patients qui, sans cet examen, auraient été transplantés.

Or, dans la période de pénurie de greffons que nous subissons actuellement, ces tentatives de sauver ce qui peut l'être par des moyens conventionnels méritent d'être poursuivies. Nous devrons connaître les résultats avec le recul du temps.

## *La dilatation coronaire*

Le pontage ne saurait cacher son handicap : c'est une opération, avec son cortège d'angoisse, de gêne, de douleur, et d'immobilisation. Six à dix jours d'hospitalisation suffisent, mais il faut compter un bon mois pour commencer à l'oublier.

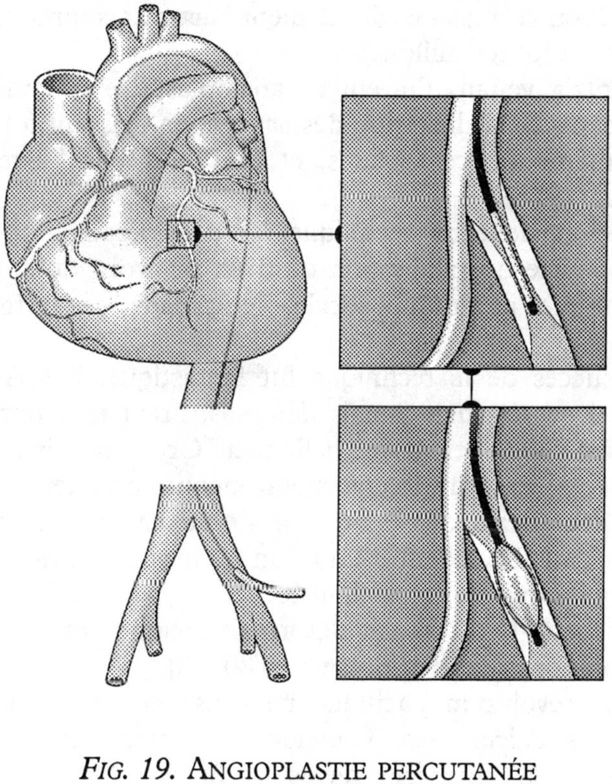

*FIG. 19.* ANGIOPLASTIE PERCUTANÉE
Dilatation d'un rétrécissement coronaire
par un ballonnet gonflé à l'intérieur de l'artère

Différents cardiologues, dont mon ami H. Kaufman, avaient déjà pensé à des sondes pouvant dilater les artères coronaires. Mais c'est à un jeune cardiologue de Zurich que l'on doit la concrétisation de cette idée futuriste.

Andreas Grüntzig, un play-boy intelligent et habile, sut profiter des progrès des sondes de coronarographie. Il mit au point une sonde munie d'un ballonnet que l'on pouvait gonflé à trois, puis six, voire quinze atmosphères de pression.

Ce ballonnet introduit dans le rétrécissement de l'artère coronaire permettait d'écraser la plaque d'athérome et de rétablir le flux sanguin. Au pays du savant Auguste Piccard, on connaissait décidément l'art d'accommoder les ballons de toutes tailles.

Grüntzig venait d'inventer l'angioplastie endoluminale, autrement dit la dilatation des artères, en agissant à l'intérieur même de ces artères, et non plus par l'extérieur (*Lancet*, 1978).

L'apport de cette technique fut considérable. Au prix d'une courte hospitalisation de deux ou trois jours, après une simple anesthésie locale, le malade se retrouvait « guéri »...

Le succès de la technique fut fantastique. Les Américains, dépassés mais jamais démunis, firent un pont d'or au jeune Suisse et à son ballonnet. Grüntzig s'installa à Atlanta, où il devint le consultant incontournable.

Malheureusement, à l'apogée de sa carrière, il devait mourir dans l'accident d'un avion qu'il pilotait lui-même.

Mais l'impulsion était donnée.

Aux États-Unis on fait désormais chaque année autant de dilatations que de pontages : 180 000.

Cette révolution pacifique ne causa cependant pas la mort des chirurgiens. L'angioplastie endoluminale, loin d'enterrer la chirurgie de la coronaire, lui servit, au contraire, de « catalyseur ».

En effet, jusqu'à Grüntzig, le médecin cardiologue faisait

le diagnostic mais c'est le chirurgien cardiaque qui guérissait. Frustrant pour le médecin !

Ce geste thérapeutique de la dilatation par ballonnet allait transformer la vie de nos cardiologues qui, soudain, pouvaient agir.

Les indications de la coronarographie, qui avaient été si restrictives, devinrent brusquement extensives. Tout cardiologue pouvait devenir « chef d'unité cardiologique interventionnelle ».

Ce développement de la coronarographie permit ainsi de découvrir ce que nous soupçonnions depuis longtemps : beaucoup de malades, n'ayant que peu ou pas du tout de douleurs thoraciques, étaient porteurs de lésions coronaires épouvantables, bien au-dessus des possibilités de l'angioplastie endoluminale, et donc menacés d'une mort subite. On l'a vu avec des exemples célèbres : Yves Montand, Jean Poiret, Michel Berger, Charles Hernu…

Il y eut par conséquent augmentation des indications chirurgicales.

On ne doit donc plus rire de la fameuse phrase de Knock : « Tout homme bien portant est un malade qui s'ignore. »

De plus, assez vite apparurent les limites de la dilatation. Les récidives furent plus nombreuses que ce que laissaient prévoir les premières statistiques ; trente à quarante pour cent des patients dilatés devaient se faire dilater une seconde fois, ou être opérés.

La dilatation est un apport très important dans l'arsenal thérapeutique mais il convient de tempérer les excès des « techniciens » qui se laissent parfois emporter par « l'amour du métier ».

Une dilatation soit. Une deuxième à la rigueur. Mais à la troisième ? On augmente le risque pour le patient, on peut aussi tellement altérer les artères coronaires que le malade ne pourra plus bénéficier de la chirurgie.

Il faut de la modération en tout.

D'autres techniques intra-artérielles ont tenté d'améliorer les résultats de la dilatation.

*Le laser endocoronaire*

Bien entendu, c'est l'arme supposée absolue pour perforer une plaque d'athérome infranchissable. Malheureusement, on risque aussi de transpercer la paroi des vaisseaux car les coronaires sont des fleuves sinueux.

De plus, les récidives des lésions semblent encore plus fréquentes.

*Le rotablator*

Un vrai titre de science-fiction. Il s'agit d'une turbine placée à l'extrémité d'une sonde de coronarographie qui, à la manière d'une fraise de dentiste, vient pulvériser la plaque d'athérome. Dans ce cas aussi, après de bons résultats immédiats et de belles images, on déplore des récidives.

*Les prothèses endoluminales*

Le *stent*, conçu pour pallier la survenue de ces rétrécissements récidivants, est une sorte de ressort à spirale que l'on place au niveau de la zone de dilatation.

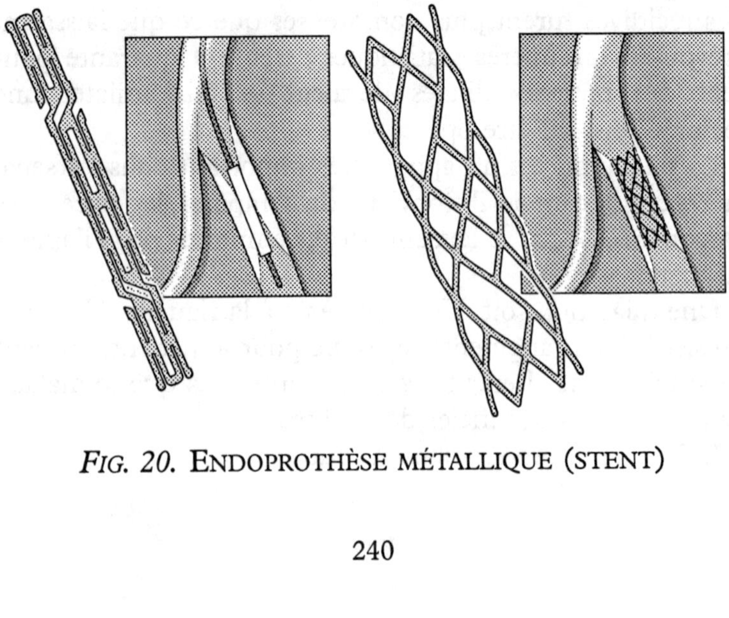

*FIG. 20.* ENDOPROTHÈSE MÉTALLIQUE (STENT)

Après l'avoir réservé aux accidents de dilatation, son usage est devenu de plus en plus fréquent en France, nombre de cardiologues le mettent presque systématiquement en place après une dilatation. On a vu ainsi des patients coronariens porteurs de cinq, voire dix *stents* avant de finir entre les mains du chirurgien.

La récidive des lésions est moins fréquente dans les premiers mois, mais à distance on voit cependant apparaître des rétrécissements à l'intérieur même du *stent*, voire en aval ou en amont de celui-ci. L'avenir à moyen terme est encore incertain.

Différentes études sont en cours pour comparer la dilatation et la chirurgie. À deux ans la mortalité est similaire mais le nombre de patients n'ayant plus de douleurs ni de traitement est plus important parmi ceux qui ont été opérés.

Un autre problème est économique car ces *stents* coûtent cher (7 000 francs) et les cardiologues en posent souvent plusieurs ; le coût dépasse alors celui d'une intervention.

## *Le laser transmyocardique*

Dès 1969, un chirurgien indien, le docteur Sen, proposa de créer de multiples perforations du muscle cardiaque à l'aide d'une aiguille spéciale pour faire communiquer les espaces sinusoïdes du myocarde (cf. Vineberg, p. 220) avec la cavité ventriculaire gauche où se trouve le sang oxygéné. Le muscle ainsi criblé pourrait baigner dans ce sang oxygéné. Les poissons, les serpents vivent sans coronaires, pourquoi pas nous ?

Ce procédé n'a pas bénéficié d'une grande diffusion lors de sa publication mais il a été repris récemment.

Modernisées, les perforations sont réalisées à l'aide d'un laser.

Le laser transmyocardique, dénommé PLC, a été mis au point par une société américaine, Laser Engineering, de 1984 à 1994. Il s'agit d'un laser à très haute énergie : 800 watts.

Le principe de la méthode consiste à faire 20 à 50 microcanaux qui traversent entièrement la paroi musculaire du ventricule gauche.

Les orifices externes s'oblitèrent spontanément mais il persiste des microcanaux qui permettent l'irrigation directe du muscle cardiaque en réactivant les espaces sinusoïdes.

Il est donc possible de revasculariser des coronariens qui ont une angine de poitrine rebelle au traitement médical et dont les artères ne sont ni pontables, ni dilatables.

Plusieurs milliers de patients ont déjà été traités aux États-Unis par cette méthode avec une amélioration spectaculaire des symptômes d'angine de poitrine.

Cette technique est simple et ne nécessite pas le recours à une circulation extracorporelle. Peut-être d'autres développements de cette technique profiteront à des patients, comme les transplantés cardiaques, en cas de rejet chronique avec oblitérations des artères coronaires distales.

Actuellement, plusieurs lasers transmyocardiques sont en service en Allemagne et en Suisse. Le premier appareil installé en France est à l'hôpital Foch grâce à des dons de l'ADETEC, de CORAVI et du soutien financier du Conseil général des Hauts-de-Seine.

D'autres types d'appareils ont depuis été mis sur le marché, en particulier un laser à faible énergie au xénon, l'Excimer, qui brûlerait moins les tissus et un laser à l'argon.

Il reste à démontrer le maintien des résultats à moyen terme (quelques années) et à prouver la réalité de cette revasculation, ce qui n'est pas chose simple.

## 13

# DU BON USAGE DE LA COLLE

L'AORTE : je l'écris en lettres capitales car c'est la plus grosse artère de notre organisme et aussi l'un de mes principaux sujets d'intérêt en chirurgie cardio-vasculaire.

Curieusement, cette artère de plus de deux centimètres de diamètre, qui émerge du cœur vers le haut pour prendre très rapidement une forme de crosse, a été totalement méconnue par Hippocrate qui ne « voyait » que deux veines caves sortir du massif cardiaque. L'une, la veine cave inférieure, portait bien son nom, mais l'autre, la veine cave supérieure, était dénommée artère. Historiquement, l'aorte avait déjà beaucoup de retard.

Indépendamment de toute notion physiologique, il faudra attendre les découvertes d'Harvey publiées en 1634 dans son *De motu cordis* (« Du mouvement du cœur... ») pour avoir une idée cohérente de la circulation sanguine : on imagine l'imprécision anatomique d'Hippocrate qui est présenté comme « le père de la médecine ». Il est surtout le père d'un serment. Cette ignorance de l'anatomie ne l'empêchait pas d'écrire : « La médecine me paraît dès aujourd'hui être découverte tout entière. »

Il faudra attendre le XVIe siècle pour revenir à plus de

modestie avec le célèbre : « Je le pansais, Dieu le guérit » d'Ambroise Paré. Il était chirurgien...

Aujourd'hui, compte tenu du progrès bouleversant et continu qui réinvente sans cesse la médecine, quand je suis confronté à l'échec, je pense que nous avons encore beaucoup à faire...

Au troisième millénaire, que penseront les médecins de nos efforts à réparer les fissures de cette aorte longtemps méconnue ?

L'aorte est donc cet énorme vaisseau qui sort du ventricule gauche, une canalisation principale qui sert à irriguer tout notre organisme.

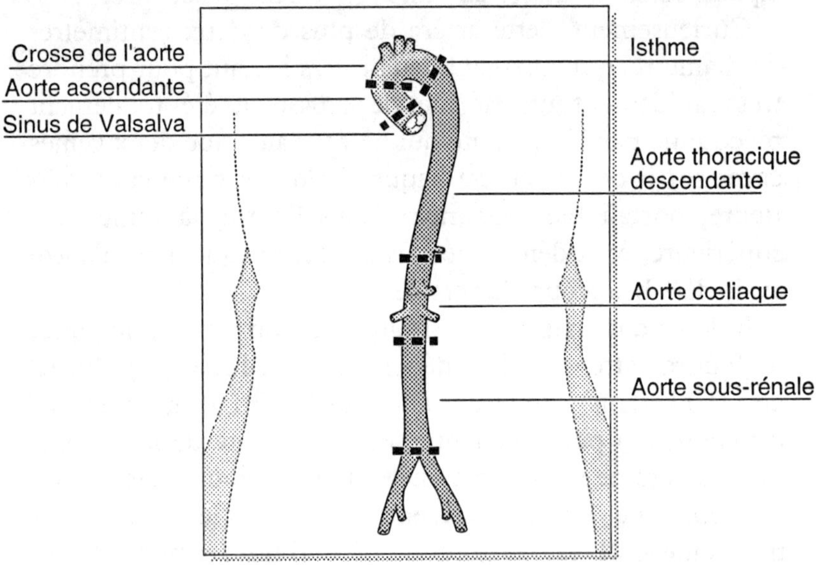


*FIG. 21.* LES DIFFÉRENTS SEGMENTS DE L'AORTE

En décrivant sa crosse, elle donne trois artères destinées à vasculariser le cerveau et les membres supérieurs. Puis elle descend verticalement à la partie gauche du thorax, traverse l'abdomen où elle distribue cinq artères principales qui nourrissent les viscères digestifs et les reins, elle se termine enfin en deux artères iliaques primitives, droite et gauche, qui alimentent les membres inférieurs.

Tous les segments peuvent être atteints par des maladies d'origines extrêmement diverses : inflammatoires, infectieuses, dégénératives ou congénitales. En outre, du fait de son calibre et de sa situation très proche du cœur, elle va ressentir tout particulièrement les effets de la pression artérielle. C'est une citerne élastique qui emmagasine l'énergie cinétique par expansion au moment de la contraction cardiaque et la restitue à la phase de repos. Elle a donc un rôle moteur non négligeable dans l'écoulement du flux sanguin.

Mon intérêt pour la pathologie aortique date des années soixante. C'était alors un territoire mal défriché et qui ne semblait pas passionner mes supérieurs, trop intéressés, à juste raison, par l'émergence de la chirurgie à cœur ouvert.

Pour avoir, jeune chef de clinique, mon petit territoire et pouvoir dire comme eux : « mes malades », je commençai par acquérir la confiance du cardiologue chargé des artérites dans le service de Charles Dubost, le docteur L. Ricordeau.

Depuis cette date, je suis toujours resté convaincu que nous, chirurgiens cardiaques, devons tout faire pour garder notre double qualification cardiaque et vasculaire.

D'un point de vue technique, c'est indiscutable. L'aorte, l'artère pulmonaire et les veines caves nécessitent souvent des interventions où l'on doit recourir à la circulation extracorporelle. Autre excellente raison, les pathologies sont souvent associées. Un pontage coronaire préalable peut être nécessaire chez le patient que l'on doit opérer d'anévrisme, c'est-à-dire d'une dilatation, de l'aorte abdominale.

On peut imaginer une complémentarité de chirurgiens dans le même service. La création d'entités distinctes, parfois à l'intérieur d'un même hôpital, est une mauvaise solution.

Personnellement, j'ai toujours voulu à Foch que mon service garde une vocation de chirurgie vasculaire. Elle se justifie par l'importance de notre recrutement qui concerne toutes les artérites et toutes les localisations des anévrismes. Évidemment, un des membres de l'équipe, le docteur A. Picquois, assisté du docteur Maryse Hubert, s'occupe plus particulièrement de ce secteur.

Grâce à cette organisation, le service est resté très attractif pour les internes qui peuvent ainsi recevoir une formation polyvalente, indispensable à ceux qui ne pourront convoiter un poste en chirurgie cardiaque.

Le cas de monsieur P. illustre parfaitement le bien-fondé de notre système « global ».

Une série de faiblesses des vaisseaux en a fait un « abonné ». En 1982, il vient consulter parce qu'il a mal aux jambes quand il marche normalement, sans faire d'efforts particuliers. Ce patient est porteur d'une artérite. On lui remplace un segment de l'aorte par une prothèse en dacron. Depuis l'opération il est surveillé par son médecin qui voit s'aggraver un rétrécissement sur une carotide, artère vascularisant le cerveau. Il nécessite une désobstruction six ans plus tard. Toujours dans le même service, nous connaissons son dossier, nous ne perdons pas de temps en fausses pistes.

Ultérieurement, ses lésions coronariennes s'aggraveront et en 1991, il subira un triple pontage aorto-coronaire.

Monsieur P. n'a pas eu à courir les consultations, à faire le tour de Paris ou de France. Toutes ces interventions ont été réalisées dans le même service avec un seul dossier, sans multiplier les examens. Nous bénéficions de sa confiance : c'est un fidèle.

La confiance est un facteur important de réussite. Je pourrais citer de nombreux cas. Il est évident que l'intégration de la chirurgie vasculaire dans un service de chirurgie cardiaque simplifie beaucoup de problèmes pour un patient, déjà bien affligé par sa pathologie.

En 1960, à l'hôpital Broussais, la chirurgie vasculaire était uniquement représentée par des artérites des membres inférieurs et des anévrismes de l'aorte abdominale. Ces lésions exigeaient que le carrefour aortique qui se termine en deux artères iliaques primitives soit remplacé par une bifurcation en dacron tricoté ou tissé.

Cette prothèse porte communément le nom de « culotte ». Et cette image est ainsi très claire pour le patient qui nous dit : « J'ai une culotte. »

L'intervention paraît simple car on touche à un segment d'aorte où l'interruption temporaire du flux sanguin, le « clampage », n'entraîne pas de conséquences dommageables pour les territoires irrigués. En effet, les membres inférieurs peuvent supporter un arrêt circulatoire de deux heures sans conséquence vitale. La jambe est moins fragile que le cerveau.

Cette intervention a marqué les débuts de la chirurgie cardio-vasculaire en 1950, avec Oudot et DeBakey, nous l'avons vu.

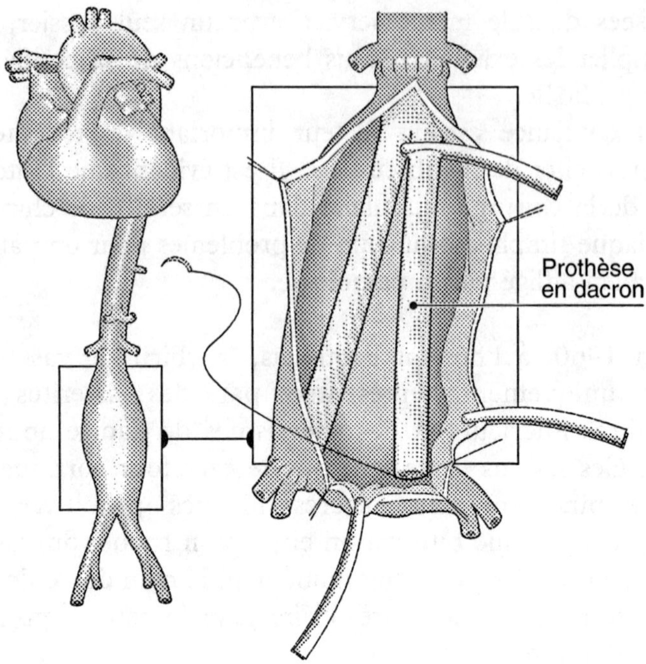


*FIG. 22.* INTERVENTION SUR UN ANÉVRISME
DE L'AORTE ABDOMINALE

Néanmoins, plus de dix ans après ces premiers cas, en 1960, tous les problèmes étaient loin d'être maîtrisés. Les échecs par occlusion de la prothèse secondaire à la formation de caillots étaient encore fréquents.

Le docteur Ricordeau, précédemment cité, me sut gré d'avoir fait disparaître bon nombre d'amputations sur ses malades.

Nos résultats s'améliorant de façon spectaculaire, il devint alors possible de rêver à l'abord des régions aortiques qui nous paraissaient encore inaccessibles.

Ces succès me réjouissaient d'autant plus qu'ils m'apportaient une petite revanche personnelle sur mes débuts en chirurgie vasculaire chez Faurel, assistant du professeur Ameline, lors de mon premier semestre d'internat à Paris.

Six mois passés en chirurgie pédiatrique chez Duhamel à l'hôpital Saint-Denis et un an de chirurgie de guerre en Algérie ne m'avaient donné qu'une expérience chirurgicale assez réduite.

Jean Faurel était alors un des meilleurs chirurgiens vasculaires. Enthousiaste, voire exalté, romantique, il avait un caractère très entier et ne supportait pas les têtes nouvelles. Quand j'arrivai dans son service, ce fut à mon tour de devenir son souffre-douleur. Quelle humiliation le jour où il me prit à part pour me dire d'une façon très paternaliste : « Mon vieux, je crois qu'il vaudrait mieux que tu laisses tomber la chirurgie. »

À quoi tient une vocation chirurgicale ?

Mais, comme Moulonguet disait : « Guilmet, vous êtes têtu comme un âne. »

En dépit du conseil de Faurel, je persistai et continuai mon internat, en chirurgie plastique, chez Morel-Fatio, puis en chirurgie abdominale chez Loygues.

Morel-Fatio, tout comme Loygues qui fut un maître en minutie, surent m'apprécier et me conforter dans la poursuite de ma carrière. Les semestres d'internat s'enchaînèrent sans que je revoie Faurel.

À la fin de mon internat je me présentai à la Médaille d'or afin d'obtenir un an d'internat supplémentaire et un bon point pour une future carrière hospitalière.

Je crus bon d'aller voir tous mes patrons. L'obtention de

cette médaille d'or n'était pas fonction du mérite mais du nombre de « recommandations ».

N'étant pas amnésique, je redoutais de revoir Faurel, mais, surprise, ce dernier m'accueillit chaleureusement. Il pouvait être aussi chaleureux qu'odieux. J'entends encore sa voix de terroir, son accent de hobereau gascon :

« Écoute, Guilmet, il faut que tu me pardonnes tout ce que je t'ai dit quand tu étais chez moi. J'ai eu tort. »

Timide et sensible comme j'étais, j'ai bredouillé n'importe quoi, et « merci pour tout ». Aujourd'hui encore je garde un souvenir ému de son attachante personnalité.

Malheureusement le destin voulut que Jean Faurel mourût prématurément dans les mêmes circonstances que Oudot. Un soir d'hiver, alors qu'il allait opérer en province, une plaque de verglas lui fut fatale.

Ses techniques sont toujours vivantes : les greffes à l'aide d'aortes humaines congelées dont il a été l'ardent promoteur sont à nouveau d'actualité.

## *La dissection aiguë de l'aorte*

Après mes premiers succès sur l'extrémité distale de l'aorte, je m'intéressai à son origine, à sa sortie du cœur. À ce niveau se trouve le point de départ d'une curieuse et redoutable affection que l'on nomme la « dissection aortique ».

Cette mortelle avarie a été décrite pour la première fois en 1819 par Laennec, le père du stéthoscope et de la pneumologie, à partir d'une autopsie anatomique complète.

La « dissection » est une fissuration longitudinale de la paroi aortique. Il suffit d'une effraction minime de la paroi interne de l'aorte pour que le sang se fraye un chemin contre nature dans son épaisseur. Ce clivage se prolonge sur toute la longueur de l'artère, exactement comme un coup de cognée qui séparerait l'écorce de l'arbre. Cette lésion au départ minime devient rapidement une atteinte de toute l'aorte.

La dissection est dramatique pour le malade par sa brutalité, l'intensité de la douleur et de ses irradiations. Ses suites fatales sont inéluctables pour 70 % des patients qui meurent dans les vingt-quatre premières heures. À peine plus de 10 % passeront le cap de la première année. Devant cette situation catastrophique et sans issue médicale possible, toutes les audaces chirurgicales étaient et sont toujours permises.

En présence de cette urgence, l'intervention doit se réaliser, quelle que soit l'heure, même en pleine nuit, sans attendre d'être programmée pour le lendemain. Or le jeune chef de clinique que j'étais ne pouvait prétendre innover qu'entre 20 heures et 7 heures du matin. Seul à la barre, et le sang prenant des chemins défendus, j'ai donc pu être le premier chirurgien à Broussais à faire survivre des malades atteints de dissection aiguë en 1962.

Le principe chirurgical de cette affection reste tout à fait actuel : une prothèse en dacron remplace l'aorte ascendante.

On supprime ainsi la cause de mort principale, qui est la rupture secondaire de l'aorte, et on traite simultanément le défaut artériel en réacollant les cylindres interne et externe délimités par le clivage de la paroi.

Toutefois, cette chirurgie était périlleuse car la cause même de la dissection n'est pas un « accident », elle est une maladie qui traduit l'altération profonde du tissu élastique de l'aorte. Dans ce tissu délabré les sutures sont très difficiles et l'intervention restait particulièrement hémorragique. L'apparition de fils monobrins très fins avait rendu l'opération possible mais des risques importants demeuraient : 30 % de mortalité pendant ou après l'intervention, chiffre insupportable mais préférable aux 80 % dus à l'évolution spontanée fatale. L'intervention sauvait deux malades sur trois.

À dater de ce moment, je devins le « spécialiste de l'aorte », titre aussi honorifique qu'une médaille d'or, et que je me suis efforcé de conserver au fil des années.

Un cas va illustrer la complexité de cette chirurgie à ses débuts.

Un cas célèbre puisque le plus connu de mes opérés de dissection fut monsieur C., ancien ministre du général de Gaulle. Je lisais avec délices dans la presse ses déclarations pleines de caractère, mais c'est tout ce que je savais de lui.

Un soir, peu avant minuit, un coup de téléphone retentit : c'est le professeur Maurice, alors premier assistant du professeur Lenègre.

Quel honneur pour un jeune chef de clinique !

Sans le nommer, il m'expose le cas : il s'agit d'un homme de soixante-dix ans présentant une dissection totale de l'aorte.

Je crois entendre : « Aux âmes bien nées la valeur n'attend pas le nombre des années. » Nous sommes dans une situation où tout doit être tenté et je le fais donc hospitaliser dans « mon unité » de chirurgie cardiaque qui vient d'ouvrir à l'hôpital Foch.

Le service est en ébullition ; si le droit à la santé est le même pour tous, la santé d'un ministre reste une affaire d'État et ne nécessite aucune recommandation de l'Élysée…

La réparation de l'aorte ascendante ne posa aucun

problème. Mais, à la fin de l'intervention, après avoir retiré les champs opératoires, je constatai qu'il n'y avait toujours pas de pouls fémoral ni à droite ni à gauche. C'était la preuve que la dissection avait entraîné l'obturation des artères iliaques.

J'ouvris donc l'abdomen, pour mettre en place une dérivation entre l'aorte et les deux fémorales.

L'écrire tient en deux lignes mais toute l'opération avait duré une dizaine d'heures.

En dépit de cette durée maximale d'intervention, le malade ne saignait pas, la pression artérielle restait stable et l'opéré se réveilla dans des délais normaux.

Malheureusement, les jours suivants, une insuffisance rénale aiguë, secondaire à une mauvaise vascularisation des reins, s'installait. Elle devait emporter en quinze jours ce sympathique malade.

Nous étions passés à côté du succès, mais ces luttes acharnées sont toujours riches d'enseignement et de progrès.

Mon maître Charles Dubost avait alors dit : « Guilmet est fou d'avoir opéré un tel malade ! »

Ce n'était pas une folie mais une marche en avant qui m'a beaucoup appris. L'acte chirurgical avait été sans faille. Nous avions buté sur les limites de la nature humaine.

Depuis cette époque héroïque, la chirurgie de la dissection aiguë a considérablement progressé et sauvé beaucoup de vies.

Le progrès vient souvent par des voies détournées beaucoup plus que par des chemins évidents.

Un jour où j'allais visiter un membre de ma famille que mon premier maître, le professeur Loygues, venait d'opérer à Saint-Antoine, je rencontrai son assistant, le professeur Claude Huguet, maintenant installé à Monaco.

Huguet me dit :

« J'ai un truc qui devrait t'intéresser. Depuis peu, nous employons une colle biologique pour les ablations totales ou partielles du foie. »

Le foie est forcément très hémorragique et s'il l'utilisait cela témoignait vraiment d'un avantage certain pour le malade. Je m'y intéressai d'autant plus vivement que j'avais, par le passé, utilisé au laboratoire de Marie-Lannelongue une colle au cyanolacrylate. Cette colle était impropre car elle entraînait la mort des tissus. Mais le principe d'une colle, qui éviterait de suturer ou qui consoliderait la suture, était séduisant car elle permettrait un gain de temps et une étanchéité parfaite.

Claude Huguet me présenta cette colle GRF, mélange de gélatine et de résorcine qui se polymérise par une sorte de réaction chimique en chaîne sous l'influence du formol, d'où son nom : GRF pour Gélatine Résorcine Formol.

Sitôt rentré à Foch, je demandai à mon assistant Claude Laurian d'entreprendre un travail expérimental dans notre petit laboratoire. C'était en 1976.

La meilleure application me parut être précisément la dissection aiguë. Le travail de Claude Laurian fut tout à fait concluant et l'application sur l'homme en 1977 nous enthousiasma. L'emploi était aisé : un simple tube de gélatine-résorcine et une seringue pour introduire le formol. La colle GRF recollait effectivement les deux cylindres de la dissection et donnait une solidité extraordinaire à ces parois réputées fragiles. Je n'aime pas les superlatifs, toujours trop faciles, mais cette glu biologique révolutionna la chirurgie de la dissection. Il fallut pourtant attendre plus de dix ans et les nombreux efforts de publication de mon assistant Jean Bachet pour qu'un laboratoire français nous la fabrique industriellement.

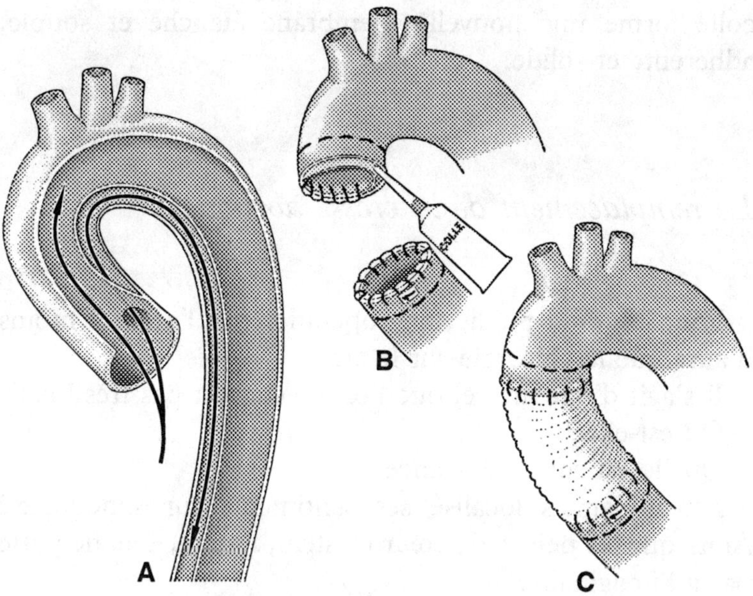


*FIG. 23.* TRAITEMENT CHIRURGICAL
DE LA DISSECTION AIGUË

**A.** Schéma de la dissection aortique. **B.** Collage.
**C.** Remplacement de l'aorte par un tube en dacron.

En dépit de ces lenteurs désespérantes, l'usage de la colle GRF s'est répandu dans toute l'Europe et même au Japon, sauf aux États-Unis où les patients, protégés par la Food and Drugs Administration, qui fait autorité en matière de produits et matériels médicaux, ne peuvent en bénéficier. Dommage !

Depuis l'extension de son emploi en chirurgie cardio-vasculaire, son utilisation ne se limite plus à la dissection mais aussi au renforcement des parois, au niveau des sutures sur des tissus fragiles. L'usage est étonnant. La colle forme une nouvelle membrane étanche et souple, adhérente et solide.

## *Le remplacement de la crosse aortique*

Pour le grand public, une opération sur l'aorte a moins d'aura que la chirurgie sur le cœur.

Il s'agit d'une artère, que l'on ne connaît pas très bien.

Où est-elle ?

Quelle est son importance ?

A-t-on jamais localisé ses sentiments sur son aorte ? Alors que les peines de cœur existent, l'aorte, elle, ne parle pas à l'imaginaire.

Cependant, nous, chirurgiens cardiaques, nous savions qu'en attaquant l'aorte ascendante et surtout la crosse, nous allions aborder une cité interdite. Comme le dit Denton Cooley, célèbre chirurgien américain, c'était un défi chirurgical.

En effet, pour remplacer la crosse il faut interrompre la circulation dans les deux artères carotides et l'on sait qu'en moins de trois minutes d'arrêt de la circulation sanguine au niveau du cerveau, le patient présente des lésions cérébrales irréversibles.

Il fallait donc trouver une méthode.

Dès 1948, Monod puis Dubost avaient opéré avec succès des anévrismes de l'aorte, secondaires à une syphilis, un peu à la manière dont nous avons vu Tuffier procéder en 1902.

L'intervention était encore un grand spectacle. La lésion, de la taille d'une noix, formait une grosse verrue sur l'aorte ascendante.

On posait une pince sur le bord latéral de l'aorte, ce qui n'interrompait pas le flux sanguin. La lésion était enlevée et les deux berges de l'artère suturées directement, telle une couturière ravaudant un trou sur une manche.

Le véritable précurseur de la chirurgie de la crosse fut Denton Cooley. Alors qu'il n'était encore que le brillant assistant de DeBakey, il réussit dès 1954 l'ablation de la crosse sans recourir à la circulation extracorporelle qui alors n'existait pas.

Pour ce faire, Cooley implantait une prothèse en dacron réalisant une dérivation temporaire sur l'aorte, en amont et en aval de la crosse, avec deux dérivations sur les carotides pour ne pas arrêter le flux sanguin cérébral. Puis il procédait au remplacement de la crosse en réimplantant les trois branches artérielles sur celle-ci. Enfin il redémontait toute la dérivation temporaire.

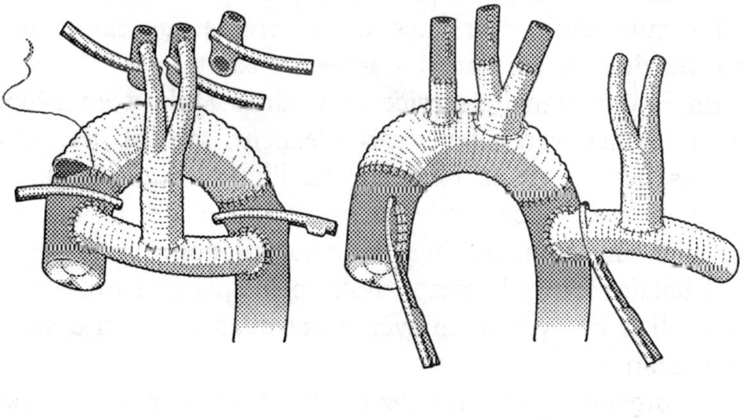

*FIG. 24.* OPÉRATION DE DENTON COOLEY

Technique initale du remplacement de la crosse aortique

Il faut imaginer pour l'époque la complexité d'une telle intervention, qui nécessitait onze sutures vasculaires.

Seul Denton Cooley put publier quelques succès, mais les opportunités restèrent limitées, car sa méthode impliquait que les portions de l'aorte entre lesquelles il installait sa dérivation fussent saines, ce qui est rarement le cas dans la maladie anévrismale de l'aorte.

L'apparition de la circulation extracorporelle en 1956 allait permettre d'envisager une méthode plus rationnelle pour traiter cette localisation anévrismale.

Deux ans plus tard, DeBakey se targuait déjà de 179 interventions sur la crosse. À la circulation extracorporelle classique, il ajoutait quatre autres pompes qui perfusaient les deux artères coronaires, et les deux artères carotides. Ce montage était extrêmement complexe et, en dépit des résultats triomphalement affichés, pratiquement aucun chirurgien n'adoptera le procédé DeBakey.

Il faut avouer que les méthodes de promotion américaines sont parfois irritantes car elles ne laissent aucune place au doute et pèchent souvent par optimisme.

La cure des anévrismes de la crosse ne devait pas trouver de solution dans les années soixante.

En France dans le service de Charles Dubost en 1965, les quelques rares tentatives s'étaient soldées par des échecs du fait de la longueur de l'intervention et de la circulation extracorporelle qui engendraient des problèmes de saignement par troubles de la coagulation.

Il fallait réduire le temps, notre principal ennemi.

Il fallait innover et un événement allait nous en donner l'occasion.

En urgence, alors que j'étais de garde, je reçus un cas désespéré de détresse respiratoire. Il s'agissait d'un cantonnier de 55 ans qui cumulait les facteurs de risque : grand alcoolique, grand tabagique, syphilitique.

La radiographie pulmonaire montrait que tout l'hémithorax gauche était opaque. Je décelai facilement trois anévrismes successifs qui déformaient toute la crosse aortique et une partie de l'aorte thoracique descendante.

Un débat médical s'engagea sur la gravité du cas et l'existence d'un « espoir ». Les uns pensaient que l'anévrisme s'était fissuré dans la plèvre, cette membrane qui recouvre les poumons, expliquant l'opacité du poumon gauche. D'autres, dont je faisais partie, penchaient plutôt pour une compression de la bronche gauche par le troisième anévrisme.

En accord avec Ricordeau nous instituâmes un traitement anti-inflammatoire. Après quarante-huit heures de corticoïdes, le poumon gauche redevint clair.

Fallait-il l'opérer ?

Le malade fut présenté à la réunion du samedi. Charles se gratta le nez et le menton, ce qui, chez lui, était un signe de grande perplexité. La seule certitude était que l'urgence ne permettait pas d'attendre.

Je venais de lire une communication originale sur le sujet. Un chirurgien de Pékin, inconnu des grands congrès, le docteur Hou Yu Lin, proposait une méthode très personnelle pour traiter ces anévrismes. Je ne saurais jamais qui était cet homme perdu à l'autre bout du monde puisque son éloignement était encore aggravé par la guerre froide.

Connaissant l'importance de la mortalité chirurgicale en rapport avec la longueur de la circulation extracorporelle, Hou Yu Lin proposait de commencer le remplacement de la crosse par l'extrémité distale, autrement dit par le bas, et non près du cœur. Il faisait le chemin inverse de DeBakey.

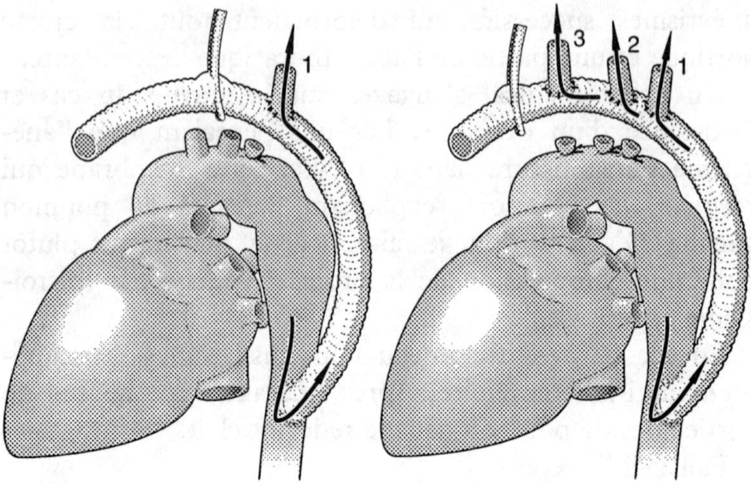


*FIG. 25.* TRAITEMENT CHIRURGICAL DE L'ANÉVRISME DE LA CROSSE AORTIQUE SELON HOU YU LIN

**1.** Artère sous-clavière gauche.
**2.** Artère carotide primitive gauche.
**3.** Artère brachio-céphalique.

Il insérait latéralement la prothèse sur l'aorte thoracique descendante, puis réimplantait successivement l'artère sous-clavière gauche (1), puis la carotide (2) et enfin le tronc artériel brachio-céphalique (3).

La pince qui obturait la prothèse était chaque fois déplacée en amont de l'artère réimplantée.

En dépit de l'absence de circulation extracorporelle, le cerveau ne souffrait pas, grâce aux suppléances de ces trois artères. Ainsi, les quatre cinquièmes de l'opération étaient réalisés sans recourir au cœur-poumon artificiel. Il ne devenait nécessaire qu'au moment de la suture de la prothèse à l'aorte ascendante.

C'étaient quelques heures gagnées sur la méthode DeBakey (qui nécessitait quatre pompes supplémentaires), une simplification « géniale », une vraie idée, pas si « chinoise » que ça...

En faisant brièvement l'exposé de la méthode du docteur Hou Yu Lin, devant le staff si impressionnant, j'espérais simplement que Charles Dubost voudrait bien tenter lui-même cette méthode qui me paraissait séduisante.

Mais la réponse du patron me prit de court :

« Eh bien, Guilmet, ça me paraît effectivement séduisant. Il ne vous reste plus qu'à le faire ! »

Dans ce service de grands cardiaques, c'est moi qui souffris brusquement de palpitations. C'était à la fois l'émotion d'avoir gagné le gros lot à la Loterie avec un billet trouvé sur le trottoir, et le choc de cette grande marque de confiance. Ce blanc-seing d'un homme comme Charles Dubost était excessivement gratifiant et stimulant.

Il ne faisait jamais de compliments. Mais si je devais choisir un souvenir, un moment terrible et fort, ce serait ce « Allez-y, Guilmet ».

Après les palpitations, j'eus la fièvre en préparant l'équipe. Jeune chef de clinique, j'avais soudain la responsabilité d'un patron confirmé qui allait tenter du nouveau. Une belle équipe, dont trois allaient devenir professeurs. Jeunes chefs de clinique et internes, nous étions tous décidés à réussir cette mission impossible. Robert Soyer est maintenant chef de service à Rouen. Alain Rey, qui était interne, est devenu chef du service de neurochirurgie de Beaujon. Vigano est professeur de chirurgie cardiaque à Pavie, ville où exerça Vésale.

Les moindres détails étant mille fois pesés, l'intervention commença tôt le matin, se termina tard dans la soirée. Douze heures tendues, intenses, excitantes mais sans anicroche : notre cantonnier ne souffrit d'aucune hémorragie, et il se réveilla sans aucune séquelle neurologique. Nous n'avions fait aucune erreur, commis aucun geste fâcheux.

Ce succès nous galvanisa. Alain Rey qui est un grand idéaliste me dit simplement :

« Daniel, tu as réalisé là l'ouvrage qui était nécessaire au Moyen Âge pour passer du compagnonnage à la maîtrise ! »

La chirurgie s'apprend au bloc, et non dans les livres.

Je répondis en souriant : « Pourquoi pas ? »

Profondément heureux mais aussi profondément épuisés, nous n'avons pas fêté l'événement. Nous sommes partis nous coucher. La fête était dans nos têtes et dans nos cœurs.

Le cantonnier mourut quinze ans après cette « intervention de la dernière chance », d'une cirrhose alcoolique.

Si mes années à Marie-Lannelongue sont les plus belles de ma vie, cette journée est la plus radieuse. Je peux la dédier, amicalement, aux mânes de Faurel.

Charles Dubost et Philippe Blondeau, mes deux maîtres, étaient sincèrement heureux de ce succès. Ils me conseillèrent de présenter cette observation à l'Académie de chirurgie, dans la vieille salle qui avait vu passer tant de gloires et d'étoiles filantes.

« Notre » académie, comme toutes les académies, est une société savante qui flatte notre orgueil, caresse notre vanité. Édifice immuable, insensible à l'érosion des ans, témoin du passé, sur lequel la vie n'a pas de prise : le temps semble s'être arrêté une fois pour toutes.

La chirurgie a beaucoup évolué au cours des quarante dernières années et, surtout, elle a éclaté en de multiples spécialités. Les dinosaures chefs de ces grandes « chaires de chirurgie » comme celles de Mondor et Quenu, services géants où l'on faisait tout, orthopédie, gynécologie, chirurgie digestive et vasculaire, n'existent plus. Chacune de nos spécialités présente un champ de connaissances tellement immense qu'elles se sont scindées en sous-groupes.

On ne fait même plus « tout » le cœur, mais on se consacre à la chirurgie des congénitaux, ou des cardiopathies acquises, valvulaires et coronariennes, et maintenant des transplantations, qui sont autant de chapitres distincts d'un grand livre que nul ne saurait dominer ni régenter.

C'est pourquoi la plupart de nos communications se font à la Société de cardiologie où nous espérons toujours convaincre les cardiologues du bien-fondé de nos résultats.

Néanmoins, il était encore de bon ton de présenter à l'Académie un travail qui sortait de l'ordinaire. Les anévrismes de mon cantonnier n'étaient pas vraiment ordinaires, de même que leur cure sino-française.

Bien que Ch. Dubost ne nourrît pas une grande considération pour la vieille maison, il se devait de m'accompagner. Pour des raisons de protocole et non d'estime, seuls les membres de l'Académie avaient le droit de présenter une communication.

Dubost fut aussi élogieux que bref :

« Mon assistant Daniel Guilmet vient de réussir une opération tout à fait exceptionnelle. Il va vous la présenter lui-même. »

J'étais plus à l'aise dans mon bloc que devant les gradins bondés de sommités parfois un peu somnolentes. C'était alors un insigne honneur, contraire aux habitudes de la vénérable assemblée, de me donner la parole.

Tous ces vieux confrères, dont beaucoup n'opéraient plus depuis des années, m'écoutèrent attentivement et m'applaudirent cordialement. « Plus que de coutume, me dira Dubost entre deux portes. Vous avez créé l'événement de la séance ! »

Quelle étonnante assemblée ! Tout en parlant, je me demandais quelles étaient les raisons de la présence et de la ponctualité de cet auditoire. Certes, pour des professeurs à la retraite, cette séance du mercredi coupe agréablement la semaine et leur donne l'impression d'« être toujours dans le coup ».

Mais les autres, les actifs, que peuvent-ils apprendre de spécialités qui leur sont totalement étrangères ?

Les moins ambitieux y trouvent un lieu de rencontre entre gens du même monde et les plus ambitieux, ceux qui briguent un poste de doyen ou de président, y commencent leur campagne électorale. Cela tient du club spécialisé et du forum plus que du célèbre jardin où enseignait Épicure.

Ainsi sont les sociétés savantes.

On y rencontre aussi d'autres chirurgiens que les conviviaux et les carriéristes.

Certains académiciens sont plus décontractés, tels Thomeret et Germain qui lisaient « en cachette du prof » *Le Canard enchaîné*, ouvert sur leurs genoux, délicieuse impression de faire tourner la machine à remonter le temps. Ce jour-là le « prof », c'était moi pour quelques minutes.

Naïvement, une fois terminée ma communication, je pensais que nous allions assister, Dubost et moi, à la fin de la séance, ce qui me paraissait la moindre des corrections. C'était mal connaître le bouillant Dubost, qui me souffla sur un ton sans réplique :

« Allez, on se tire ! »

Ce premier succès m'avait permis de franchir deux ou trois échelons dans la hiérarchie des chirurgiens du service. Dorénavant, on me confia la plupart des anévrismes de la crosse aortique, d'autant plus facilement qu'ils n'étaient pas fréquents.

Hélas, les deux interventions suivantes, toujours conduites selon la technique de Hou Yu Lin, furent des échecs.

Pourquoi ? D'abord parce que les lésions de ces deux malades étaient encore plus étendues que chez le cantonnier, l'incision était très délabrante, le thorax était ouvert de chaque côté, la durée de l'intervention expliquait, sans la justifier, la survenue de phénomènes infectieux pulmonaires sévères.

Il fallait donc réduire la dimension de l'incision et diminuer le temps de l'opération afin de limiter au maximum les risques d'infection.

C'est ainsi que je revins à la perfusion séparée des carotides pour assurer la protection cérébrale durant le clampage. Pour simplifier le schéma complexe des multipompes proposé par DeBakey, je plaçai simplement une dérivation en Y sur la ligne artérielle afin de maintenir le flux sanguin dans les carotides. Par ailleurs, j'avais obtenu que l'on me fabrique de très fines canules en plastique qui pourraient être introduites simplement dans les carotides sans risquer de les boucher et sans allonger le temps opératoire.

Pendant la décennie 1970-1980, soixante patients furent ainsi opérés avec une mortalité de 30 %. Chiffre lourd, certes, mais en progrès certain par rapport aux premières années.

Curieusement, en 1975, un chirurgien américain de talent remettait à l'honneur l'hypothermie profonde avec arrêt circulatoire : R. Griepp faisait du neuf avec du vieux. Il est vrai qu'en médecine aussi bien qu'en politique, il ne faut jamais avoir honte de reprendre les procédés les plus éculés. La mémoire collective s'éteint au bout d'une quinzaine d'années.

C'est ainsi que cette méthode, dont nous avions constaté qu'elle pouvait entraîner des lésions cérébrales chez les jeunes enfants, donnait, d'après R. Griepp, de bons résultats pour la protection du cerveau des personnes âgées. Comme en 1959, il proposait de refroidir à quinze degrés les patients puis d'arrêter complètement la circulation extracorporelle : rien ne saignait, c'était le confort absolu pour le chirurgien. Une fois le geste opératoire achevé, on réchauffait le malade et le « tour » était joué.

Était-ce un chirurgien français comme moi qui allait contester la « nouveauté » de l'année ?

À ma grande honte, je l'avoue, je perdis ma foi professionnelle en mes résultats. Je cédai faiblement au courant de « la mode » et à la sollicitation de mes assistants américanophiles. Bref, j'acceptai qu'on réalisât dans mon service une série de crosses sous arrêt circulatoire et en hypothermie profonde.

Pourtant, après plus de vingt interventions, le bilan parut peu édifiant. Le saignement avait augmenté. Des complications neurologiques irréversibles étaient apparues. Dans le meilleur des cas, chez ces patients tous âgés, le réveil avait été très retardé. Au total, la mortalité était de 40 %.

Heureusement pour leurs patients, les Américains ont une qualité que nous n'avons pas toujours : ils réagissent vite. Leur mode est toute-puissante, mais pas éternelle. Au bout d'un certain temps, il y a toujours un homme qui se dresse au-dessus de la foule et qui remet en question des conclusions annoncées infaillibles, sur ce ton péremptoire qui leur appartient. Mais cette contestation ne peut se concrétiser qu'aux États-Unis. Serait-ce une forme de xénophobie ? Griepp pouvait être désapprouvé, mais uniquement par un compatriote.

Ce fut Cooley qui dénia tout mérite à la méthode en annonçant 50 % de mortalité, due essentiellement à des hémorragies liées à l'arrêt circulatoire associé à l'hypothermie profonde.

Les échecs que nous venons d'analyser n'ont pas totalement condamné l'arrêt circulatoire en hypothermie profonde. Cette méthode reste une technique de sauvetage irremplaçable dans les circonstances où rien d'autre ne peut être utilisé, c'est-à-dire dans la cure des anévrismes rompus et dans certaines urgences où l'hémorragie ne peut être contrôlée sans un arrêt total de la circulation sanguine.

À partir de 1980, j'ai pensé qu'il était possible d'améliorer de façon importante la préservation cérébrale en utilisant pour la perfusion du cerveau du sang refroidi entre huit et douze degrés. Pour ce faire, j'utilisai une pompe séparée et un échangeur thermique indépendant qui permettaient de refroidir le cerveau, sans arrêt circulatoire.

La protection me parut meilleure, et surtout plus sûre.

Même si le débit de cette perfusion cérébrale était insuffisant, l'abaissement de la température jouait le rôle d'une deuxième sécurité (pour la protection cérébrale).

Le système présentait un autre avantage. Le cerveau étant électivement refroidi, il était possible de réchauffer l'ensemble de l'organisme par la circulation extracorporelle générale dès que le raccordement distal de l'aorte thoracique descendante était réalisé. Cette réduction du temps de circulation extracorporelle diminuait les troubles de la coagulation.

Depuis 1984, notre technique ne s'est pas modifiée. Tout en me gardant bien de tout discours d'autosatisfaction, je pense qu'actuellement, à notre niveau de connaissance, il est difficile de faire mieux.

## 14

# LA MALADIE DE MARFAN
# LES OUBLIÉS DU CHARITY-BUSINESS

Des mères se lamentent parce que leur rejeton ne grandit pas et elles expriment leurs craintes à de nombreux médecins.

D'autres consultent parce que leur enfant grandit trop vite, et mal. Elles apprennent parfois que cette croissance exagérée est la redoutable conséquence d'un syndrome de Marfan. Avoir un enfant de seize ans qui mesure plus de deux mètres n'est pas un bienfait du ciel.

Ce gigantisme est l'aspect le plus immédiat, le plus spectaculaire d'une maladie génétique, donc héréditaire. Toutefois, ce gène est à pénétrance variable, ce qui signifie que des sujets porteurs peuvent ne présenter que peu de manifestations morphologiques, voire aucune, mais qu'il pourra se révéler dans leur descendance.

Le patient atteint de syndrome de Marfan est presque toujours de grande taille. Ses membres sont exagérément longs ainsi que ses doigts, en patte d'araignée : l'arachnodactylie. Les déformations de la colonne vertébrale sont fréquentes et parfois très accentuées.

La myopie sévère et la luxation du cristallin expliquent la survenue d'autres complications tels le décollement de la rétine, le glaucome, la cataracte.

Rien de tout cela ne concernerait le chirurgien cardio-vasculaire si ces patients ne présentaient pas aussi des lésions de l'aorte. Ces manifestations (cardio-vasculaires) sont fréquentes et conditionnent l'espérance de vie très basse de ces sujets, qui se situe en moyenne autour de 45 ans.

Un jour, une belle jeune femme vint me voir en consultation. Elle venait me consulter. Elle était simplement d'une taille au-dessus de la moyenne mais toute sa famille présentait la dysmorphie de Marfan. Aussi vive que plaisante à voir, elle avait compris qu'elle risquait de mettre au monde un enfant atteint de cette maladie avec sa kyrielle de conséquences dont le tableau est impressionnant.

Cette patiente demandait donc une grossesse *in vitro* à partir d'un ovule qui ne lui appartiendrait pas. Elle voulait un enfant de l'homme qu'elle aimait mais sans faire courir le risque de cette maladie au bébé. Je trouvais sa demande tout à fait légitime.

Je pense que dans un avenir proche il sera possible, après la fécondation, de sélectionner les cellules non porteuses du gène qui pourront, même à partir d'un ovule de la mère, donner naissance à un enfant indemne. Il s'agira donc d'un diagnostic préimplantatoire. Que décideront les politiques ?

Le syndrome a été décrit pour la première fois en 1896 par le médecin français A.B. Marfan. Mais ce sont deux autres chercheurs qui découvrirent l'origine de la maladie. Mc Kusik a isolé l'atteinte du tissu conjonctif qui sert de soutien aux tissus de notre organisme, et Erdheim a démontré l'existence de plages lésionnelles dans la paroi de l'aorte. L'aorte perd son élasticité et ces altérations majeures du tissu élastique expliquent la fragilité de ce conduit qui va se dilater et se fissurer.

En fait, si le syndrome de Marfan est une entité dysmorphique bien individualisée, la maladie de Marfan entre dans le cadre des maladies héréditaires du tissu conjonctif qui représente un domaine beaucoup plus vaste.

Il semblerait qu'en France 10 000 personnes soient concernées par cette maladie mais, jusqu'à ce jour, aucune enquête n'a jamais pu être réalisée. Les quelques associations de Marfan qui existent n'ont jamais reçu les moyens qui leur auraient permis de mener à bien un programme statistique. Le Téléthon a répandu sa manne sur les myopathies mais les Marfan n'ont nullement bénéficié de ce *charity-business*. Nombre d'autres maladies génétiques sont aussi ignorées du père Noël cathodique. L'État prend un risque énorme en occultant tous ces problèmes. C'est ainsi que, tout récemment mais avec un retard de vingt ans, le ministre a compris qu'on ne pouvait pas laisser subsister sans contrôle l'association France-Transplant qui fournissait les greffons aux transplanteurs. L'État a créé donc un Établissement national des greffes.

Pourquoi ne pas élaborer un Office des maladies génétiques à la Direction de la Santé pour promouvoir la recherche et le traitement des maladies héréditaires du tissu conjonctif ?

En attendant un travail de fond indispensable, la chirurgie réparatrice des lésions aortiques devrait allonger sensiblement l'espérance de vie, car le Marfan peut d'autant plus mener une vie convenable que son intelligence est normale.

L'aorte est le lieu de toutes les fragilités. La maladie entraîne une raréfaction des fibres élastiques contenues dans la paroi de l'artère. Les cellules musculaires sont atteintes et envahies de plaques mucoïdes, substance amorphe. La paroi aortique en est fragilisée, principalement à la partie initiale qui se dilate, ainsi qu'au niveau de l'anneau aortique où s'insère la valvule aortique. Il va donc se créer puis se développer un anévrisme et une insuffisance aortique.

L'anévrisme peut atteindre des dimensions considérables, jusqu'à douze centimètres, alors que la taille normale de l'aorte ascendante est de 2 à 3 cm. Cette poche énorme comprime les autres vaisseaux, et peut se fissurer. Mais la complication la plus fréquente sur ces parois hyperfragiles est la survenue d'une dissection aiguë dont nous avons déjà vu les conséquences vitales redoutables.

En outre, quand l'anneau aortique se dilate, la valve devient inefficace, et il est nécessaire d'envisager son remplacement par une valvule artificielle.

La forme de ces anévrismes qui intéresse la partie initiale de l'aorte est si particulière que Denton Cooley, qui ne manque pas d'humour, les a comparés à une bouteille de Chianti !

J'ai rencontré cette étrange maladie en 1962. À cette époque, dans le service de Charles Dubost, on changeait la valve et on retirait un court segment d'aorte en effectuant une suture bout à bout. Cette tendance simplificatrice, généralement fort utile dans notre chirurgie, laissait en place la partie initiale, celle située en regard de la valve aortique, et la suture portait donc sur cette paroi translucide. Les déboires furent nombreux : déchirure de la suture, hémorragie grave, rupture ou dissection secondaires accablèrent les patients.

Je ne pourrai pas oublier l'histoire de cette jeune femme que j'avais opérée alors, selon la technique unique du service. Les suites opératoires avaient été merveilleusement simples. La malade allait si bien qu'elle riait de bon cœur. Mais un jour, alors qu'elle était partie d'un grand éclat de rire, elle « tomba raide morte » par rupture secondaire.

Dès 1968, le chirurgien londonien H. Bentall eut le mérite de proposer une solution originale et radicale.

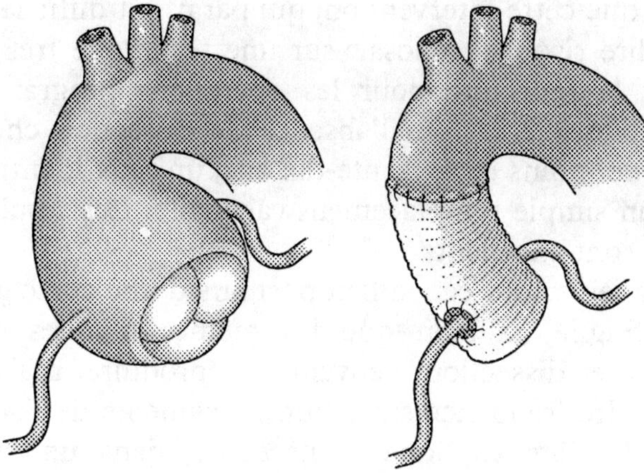

*FIG. 26.* OPÉRATION DE BENTALL

Pour remplacer la totalité de l'aorte ascendante, H. Bentall utilisait un tube en dacron. Il avait mis à l'intérieur de ce tube une valvule artificielle et cousait le tout directement sur l'anneau aortique, la seule zone offrant une certaine solidité. Il réimplantait les deux orifices coronaires directement sur le tube.

Enfin, il raccordait le tube sur l'aorte distale, en zone saine, c'est-à-dire au voisinage de la première branche de la crosse à destinée encéphalique.

Un quart de siècle plus tard, le recul du temps nous confirme que cette méthode est la seule qui soit fiable ; les variantes apportées n'en ont guère modifié le principe général.

J'ai adopté l'opération de H. Bentall dès 1969, alors que je quittais Broussais pour créer mon service à Foch. Depuis cette date je ne l'ai jamais abandonnée tout en lui apportant quelques modifications personnelles.

Sur 203 malades opérés entre 1973 et 1993, j'ai pu montrer que cette intervention, qui paraissait difficile pour ne pas dire risquée, reposait sur une technique très sûre. En effet la mortalité pour les opérations programmées s'est réduite à 2,3 % en l'absence de dissection chez les patients de moins de soixante-dix ans, un taux identique à celui d'un simple remplacement valvulaire. Les résultats à distance sont excellents.

Ces patients sont cependant porteurs d'une aorte globalement fragile, si bien que les mêmes manifestations, anévrisme et dissection, peuvent se reproduire, mais avec une moindre fréquence sur d'autres segments de l'aorte.

Cette fragilité explique la nécessité, dans un certain nombre de cas, d'interventions itératives.

Le suivi de ces opérés est donc fondamental, presque aussi important que celui des transplantés. Il n'existe pas de signe d'appel qui alerte le malade. En l'absence d'hypertension artérielle, le patient vit sans médicament, excepté les anticoagulants que nécessite la présence d'une valvule artificielle.

Tous les ans, je demande donc soit un scanner soit une échographie, qui permettent de surveiller avec une grande précision la taille et la forme de l'aorte restante. Ainsi s'est constituée dans mon service une deuxième famille, à côté de la famille des transplantés : celle des malades atteints de Marfan et de pathologies apparentées.

Nous soutenons, J. Bachet et moi, les efforts de leurs associations et je suis scandalisé par l'absence de soutien financier de l'État dans la lutte contre cette maladie génétique.

Bien entendu, dans l'avenir ce sont les thérapies géniques, en traitant le gène responsable, qui permettront de venir à bout de cette faiblesse du tissu élastique. En attendant, nous devons conjuguer nos efforts pour rendre à ces patients une vie acceptable.

## *L'opération de Magdi Yacoub et Tyrone David*

Il s'agit d'une alternative à l'opération de Bentall. C'est une plastie de la racine aortique qui évite la pose d'une valvule artificielle ; on découpe toute la valvule aortique et on la recoud soit à l'intérieur du tube en dacron, soit au bord inférieur de la prothèse préalablement ajourée pour suivre le dessin de la valvule.

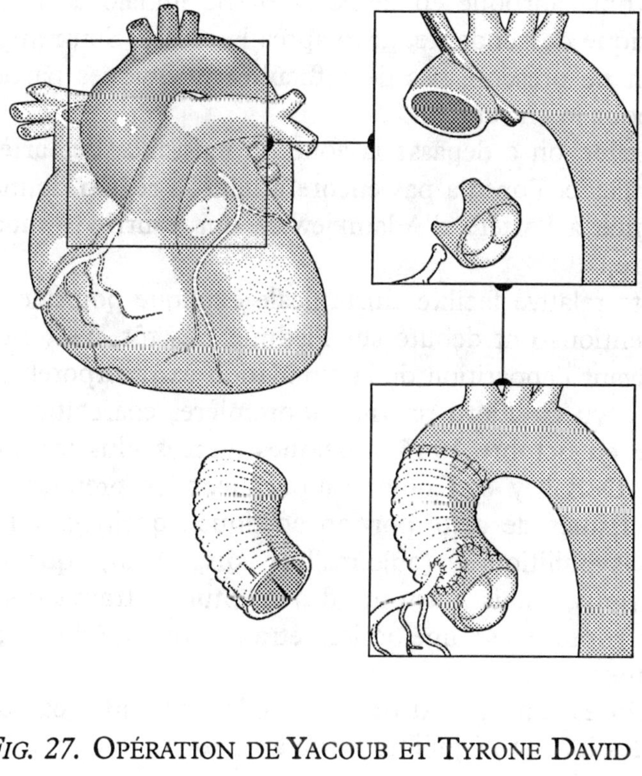

*FIG. 27.* OPÉRATION DE YACOUB ET TYRONE DAVID

Elle est d'apparition récente et il est donc difficile de prévoir ses résultats à distance. C'est une technique séduisante qui laisse en place la valvule du sujet.

Nous l'avons réalisée avec d'excellents résultats, mais nous la réservons essentiellement aux sujets jeunes, en particulier aux femmes désireuses de procréer car cette technique dispense d'un traitement anticoagulant.

## *L'aorte thoracique descendante*

L'isthme aortique concerne la partie initiale de l'aorte thoracique descendante, juste après la crosse. Son remplacement ne présente pas de difficultés techniques particulière pour le chirurgien.

En effet, on a dépassé la zone de naissance des artères cérébrales et l'on n'a pas encore atteint la région donnant naissance à l'artère d'Adamkiewicz qui nourrit la moelle épinière.

Cette relative facilité chirurgicale explique pourquoi les interventions ont débuté sur l'isthme très tôt, c'est-à-dire bien avant l'apparition de la circulation extracorporelle.

On a vu Crafoord réussir les premières coarctations de l'aorte en octobre 1944. Quelques années plus tard, dès 1952, DeBakey et Cooley rapportaient les premiers cas d'anévrismes de cette portion aortique : quelques dilatations syphilitiques (aujourd'hui disparues), quelques dissections, mais surtout des ruptures traumatiques. Cette rupture est une lésion étrange qui mérite d'être expliquée.

Paulo est un motard qui, au guidon de son gros cube, défie les lois de l'équilibre jusqu'au jour où une méchante ornière bordant une route glissante le projette directement contre un poteau télégraphique. Paulo va être ramassé avec de multiples fractures dont une rupture de la rate qui seront diagnostiquées et rapidement opérées. Le lendemain la radiographie thoracique montre une augmentation de volume de l'image aortique. Immédiatement, le médecin pense à une rupture de l'aorte thoracique au niveau de l'isthme. Paulo est transféré dans mon service, et l'aortographie qui permet d'opacifier les artères, réalisée en urgence, confirme le diagnostic. Paulo est emmené immédiatement au bloc opératoire. Une telle lésion ne saurait attendre !

Dès l'ouverture, je constate un épanchement de sang autour de l'aorte, dans la partie centrale du thorax, le médiastin. J'installe une circulation extracorporelle partielle et, à l'ouverture de l'aorte, je constate qu'elle est totalement sectionnée, excepté la gaine externe de l'artère qui a pu contenir l'hémorragie.

L'intervention est simple grâce à l'interposition au niveau de la brèche d'un court tube en dacron. Paulo pourra reprendre sa vie aventureuse.

Au cours de ces traumatismes de l'aorte, la section des deux tuniques internes est si nette qu'on pourrait la croire faite au couteau.

Est-ce possible alors que le blessé ne présente aucune effraction thoracique ?

Aucun mystère, si ce n'est l'application d'une loi physique étudiée au lycée, celle concernant l'énergie cinétique et ses conséquences que beaucoup connaissent pour avoir subi un accident de voiture avec choc frontal.

Le cœur est un organe lourd, dense, et possède donc une forte énergie cinétique. En cas d'arrêt brutal, contre un poteau télégraphique, un arbre, une autre voiture, par exemple, le cœur se comporte comme un projectile et vient s'écraser sur le sternum à la face antérieure de la cage thoracique.

Il entraîne avec lui la crosse aortique. L'aorte thoracique descendante, solidement fixée à la paroi postérieure par toutes les artères intercostales, est maintenue en place alors que le cœur s'écrase contre le sternum. Il se produit donc, à la jonction de la zone mobile et de la zone fixe, c'est-à-dire au niveau de l'isthme, une brutale force de cisaillement, qui va rompre transversalement l'artère.

Quand le blessé survit, cette lésion est fréquemment méconnue. L'adventice qui est l'enveloppe de l'aorte résiste au choc ; c'est une sorte de résille assez lâche qui ne se rompt pas. À elle seule, elle peut contenir le sang à l'intérieur de l'aorte et va permettre au blessé de survivre.

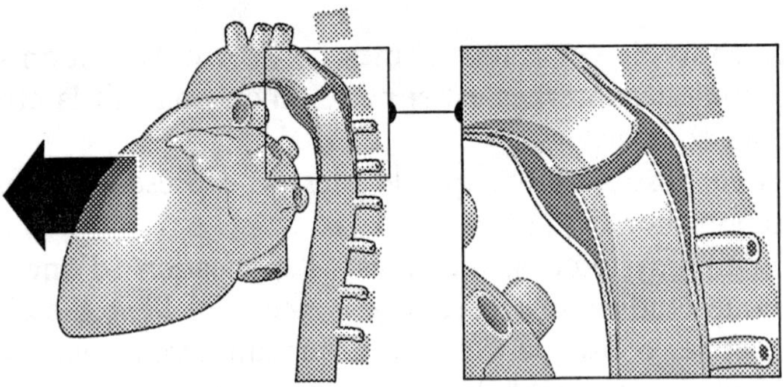

*FIG. 28.* RUPTURE TRAUMATIQUE DE L'ISTHME AORTIQUE

Mais, à terme, cette rupture de deux tuniques est très dangereuse. C'est ainsi que des années plus tard, alors même que le malade a oublié le traumatisme initial, on découvre un anévrisme qui s'est développé insidieusement dans la cavité thoracique.

Tout récemment, une jeune femme qui me consultait pour un anévrisme de très gros volume, alors qu'elle ne présentait nulle fragilité des vaisseaux par ailleurs, fut très étonnée quand je lui dis :

— Vous avez bien eu un accident de voiture, quand vous étiez jeune.

— Oui, mais je ne vois pas le rapport. J'avais seize ans, j'ai même oublié...

— Précisément, madame, il y a rapport de cause à effet. Lors de cet accident votre aorte a été traumatisée. Peu à peu, l'anévrisme s'est constitué...

Et je lui expliquai le cisaillement.

Vingt-cinq ans après le choc, l'anévrisme devenait insupportable.

La chirurgie de ce segment aortique n'a jamais posé de problèmes très difficiles. Dès 1962, J. Langlois colligeait de nombreux cas avec une mortalité acceptable pour l'époque, entre 5 % et 10 %.

Hélas, cette mortalité ne peut descendre très bas car il s'agit de polytraumatisés dont chacune des lésions peut être mortelle.

## *L'anévrisme thoraco-abdominal*

Certains lecteurs penseront que plus on s'éloigne du cœur et de la crosse aortique qui vascularise notre tête et plus la chirurgie doit gagner en facilité opératoire comparable à celle de l'aorte abdominale au-dessous des artères rénales.

Il n'en est rien. La difficulté n'est pas inversement proportionnelle à la distance de la lésion au cœur. La chirurgie de l'aorte thoracique et abdominale est souvent pleine d'énigmes dont toutes ne sont pas encore résolues. C'est, en effet, à ce niveau que naît l'artère d'Adamkiewicz.

Adamkiewicz, médecin viennois, décrit en 1881 l'anatomie de l'artère qui irrigue la moelle dorsale et lombaire. Alors qu'au niveau cervical et dorsal haut il existe plusieurs réseaux vasculaires qui peuvent se suppléer, cette suppléance est souvent insuffisante au niveau dorso-lombaire. L'occlusion de cette artère, vraiment unique, entraîne une paralysie totale et irréversible des membres inférieurs.

Née d'une artère intercostale ou lombaire, cette artère est aussi fine que vitale. Elle a la taille et la forme d'une épingle à cheveux. C'est grâce au dessin caractéristique de son trajet qu'on la repère facilement sur l'artériographie. Avant cette technique, on ne la situait pas anatomiquement, on l'excluait et seuls les patients qui avaient une circulation de suppléance suffisante pour pallier son absence évitaient la paraplégie.

Cette artère, qui peut condamner un homme au fauteuil roulant, commence son parcours comme un labyrinthe.

Naît-elle au niveau de la huitième vertèbre dorsale, de la deuxième lombaire, de la dixième dorsale ?

Elle peut présenter quatorze variantes anatomiques possibles. Comment réimplanter cette branche de l'aorte sans avoir un repérage radiologique précis ?

Quelle désagréable impression pour un chirurgien de se retrouver aveugle. C'était naguère notre situation.

Certes, en 1965, DeBakey publiait quarante-deux cas d'intervention sur des anévrismes thoraco-abdominaux, avec 30 % de décès. Mais la plupart des cas opérés n'avaient que des lésions très localisées, ce qui diminue le risque de complications neurologiques. Ces cas faciles étaient peu convaincants.

Deux ans plus tard, je tentais et réussissais mon premier remplacement étendu de l'aorte thoracique et abdominale. L'histoire est aussi pittoresque que celle du cantonnier et mérite d'être racontée.

La malade était une femme de soixante ans particulièrement attachante. Résistante, rescapée des camps nazis, elle avait bien vécu et beaucoup fumé. Bien que née dans le nord de la France, elle avait ce côté liant des femmes méridionales.

Quand elle entra à Broussais, en urgence, l'atmosphère était dramatique.

Son anévrisme, lié à un athérome diffus, s'étendait de la crosse de l'aorte à sa terminaison au niveau de la bifurcation iliaque, soit une zone sinistrée de 40 cm. La partie située à la traversée du diaphragme, entre thorax et abdomen, avait tellement grossi qu'elle occasionnait d'intolérables douleurs abdominales et une inappétence complète. Mme V. était très amaigrie, pratiquement cachectique. Charles Dubost, pourtant hardi, l'avait jugée inopérable. Elle était perdue.

Dans cette situation d'urgence, je décidai de tenter

l'intervention de la dernière chance et d'essayer de lui appliquer le principe de l'intervention de Hou Yu Lin qui permettait de diminuer le temps de clampage et d'éviter dans cette localisation la circulation extracorporelle.

L'intervention fut longue, très longue. En effet, ces anévrismes étendus nécessitent une incision en spirale géante qui part du pubis et se termine à l'épaule gauche. L'opération est complexe car il faut réimplanter sur la prothèse, outre l'artère d'Andamkiewicz, les artères digestives et les artères rénales. C'est impressionnant.

Ma confiance en la chirurgie, parfois ébranlée, fut récompensée, à la hauteur de l'angoisse que nous éprouvions. Notre malade guérit rapidement et survécut plus de dix ans. Une fois par an, elle venait me voir à Foch, où elle m'avait suivi, quittant les profondeurs du XIV^e^ arrondissement pour les hauteurs de Suresnes. Nous l'aimions beaucoup et elle faisait, pour ainsi dire, partie de la famille. Après dix ans d'une vie très active, elle décéda d'un infarctus. Comme elle aimait cette vie qu'on lui avait disputée si tôt ! Elle fait partie des grandes joies de ma vie professionnelle. Une telle histoire justifie à elle seule notre métier.

Mais ce métier n'est pas toujours idyllique. Et en matière d'anévrismes thoraco-abdominaux, j'étais loin d'être au bout de mes peines.

En effet, cette technique ne résolvait pas le problème de la préservation médullaire, et nous observions un certain nombre de paraplégies.

Il fallait donc surmonter les difficultés du repérage radiologique de l'artère d'Adamkiewicz.

J'ai eu la chance, dès mon arrivée à Foch, de bénéficier de l'appui de deux neuroradiologues de talent : René Dindjian qui travaillait à l'hôpital Lariboisière, puis Jacques Rosier qui exerçait à Foch.

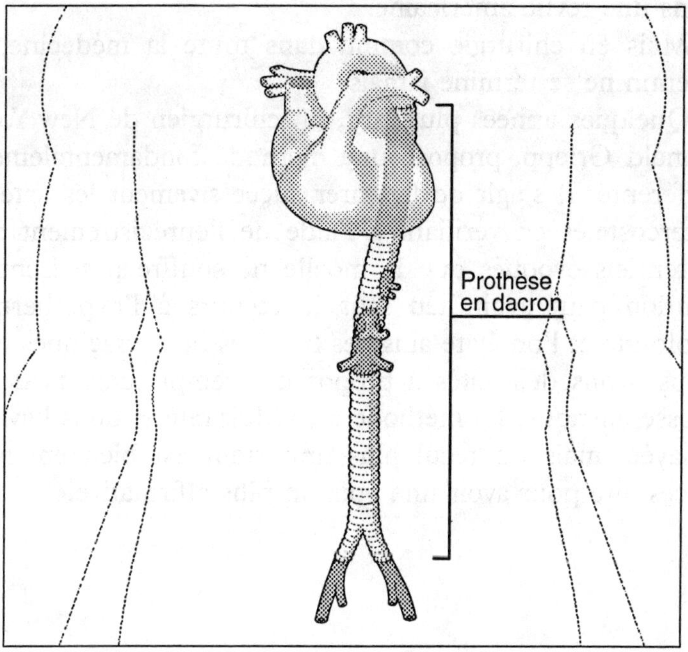


*FIG. 29.* REMPLACEMENT DE L'AORTE THORACO-ABDOMINALE

Grâce à leur collaboration, cette artère, source de beaucoup de nos difficultés, a pu être mieux identifiée.

Étant repérée, il ne nous restait plus qu'à trouver une solution pour protéger la moelle épinière pendant toute la durée du clampage.

Je me suis donc retourné vers l'hypothermie profonde qui, malgré ses inconvénients, demeurait notre unique recours.

Nous étions en 1975, et en dépit d'une publication à la Société de cardiologie, cette méthode n'eut aucun retentissement sur mes collègues jusqu'à ce qu'un Américain,

Nicolaï Koutchoukos, publie en 1990 la même technique dans une revue américaine.

Mais en chirurgie comme dans toute la médecine, le chemin ne se termine jamais.

Quelques années plus tard, un chirurgien de New York, Ronald Griepp, propose une méthode fondamentalement différente. Il s'agit de ligaturer successivement les artères intercostales en vérifiant à l'aide de l'enregistrement des potentiels évoqués que la moelle ne souffre pas. L'intervention peut avoir lieu sans le recours à l'hypothermie profonde et l'on évite ainsi les troubles hémorragiques que nous avons déjà cités à propos des remplacements de la crosse aortique. La méthode est séduisante et nous l'avons essayée, mais un recul plus important est bien entendu nécessaire pour avoir une opinion plus affirmative.

# 15

# LE BILAN

À peine plus de quarante ans après les premières circulations extracorporelles, la chirurgie à cœur ouvert est devenue une chirurgie réglée qui permet de sauver des centaines de milliers de personnes chaque année à travers le monde.

En France on effectue tous les ans 35 à 40 000 opérations de ce type et le niveau de perfectionnement où nous sommes parvenus est un des meilleurs du monde.

## *Les cardiopathies congénitales*

Le traitement des malformations congénitales s'est concentré dans quelques services du fait de la diminution du nombre des patients, phénomène lié à différents facteurs que nous avons déjà analysés, en particulier la prévention et le dépistage précoce anténatal par l'échographie.

En particulier à Paris, où tous les services opéraient des malformations cardiaques, ne subsistent que trois centres : l'hôpital Marie-Lannelongue, l'hôpital Laennec et un centre privé : l'institut Jacques-Cartier à Massy. Ceci a permis d'augmenter la qualité des résultats pour toutes les malformations complexes.

## *Les remplacements et les réparations valvulaires*

Bien que les maladies rhumatismales aient presque complètement disparu en France, il reste un grand nombre de maladies dégénératives qui nécessitent un remplacement valvulaire.

Ainsi, chaque année plus de 11 000 valvules sont implantées en France. Le risque opératoire est faible : 1 à 3 % de mortalité pour les remplacements de valvules aortiques et 3 à 5 % pour les valvules mitrales.

Ce taux de mortalité est donc à un niveau qu'il sera difficile d'abaisser car le risque opératoire est fonction d'un grand nombre de facteurs et en particulier de l'âge des malades qui est de plus en plus avancé : les interventions sur des personnes de plus de 80 ans sont devenues courantes.

Des progrès restent encore à accomplir dans le domaine de la thrombose c'est-à-dire la formation de caillots sur la valve. Ces progrès concernent non seulement la période immédiate après l'intervention mais aussi l'avenir des sujets porteurs d'une valve artificielle.

Reste le dilemme entre la pose d'une valvule d'origine animale qui élimine le risque de thrombose mais nécessite son changement au bout de dix à quinze ans, ou le recours à une valvule inaltérable en carbone en affrontant un certain nombre d'accidents emboliques auxquels s'ajoutent les accidents hémorragiques possibles au cours du traitement anticoagulant.

## *Les pontages coronaires*

Cette intervention est devenue le quotidien du chirurgien cardio-vasculaire. Elle représente 50 à 80 % de l'activité des centres de chirurgie cardiaque.

La mortalité s'est réduite à 2 % si l'on exclut les malades instables en imminence d'infartus et les patients âgés de plus de 70 ans.

Cette intervention a sensiblement allongé la durée de vie des coronariens et contribue à l'augmentation de l'espérance de vie moyenne qui est proche de 80 ans dans les pays industrialisés.

## *Les transplantations cardiaques*

Elles ont acquis un droit de cité dans de nombreux centres de chirurgie cardiaque.

Cependant, compte tenu du nombre limité de donneurs, beaucoup de services ne réalisent que quelques transplantations chaque année ; ceci est insuffisant pour entretenir au long cours une équipe de surveillance des malades greffés. À l'opposé un service uniquement centré sur la transplantation aurait une activité trop discontinue. La meilleure solution serait donc d'assurer à un petit nombre de centres trente à quarante greffes cardiaques par an. Ces chiffres sont compatibles avec le fonctionnement normal d'un service de chirurgie cardiaque et ne justifient que peu de crédits spéciaux.

## *La chirurgie de l'aorte*

C'est un des secteurs de notre chirurgie qui a le plus progressé durant ces vingt dernières années. Tous les problèmes concernant la cure chirurgicale des anévrismes de l'aorte ascendante, de la crosse aortique et de l'aorte abdominale ont été résolus.

D'importants progrès restent à faire dans les remplacements étendus de l'aorte thoraco-abdominale pour diminuer le risque de survenue d'une paraplégie qui reste encore aujourd'hui de 10 %.

Tous ces progrès ont été le résultat d'un travail d'équipe où sont intervenus des chirurgiens, des anesthésistes, des réanimateurs, des médecins biologistes, des cardiologues et de très nombreuses infirmières, au bloc opératoire, en réanimation et dans le service.

Le rôle de ces dernières est fondamental. Ce sont elles qui, dans cette chirurgie lourde, doivent assurer un suivi sans faille pendant et après l'intervention. C'est grâce à leur conscience professionnelle et à une étroite collaboration que nous avons pu améliorer le pronostic de l'opéré cardiaque.

# 16

# L'AVENIR... ET APRÈS !

L'avènement et le développement de la chirurgie cardiaque peuvent paraître peu de chose dans l'histoire de l'humanité. Ils représentent pourtant une très belle illustration de l'accélération de la pensée scientifique et technologique de ces 50 dernières années au regard des 40 000 ans qui se sont écoulés entre l'homo sapiens sapiens et l'homo sapiens informaticus.

En un demi-siècle, en effet, ont été mises en place, puis développées et banalisées des méthodes diagnostiques et thérapeutiques allant de gestes simples effectués à la périphérie du cœur à la chirurgie cardiaque aveugle, à cœur fermé, puis à la chirurgie à cœur ouvert proprement dite sous circulation extracorporelle, pour aboutir à sa substitution par un autre organe ou une machine.

La banalisation quotidienne de ces techniques signifie-t-elle que la chirurgie cardiaque a atteint son apogée ? Certainement pas. Et tous ceux qui, dans le passé, ont prétendu qu'une technique ou qu'une science avait atteint le maximum de son développement se sont trompés, lorsqu'ils n'ont pas été franchement ridicules. Il en est de même pour notre spécialité. Les progrès à venir seront encore plus fulgurants car il est probable que le XXIe siècle verra la généralisation des méthodes de greffes de cœurs xénogreffes (transplantation d'origine animale) ou éventuellement celle de la mise en place de machines de substitution totalement implantables, c'est-à-dire de véritables cœurs artificiels. Il est probable également que les progrès de la connaissance génétique et que la mise en œuvre des thérapies géniques, ainsi que le développement de moyens de prévention encore plus efficaces, verront la diminution drastique voire la disparition de pathologies majeures comme l'athérosclérose, l'hypertension artérielle, etc.

Bien entendu le développement de la chirurgie cardiaque ne s'est pas fait isolément. Il est le fruit de l'essor concomitant de toutes les sciences et techniques. La chirurgie est, comme pour le reste, la fille du passé et il ne fait pas de doute que rien n'aurait été possible sans Harvey et la description de la circulation au XVIIe siècle, l'école anatomo-clinique de Paris au début du XIXe siècle, Lister et l'antisepsie, Pasteur et l'apparition de la microbiologie, Röntgen et les rayons X, Mac Lean et la découverte de l'héparine, Meltzer et Auer qui dès 1909 décrivirent l'intubation trachéale dont on a vu l'extraordinaire développement pendant la Deuxième Guerre mondiale, permettant ainsi les progrès fulgurants de l'anesthésie générale. Rien, non plus, n'aurait été possible sans l'apparition dans les années cinquante de la réanimation et sans une meilleure connaissance du maintien des grandes fonctions physiologiques, grâce à J. Hamburger et P. Mollaret.

Contrairement à ce qu'il est habituel de dire, la médecine contemporaine n'est pas un art mais un système socio-technique complexe qui s'insère naturellement parmi les autres systèmes socio-techniques et qui en est dépendant. Comment imaginer en effet que l'on puisse faire aujourd'hui de la chirurgie cardiaque sans la chimie moderne et sans la mise sur le marché des médicaments extrêmement efficaces qu'elle produit ? Comment imaginer que l'on fasse de la chirurgie cardiaque sans l'apport très précieux de l'imagerie médicale qui, en l'espace de deux décennies, est parvenue à un degré inouï de précision ? Comment concevoir que l'on puisse opérer en toute sécurité sans l'utilisation permanente d'une informatique sophistiquée, de méthodes d'analyse de plus en plus performantes et de moins en moins agressives, et même, comment penser que l'on puisse organiser correctement une activité de médecine complexe sans les moyens de communication qui sont maintenant à notre disposition ?

Cette interdépendance technologique ne peut que s'amplifier. Cependant, notre spécialité va changer. L'apparition, il y a vingt ans, des techniques de cardiologie dites interventionnelles, c'est-à-dire du traitement de certaines maladies artérielles, en particulier coronariennes, en agissant à l'intérieur des vaisseaux, la mise en place dans ces vaisseaux et à distance d'endoprothèses empêchant la réapparition des rétrécissements, a profondément modifié l'approche que nous avons de ces maladies.

D'autres techniques, actuellement marginales, mais qui pourraient se développer dans un avenir proche, permettront peut-être de faire avec des moyens vidéoscopiques des interventions que nous pratiquons actuellement de façon conventionnelle.

Mais il y a plus : le XXIe siècle sera incontestablement celui de la génétique et de la manipulation des chromosomes. Déjà, le décryptage complet du génome humain, qui ne saurait tarder, apportera un progrès immense dans la connaissance de l'origine d'un grand nombre de maladies.

L'excessive médiatisation des progrès génétiques a pu entraîner l'apparition d'inquiétudes légitimes. Il ne faut pas pour autant jeter le bébé avec l'eau du bain et il serait bon que l'on cesse de se scandaliser devant ce que l'on appelle volontiers « les manipulations génétiques » alors qu'elles ne sont, le plus souvent, que des techniques de correction d'une anomalie. En effet, d'énormes espoirs thérapeutiques reposent sur ces « manipulations » et les premiers essais de thérapies géniques ont débuté pour certaines affections. Demain, les malades atteints de mucoviscidose ou de maladie de Marfan ou encore de cardiomyopathies diverses, voire de certaines formes d'hypertension artérielle ou d'hypercholestérolémie maligne, verront peut-être disparaître leurs troubles. Le traitement systématique de ces anomalies verra probablement leur éradication à terme (sauf en cas de mutations inopinées) et permettra de voir disparaître les théories douteuses de l'amélioration de notre espèce par sélection des individus.

On sait déjà que l'analyse génétique permet de faire, sur un embryon, un diagnostic extrêmement précoce de présence ou d'absence du gène défectueux. Du fait des lois naturelles de la transmission génétique, une femme atteinte de maladie de Marfan, par exemple, n'a statistiquement qu'une chance sur deux d'avoir un enfant porteur du gène incriminé. Désormais chez cette femme, grâce à la fécondation *in vitro*, il sera possible de sélectionner l'embryon sain au stade de « morula » où il n'existe que quatre cellules. À ce stade extrêmement précoce, et bien que ceci ne résolve pas l'insoluble question du début de la vie, l'élimination des œufs pathologiques pourra être acceptable. Il sera donc possible pour ces parents atteints d'anomalies génétiques de procréer avec bonheur sans risque pour la progéniture à venir.

Ceci, bien sûr, ne peut se faire sans une profonde

réflexion multidisciplinaire d'ordre éthique et philosophique, ni hors des règles consenties par la société.

Faut-il dès lors légiférer à propos de la médecine ?

Le fait qu'elle soit devenue une technostructure complexe rend la question vaine. Il est évident qu'au fil des années et à mesure de son développement, la médecine devait s'organiser et être organisée, que son influence de plus en plus efficace sur les individus et les structures sociales impliquait qu'elle fût contrôlée par la collectivité et donc que des lois fussent élaborées la concernant. Le phénomène ne pouvait que s'accélérer, vu la complexification de cette activité, la prise de conscience plus grande du droit des personnes et la légitime volonté collective d'en bénéficier sans en subir les conséquences néfastes.

La nécessité de légiférer a donc toujours été et demeure évidente. Il semble que, de tout temps, le principe essentiel dictant l'élaboration des lois a été celui d'une meilleure protection des individus et d'une meilleure efficacité sociale de la médecine.

Le statut même du chirurgien en est un bon exemple. La fonction a été, en effet, remplie pendant très longtemps par des barbiers. Le chirurgien n'était qu'un « tailleur d'apostème » et quiconque le désirait pouvait exercer le métier.

Très tôt cependant, l'indispensable spécialisation va devenir la règle. Un privilège du roi permettra de conférer le titre de docteur en chirurgie à Ambroise Paré, par exemple, qui l'obtiendra malgré sa méconnaissance du latin. La profession était alors totalement indépendante de celle des médecins qui, persuadés qu'eux seuls avaient accès à la vraie connaissance, considéraient l'état de chirurgien avec mépris. Il n'est d'ailleurs pas certain qu'il ne persiste encore quelque reliquat de cette attitude dans les rapports entre médecins et chirurgiens.

Bien évidemment, les progrès conjoints de la médecine et de la chirurgie ont permis, dès le début du XIXe siècle, la réunion des deux professions qui parleront enfin le même langage. La création en France de l'Internat des Hôpitaux par Napoléon Ier a scellé cette réunion.

Il faudra encore bien longtemps pour que les deux activités soient reconnues légalement dans leur essence, puisque ce n'est que dans les années 1970 que la loi exigera que toute opération chirurgicale soit effectuée par un chirurgien dûment qualifié selon des critères et des titres établis par le Conseil national de l'Ordre des médecins et approuvés par la puissance publique. Cette décision a été la conséquence du scandale créé par la mort d'un enfant pendant une appendicectomie pratiquée par un médecin généraliste pour le moins inconscient.

Ainsi, on a vu le statut du chirurgien passer d'une marginalité liée à sa méconnaissance générale de la médecine (du XVe au XVIIIe siècle) à une assimilation aux autres activités médicales (XIXe-XXe siècles), pour retrouver récemment une spécificité autre, liée à l'hypertechnicité et donc à l'inévitable hyperspécialisation. Il est bien évident que ceci n'a pu se faire qu'à travers un grand nombre de lois, décrets, arrêtés et autres règlements.

Le processus réglementaire contraignant, cependant, s'accélère. Il faut probablement y voir un signe de l'inflation générale du droit dans les pays occidentaux, sous l'influence de la pensée anglo-saxonne. Ainsi apparaît un phénomène nouveau : l'irruption dans l'arsenal législatif de lois, non plus structurelles ou fondamentales (mise en place de la couverture sociale, organisation de la profession médicale, amélioration de la sécurité thérapeutique, etc.), mais conjoncturelles, liées à un événement, à un scandale, à une inquiétude (fondée ou non) et qui ne peuvent avoir qu'une influence transitoire et parfois néfaste.

L'arsenal législatif rassemblé sous le nom de loi bioéthique en est un excellent exemple. Bien des dispositions de cette loi ont été élaborées et votées sous l'influence d'affaires, comme celle dite « du sang contaminé », ou de groupes de pression, nombrilistes et plus soucieux de leur intérêt propre que de santé publique. Comment accepter, en effet, qu'interdiction soit faite par la loi de pratiquer une recherche systématique du virus du sida (VIH) à tous les futurs opérés alors que leur éventuelle infection méconnue fait courir un important risque de contamination au personnel hospitalier, à leur entourage et même à toute la population ? Il y a là un scandale *a contrario* qu'il faudra corriger rapidement.

Il est nécessaire de protéger les uns, de ménager les autres et, en cas de dérapage, de trouver coûte que coûte des « responsables » qui ne soient pas, si possible, les décideurs politiques ou administratifs.

Dans le même ordre d'idées, les conditions faites actuellement aux médecins désireux de pratiquer une autopsie à la suite du décès d'un patient rendent cet acte extrêmement compliqué. L'entourage familial détient un tel pouvoir de refus et d'exigence de résultats que le nombre d'autopsies a diminué récemment en France de façon importante. Tout ceci n'améliore pas, évidemment, la compréhension de certaines causes de décès et de certains résultats thérapeutiques. Le texte publié constitue donc un frein au progrès de la médecine. Le professeur Got, dans un récent rapport au gouvernement, demande la révision de la loi bioéthique sur ce sujet. Il dit : « Ce n'est pas à la famille de réécrire le testament dans un domaine aussi personnel. »

Il en va de même pour les prélèvements d'organes chez les sujets en état de mort cérébrale réalisés dans le but de pratiquer une transplantation. Tout le pouvoir de décision a été transféré à l'entourage familial, y compris aux parents les plus éloignés. Il ne faut donc guère s'étonner si dans les cinq dernières années le taux de refus de prélèvements d'organes est passé de 30 % à plus de 50 % et si la liste des malades en attente de transplantation s'allonge de façon inquiétante.

L'aléa thérapeutique et les complications iatrogènes posent un autre problème de façon aiguë. Iatrogène signifie, *stricto sensu* : « maladie provoquée par le médecin ». Ne serait-il pas plus juste de dire maladie provoquée par la médecine ou à la suite de l'intervention de la médecine, qu'il s'agisse des médecins, de l'hôpital ou de toutes les structures qui concourent à cette activité ?

Prenons l'exemple des infections postopératoires. Elles représentent en nombre et en gravité un problème majeur de santé publique. Elles entraînent des hospitalisations prolongées, des réinterventions, bref tout un lot de souffrances supplémentaires, sans rapport avec l'affection, qui a conduit le malade à l'hôpital. Sont-elles pour autant dues aux médecins ? Ne sont-elles pas plutôt le fait de l'organisation et du fonctionnement des structures de soins, de la complexification de la pathologie, etc. ? Les germes multirésistants sont de plus en plus souvent sélectionnés par une antibiothérapie de plus en plus lourde et sélective. Mais il y a l'inadaptation des locaux, l'insuffisance des moyens de prévention, de lutte, l'inadéquation permanente entre la gravité des malades et les moyens en personnel et en matériel qui seuls permettraient de réaliser totalement des protocoles de lutte maintenant bien définis. La loi hospitalière de 1993 a rendu obligatoire la création d'un comité de lutte contre les infections nosocomiales dans tous les hôpitaux. Ces comités formés de praticiens compétents, dévoués et concernés au plus haut point n'en peuvent mais. Ils se heurtent à des problèmes budgétaires insurmontables. Comment, par exemple, régler le problème d'infections postopératoires fréquentes quand la seule solution est de reconstruire un bloc opératoire, nécessitant un investissement de cinquante millions de francs et que l'administration, comptable du budget, s'y refuse absolument ? Les médecins sont-ils vraiment responsables ?

Il serait désolant qu'en terminant ce livre, je donne une impression pessimiste ou désabusée. Il n'en est rien. Le survol de l'histoire de la chirurgie cardiaque nous permet de voir que tout problème, qu'il soit technique, administratif, législatif ou autre, trouve un jour sa solution, à la condition que des hommes courageux, concernés, volontaires, s'y attaquent.

Il faut être confiant dans l'avenir de l'homme, il dépassera toujours celui des individus. Comme le souligne Jean Hamburger dans *Puissance et fragilité*, la machine humaine à fabriquer du nouveau s'est emballée. Cette rupture du rythme suggère que ce n'est plus seulement par mutations et sélections chromosomiques que l'homme se transforme : la transmission de l'acquis joue le rôle d'un puissant levier. En témoignent les bouleversements des trois derniers siècles.

Avec la génération « ordinateur » que je côtoie tous les jours puisque c'est celle de mes derniers enfants, Alexandra et Jérôme, nous sommes en train de passer à une vitesse cent ou mille fois supérieure.

Faut-il s'en inquiéter ? Point du tout car les passions élémentaires, l'amour, l'amitié, la haine, la jalousie, la générosité et l'égoïsme, les fous rires et les pleurs, restent les mêmes depuis Cro-Magnon. L'affectivité est enracinée dans notre patrimoine héréditaire et résiste à toutes les métamorphoses internes ou ambiantes.

Pour Jean Hamburger, « le drame actuel de l'homme naît sans doute de la coexistence de réactions affectives, toujours aussi primitives et immédiates, et d'une intelligence logique qui se développe, se transforme et s'affermit, sous l'effet de ses propres résultats. L'homme d'aujourd'hui est donc incohérent, il cherche instinctivement à retrouver sa cohérence perdue, il part en quête de systèmes apaisants, il s'inquiète de n'y parvenir qu'en trichant. Voilà peut-être le désarroi fondamental ».

Dans ce désarroi, que deviennent le chirurgien cardiaque et le malade ? Faut-il envisager la disparition du chirurgien ?

On peut seulement « imaginer ».

Il est difficile de concevoir que nos organes cessent de devenir défectueux quels que soient les progrès de la cancérologie, de la médecine et de la génétique. L'homme est une machine qui vieillit. L'augmentation considérable de la longévité, déjà impressionnante aujourd'hui avec quatre-vingt-trois ans pour les femmes et soixante-dix-sept pour les hommes, nous amènera demain à cent ans et peut-être plus…

Comme pour les vieilles voitures, sur ces corps qui n'étaient pas prévus pour fonctionner si longtemps, il faudra bien changer quelques pièces dont le cœur. Et nous resterons sans doute les mécaniciens de ces corps délabrés et exténués, heureux demain comme aujourd'hui, de participer à la restauration de ces cœurs défaillants, de ces aortes fissurées, de ces coronaires bouchées : toujours aussi émerveillés de toucher et de voir un cœur qui bat.

# LEXIQUE

**Aboucher**. Faire communiquer deux conduits (artère ou veine) l'un avec l'autre.

**Adventice**. Tunique externe d'un vaisseau, formée d'un tissu lâche.

**Anastomose**. Réunion de deux vaisseaux l'un à l'autre par une suture.

**Anévrisme**. Dilatation anormale d'une artère.

**Angine de poitrine**. Dénomination impropre de l'*angor pectoris* qui signifie : angoisse de poitrine. C'est le principal symptôme de l'insuffisance coronarienne.

**Angioplastie**. Opération visant à remodeler un vaisseau. Si cet acte est fait à l'aide d'une sonde remontée dans l'artère, on parle d'angioplastie endoluminale.

**Angor**. Angine de poitrine.

**Anoxie**. Absence ou insuffisance d'oxygène au niveau d'un tissu. L'anoxie cérébrale peut être irréversible si l'arrêt circulatoire dure plus de trois minutes.

**Antalgique**. Tout ce qui calme la douleur.

**Anurie**. Arrêt de la sécrétion rénale d'urine.

**Ascite**. Épanchement de liquide dans la cavité péritonéale, c'est-à-dire dans l'abdomen.

**Azygos (veine)**. Veine s'abouchant dans la veine cave supérieure. Son débit est le débit minimum compatible avec une survie pendant 30 à 45 minutes.

**Biopsie**. Prélèvement d'un fragment de tissu en vue d'un examen au microscope.

**Bloc auriculo-ventriculaire**. Arrêt de la propagation de l'onde de contraction auriculaire au ventricule. Le rythme spontané du ventricule ainsi isolé est très lent et le plus souvent incompatible avec une survie prolongée. Ce blocage est dû à l'interruption du faisceau de His qui est un faisceau musculaire qui unit l'oreillette au ventricule.

**Canal artériel**. Conservation après la naissance de la perméabilité du court vaisseau qui relie l'isthme de l'aorte à l'origine de la branche gauche de l'artère pulmonaire.

**Canal atrio-ventriculaire (CAV)**. Malformation cardiaque congénitale liée à une anomalie du développement embryologique du cœur au moment où il se divise en quatre cavités. La forme la plus simple et la plus fréquente associe une communication interauriculaire et une fente de la grande valve mitrale.

**Carrefour aortique**. Bifurcation terminale de l'aorte abdominale en deux artères iliaques. C'est un lieu de turbulences qui favorise le développement de l'athérome, c'est-à-dire le dépôt du cholestérol à l'intérieur de la paroi aortique.

**Cathéter**. Fin tuyau, le plus souvent en plastique, introduit dans une veine ou une artère pour prélever du sang, injecter des produits, prendre des pressions ou des températures.

**Ciclosporine**. Substance extraite d'un champignon, *Tolypocladium inflatum*, dont l'action antilymphocytaire a été mise en évidence par J.-F. Borel aux laboratoires Novartis.

**Circulation extracorporelle (CEC)**. Dérivation d'une partie (CEC partielle) ou de la totalité de la circulation sanguine (CEC totale). Utilisée depuis 1956 avec un cœur-poumon artificiel, elle permet l'assèchement des cavités cardiaques et l'arrêt du cœur pour une durée de une à six heures.

**Clamp**. Variété de pince à mors très fins utilisée en chirurgie pour occlure temporairement un vaisseau.

**Coarctation**. *Coarctare* = rétrécir. Rétrécissement congénital de l'aorte au niveau de l'isthme aortique, c'est-à-dire au niveau de la jonction de la crosse aortique et de l'aorte thoracique descendante.

**Coma dépassé**. Synonyme de mort cérébrale.

**Commissurotomie mitrale**. Dilatation chirurgicale d'un rétrécissement mitral, l'action du dilatateur se portant essentiellement au niveau des commissures de l'orifice.

**Communication interauriculaire (CIA)**. Malformation congénitale due à un défaut de développement de la cloison séparant les deux oreillettes. On distingue l'*ostium secundum* de correction plus simple que l'*ostium primum*.

**Communication interventriculaire (CIV)**. Malformation congénitale due à une anomalie de développement de la cloison qui sépare les deux ventricules (septum). Cette communication est de taille très variable, d'une tête d'épingle à une absence totale de septum (ventricule unique). Cette malformation s'associe souvent à d'autres anomalies cardiaques.

**Congénital**. Se dit des malformations existant dès la naissance. Ces malformations sont soit d'origine génétique, soit liées à une infection ou une intoxication survenue pendant la grossesse.

**Coronaires (artères)**. Artères nourricières du cœur. Elles sont au nombre de deux : la droite et la gauche. Cette dernière, la plus importante, se subdivise en deux branches : l'artère circonflexe et l'artère interventriculaire antérieure.

**Cubitale (artère)**. L'artère cubitale est une des deux artères qui irriguent l'avant-bras.

**Dissection aortique**. Accident gravissime lié au clivage de la paroi aortique dans son épaisseur à partir d'une brèche de la paroi interne du vaisseau.

**Embolie**. Migration dans un vaisseau artériel ou veineux d'un élément solide, ou gazeux, entraînant un obstacle à l'écoulement du sang (le plus souvent, il s'agit d'un caillot).

**Épiploon**. Repli du péritoine tapissant l'abdomen, le plus souvent très infiltré de graisse.

**Exérèse**. Ablation chirurgicale d'une lésion ou d'un organe.

**Fémorale (artère)**. L'artère et la veine fémorales sont les deux principaux vaisseaux de la cuisse.

**Fibrillation**. Contraction asynchrone de toutes les fibres musculaires du cœur aboutissant instantanément à une inefficacité totale du cœur. La reprise d'une contraction normale donc synchrone peut être obtenue par un choc électrique.

**Fibrine**. Protéine du sang dérivant du fibrinogène, et formant la trame du caillot.

**Foramen ovale**. Petite communication entre les oreillettes, nécessaire à la circulation fœtale et s'oblitérant à la naissance, sauf exception.

**Fraction d'éjection**. Pourcentage du volume de la cavité ventriculaire gauche qui est évacué par l'aorte à chaque contraction.

**Hémopéricarde**. Épanchement sanguin dans la cavité péricardique qui entoure le cœur.

**Héparine**. Anticoagulant fondamental découvert par Mac Lean. Il agit sur tous les facteurs de la coagulation, mais particulièrement sur la thrombine.

**Hétérogreffe** ou **Xénogreffe**. Greffe d'un organe ou d'un tissu entre deux espèces animales.

**Hétérozygote**. Sujet dont les deux chromosomes d'une paire portent deux gènes dissemblables.

**Histocompatibilité**. Rapport entre les tissus du donneur et du receveur en fonction de l'existence ou non d'antigènes communs. L'histocompatibilité peut être évaluée sur les groupes sanguins et les groupes leucocytaires (système HLA).

**Homogreffe** ou **Allogreffe**. Greffe entre deux sujets appartenant à la même espèce.

**Homozygote**. Sujet dont les deux chromosomes d'une paire portent deux gènes identiques, normaux ou pathologiques.

**Hypothermie**. Abaissement de la température centrale du corps au-dessous de 37°.

**Infarctus**. Nom donné à un territoire vasculaire où cesse la circulation. La région atteinte meurt. Au niveau du cœur, les cellules musculaires détruites sont remplacées par du tissu fibreux non contractile.

**Intubation**. Mise en place d'un tube dans la trachée pour assurer une ventilation artificielle.

**Ischémie**. Insuffisance de l'irrigation sanguine d'un organe.

**Lobectomie**. Ablation d'un lobe pulmonaire. Le poumon droit a trois lobes, le gauche deux.

**Lymphocyte**. Variété de globule blanc ne possédant qu'un seul noyau. Il joue un rôle fondamental dans le rejet des greffes.

**Mammaire (artère)**. Artère de la paroi thoracique antérieure qui peut être utilisée pour réaliser un pontage coronaire. Nous avons deux artères mammaires.

**Marfan (syndrome de)**. Maladie génétique comportant de nombreuses malformations et une déficience grave du tissu élastique de la paroi des artères.

**Médiastinite**. Infection du médiastin, c'est-à-dire de la région du thorax située entre les deux poumons.

**Mitrale**. Valvule séparant l'oreillette gauche du ventricule gauche. (Voir *fig. 1*, p. 32.) Elle a la forme d'une mitre d'évêque, d'où son nom.

**Myocarde**. Muscle cardiaque.

**Myxœdème**. Insuffisance grave de la glande thyroïde.

**Œdème**. Infiltration de différents tissus, dont la peau et la région sous-jacente, par de la sérosité.

**Ostium secundum**. Communication anormale entre les oreillettes située au niveau du septum secundum, deuxième cloison apparaissant lors du développement de l'embryon.

**Oxygénateur**. Système artificiel permettant d'oxygéner les globules rouges du sang, au cours d'une circulation extracorporelle.

**Pacemaker**. Terme anglo-saxon désignant un stimulateur cardiaque, c'est-à-dire un système électronique avec une pile permettant de déclencher les contractions cardiaques au rythme désiré.

**Palliatif**. Traitement ou intervention qui améliore sans la guérir une maladie ou une anomalie anatomique.

**Patch**. Terme anglais signifiant : pièce.

**Péricarde**. Membrane séreuse (sécrétant un peu de liquide) entourant le cœur.

**Plaquettes**. Éléments figurés du sang intervenant dans le déclenchement de la coagulation. (Voir **sang**.)

**Plastie**. Intervention chirurgicale modifiant la forme ou les rapports des organes.

**Plicature**. Terme chirurgical désignant l'effacement d'une zone altérée en la repliant sur elle-même.

**Pontage**. Désigne la mise en place d'un tube (prothétique ou biologique) entre l'amont et l'aval d'un rétrécissement sur une artère. En anglais : *by-pass*.

**Prothrombine**. Substance fondamentale de la coagulation présente dans le sang sous forme soluble. Elle se transforme en thrombine sous l'influence d'une enzyme et de calcium. La thrombine agit alors immédiatement pour transformer le fibrinogène en fibrine, autrement dit la formation du caillot.

**Radiale (artère)**. L'artère radiale est une des deux artères de l'avant-bras. C'est à son niveau que l'on « prend le pouls ».

**Réanimation**. Ensemble des manœuvres nécessaires pour maintenir les principales fonctions vitales : pression artérielle, fonction pulmonaire, maintien des constantes du milieu intérieur.

**Résection**. Action de retrancher un organe ou une partie d'organe au cours d'une intervention.

**Sang**. Élément visqueux circulant dans les vaisseaux et dont les fonctions sont multiples. Il comporte deux parties : des éléments solides ou éléments figurés qui sont les globules rouges, les globules blancs et les plaquettes ; un élément liquide : le plasma, qui comporte de nombreux éléments nutritifs et les facteurs de la coagulation dont le fibrinogène.

**Saphène (veine)**. La veine saphène fait partie du réseau veineux superficiel du membre inférieur. Son ablation n'a aucune conséquence sur la circulation.

**Scintigraphie**. Image d'un organe obtenue après injection d'un produit radioactif dans l'organisme.

**Septum**. Cloison séparant deux cavités. En l'occurrence il peut s'agir du septum interauriculaire ou du septum interventriculaire.

**Shunt**. Passage anormal du sang d'une cavité cardiaque à une autre, ou d'un circuit à un autre. Shunt gauche droit ou droit gauche.

**Sinus coronaire**. Confluent des veines coronaires à leur abouchement dans l'oreillette droite.

**Sous-clavière**. L'artère sous-clavière est une artère située derrière et sous la clavicule. Elle irrigue le membre supérieur. Il y a deux artères sous-clavières, droite et gauche.

**Staphylocoque**. Germe bactérien dont les éléments sont groupés en grappes de raisins.

**Sténose**. Rétrécissement.

**Streptocoque**. Germe bactérien dont les éléments sont groupés en chaînettes.

**Surjet**. Suture avec un fil unique = surjet de couturier.

**Sympathique**. Ce qui est en rapport avec le système nerveux sympathique.

**Syncope**. Perte de connaissance brutale et complète de brève durée.

**Tableau**. Aspect.

**Tachycardie**. Accélération du rythme cardiaque.

**Tamponnade**. Compression du cœur par un épanchement péricardique important.

**Tétralogie de Fallot**. Maladie bleue due à une quadruple malformation cardiaque : la communication interventriculaire et le rétrécissement de l'artère pulmonaire sont les deux principales.

**Thrombose**. Formation d'un caillot dans un vaisseau sanguin.

**Tissu fibreux**. Tissu cicatriciel que l'on retrouve dans la zone du cœur détruite par un infarctus. Ce tissu fibreux représente un mode de guérison de l'infarctus, mais au prix d'une disparition totale de la contractilité dans la zone atteinte.

**Transgénique**. Un animal transgénique est un animal dont on a modifié les gènes.

**Transposition**. C'est l'inversion de position de l'aorte et de l'artère pulmonaire.

**Tricuspide**. Valvule séparant l'oreillette droite du ventricule droit.

**Valve**. Un des éléments constitutifs d'une valvule. Ainsi la valvule mitrale comporte deux valves, la valvule aortique, trois valves (sigmoïdes).

**Valvule**. Système anatomique faisant communiquer deux cavités cardiaques et ne permettant l'écoulement du sang que dans un seul sens.

**Valvulotome**. Instrument permettant d'inciser ou d'agrandir une valvule cardiaque rétrécie.

**Viscères**. Organes contenus à l'intérieur du corps : viscères thoraciques, viscères abdominaux.

**Xénogreffe**. Greffe d'une espèce animale à une autre espèce.

Je remercie le docteur Jacques Delamare, auteur du *Dictionnaire médical* Garnier-Delamare, éditions Maloine.

TABLE DES SCHÉMAS

# TABLE

*Achevé d'imprimer sur presse CAMERON*
*dans les ateliers de* ***Bussière Camedan Imprimeries***
*à Saint-Amand-Montrond (Cher)*
*en octobre 1997*

N° d'édition : 302. N° d'impression : 4/988
Dépôt légal : octobre 1997

*Imprimé en France*